全国食品药品基层监管人员培训试用教材

综合知识篇

国家食品药品监督管理总局
高 级 研 修 学 院　组织编写

中国医药科技出版社

内 容 提 要

　　本书是根据食品药品基层监管职责，用于指导人员培训的试用教材，主要内容包括食品、药品、医疗器械、保健食品、化妆品监管的专业知识、专业基础知识、法律法规。

　　本书重点突出针对性和实用性，是基层食品、药品、医疗器械、保健食品、化妆品监管人员上岗、在岗培训学习的必备教材。

图书在版编目（CIP）数据

　　全国食品药品基层监管人员培训试用教材. 综合知识篇／江德元主编. —— 北京：中国医药科技出版社，2015.5

　　ISBN 978-7-5067-7542-7

　　Ⅰ. ①全… 　Ⅱ. ①江… 　Ⅲ. ①食品卫生 – 监管制度 – 中国 – 岗位培训 – 教材 　②药品管理 – 监管制度 – 中国 – 岗位培训 – 教材 　Ⅳ. ① R155.5 ② R954

　　中国版本图书馆 CIP 数据核字（2015）第 098145 号

美术编辑　　陈君杞

版式设计　　郭小平

出版　　中国医药科技出版社

地址　　北京市海淀区文慧园北路甲 22 号

邮编　　100082

电话　　发行：010-62227427　　邮购：010-62236938

网址　　www. cmstp. com

规格　　787 × 1092mm $\frac{1}{16}$

印张　　15$\frac{1}{2}$

字数　　262 千字

版次　　2015 年 5 月第 1 版

印次　　2017 年 8 月第 9 次印刷

印刷　　北京市密东印刷有限公司

经销　　全国各地新华书店

书号　　ISBN 978-7-5067-7542-7

定价　26.00 元

本社图书如存在印装质量问题请与本社联系调换

编 委 会

前　言

食品药品安全监管专业性、技术性很强，专业的事还需要专业的人来做。食品药品监管系统机构改革后，新体制下，基层（县、乡、街道）是食品药品安全监管的"主战场"，基层监管人员是打通监管执法"最后一公里"的主力军。由于基层监管队伍刚刚组建，人员来自不同领域，迫切需要进行专业知识和技能培训。因此加强基层监管人才队伍建设是目前监管队伍建设的急迫任务，尽快编写出针对基层监管人员岗位技能的培训教材成为基层监管队伍建设的重中之重。

受国家食品药品监督管理总局人事司委托，高级研修学院从《食品药品监管人才队伍培训需求研究》课题入手，通过广泛发放调查问卷；赴甘肃、山西、北京等省市实地调研；召开 22 省（区、市）座谈会等多种方式，摸清需求，制定教材编写大纲和编写方案，在此基础上，组织北京、河北、四川、湖北、广西等地专家进行编写。

该教材以针对性、实用性为编写原则，分为综合知识篇和监管实务篇两册。综合知识篇按照监管种类（食品、药品、医疗器械、保健食品、化妆品）分类别介绍相关专业知识和专业基础知识，监管实务篇按照工作内容（行政许可、监督检查、行政处罚、快速检验、应急管理、投诉举报、乡镇所建设）分模块阐述实际操作和监管技能。

由于目前法律法规处于进一步完善中，各地基层监管部门还在摸索建立有地方特色的成熟的监管模式，加之我们的能力水平也有限，因此本书难免存在一些不足之处。我们会在今后的监管实践中不断汲取各方面意见和建议，不断完善内容，进一步提升本教材的针对性、指导性和实用性，使其真正成为基层监管人员上岗、在岗培训学习的必备教材。

编　者
2015 年 3 月

目录

第一章　食品药品监管依法行政

第一节　行政行为

行政行为是行政主体为实现国家行政管理目标而行使行政权力，产生行政法律效果的行为。行政行为分抽象行政行为与具体行政行为。

一、抽象行政行为

抽象行政行为是相对于具体行政行为的一个学术概念。普遍认为，抽象行政行为是指行政机关制定和发布普遍性行为规范的行为，其范围包括行政立法行为和其他一般规范性文件的行为，具体是指制定行政法规、规章以及其他具有普遍约束力的决定、命令的行为。这一行政行为相对于行政机关针对某特定对象采取的行为，具有对象非特定性、效力的未来性和规范的反复适用性三个特征，因此被称为抽象行政行为。

有关行政机关制定抽象性规则的主要法律法规是：2000 年发布的《立法法》、2001 年发布的《行政法规制定程序条例》和《规章制定程序条例》。

（一）抽象行政行为特征

1. **对象的普遍性**　即它针对的是某一类人或事，而非特定的人或事。

2. **效力的普遍性和持续性**　它不仅适用于当时，而且适用于以后将要发生的同类行为或事件。

3. **行政对象的发生性**　即对未来之事作出"假定"、"处理"、"制裁"的规定。

4. **准立法性**　即它在性质上属于行政行为，但具有普遍性、规范性和强制性的法律特征，并须经过立项、起草、审查、决定、公布、备案等一系列程序。

5. **不可诉性**　在中国，它不能成为行政诉讼的直接对象。

（二）抽象行政行为分类

根据不同的标准，抽象行政行为有不同的分类。以抽象行政行为的制定依据、内容和目的分类，抽象行政行为可以分为制定执行性、补充性、试验性行为。以抽象行政行为的权力来源分类，可以将抽象行政行为分为依授权制定行为规则的行为和依职权制定行为规则的行为。

最常见的是以抽象行政行为的规范程度与效力等级为标准分类。

1. **行政机关的行政立法行为**　指国家行政机关制定发布行政法规和行政规章的行为。

2. **其他抽象行政行为**　主要是指行政机关针对广泛的、不特定的对象规定行政措施，发布决定和命令的行为。

（三）抽象行政行为有效成立的要件

抽象行政行为的有效成立，是指抽象行政行为在完成其法定程序，具备相应法定要件后正式对外发生法律效力。

1. **行政立法有效成立的要件**

（1）行政立法经享有相应行政立法权的行政机关讨论决定。

（2）行政立法经行政首长签署。

（3）行政立法公布发布。

2. **其他抽象行政行为的成立要件** 大体与行政立法相同，但不及行政立法严格。

（1）不以相应机关正式会议讨论决定为必要要件。

（2）行政首长签署是所有抽象行政行为成立的必备条件。

（3）公开发布也是所有抽象行政行为成立的必备要件。

（四）抽象行政行为与法律的关系

行政机关的主要职能是执行法律，将人民代表机关制定的法律规定具体应用到对行政事务的管理活动中去。由于社会发展和行政职能的变化，行政机关需要拥有制定行为规则的权力，以便实现其管理职能。尽管如此，由于行政机关对人民代表机关的从属关系，行政机关制定的普遍性规则在本质上仍然是对法律的执行，抽象行政行为的合法性，主要取决于它与法律的一致性。

行政规则是抽象行政行为的活动结果。行政法规、部门规章、地方政府规章和有普遍约束力的行政决定命令，构成行政规则体系。行政规则的适用是指上述行政规则在适用中的相互关系及其处理原则。作为一项重要原则，行政法规、规章不溯及既往，但为了更好地保护公民、法人和其他组织的权利和利益而作的特别规定除外。

（五）行政法规

行政法规是国务院为管理国家各项行政工作，根据宪法和法律，按照有关程序制定发布的政治、经济、教育、科技、文化、外事等各类法规的总称。行政法规以宪法和法律为依据，其效力高于地方性法规、规章和有普遍约束力的行政决定、命令。现行宪法第 89 条规定，制定行政法规是国务院的职权之一。2000 年公布的《立法法》和 2001 年公布的《行政法规制定程序条例》，是规范行政法规制定行为的主要根据。

1. **制定权限**

（1）制定地方性法规的前提条件是"不抵触"上位规则；制定行政法规必须根据上位规则，即"根据"原则。

（2）有关犯罪、刑罚、剥夺政治权利、限制人身自由的强制措施和处罚、司法制度不得由行政法规制定，只能由全国人大及其常委会制定。

2. **制定程序** 需要经历立项（国务院法制机构）、起草（国务院的一个或几个相关部门，也可由国务院法制机构负责）、审查（国务院法制机构）、决定与公布程序。

总理签署国务院令公布；行政法规应当自公布之日起 30 日内施行，但涉及国家安全、外汇汇率、货币政策的确定以及公布后不立即施行将有碍行政法规施行的，可以自公布之日起施行。

3. **监督程序** 行政法规公布后 10 日内由国务院办公厅报全国人大常委会备案。

（1）中央军事委员会、最高人民法院、最高人民检察院、省级常委会可以向全国人大常委会书面提出行政法规的审查要求。

（2）其他单位或个人可以向全国人大常委会提出审查建议。

（3）全国人大法律委员会和有关的专门委员会审查认为行政法规同宪法或者法律相抵触而制定机关不予修改的，可以向委员长会议提出书面审查意见和予以撤销的议案。

二、具体行政行为

具体行政行为是指国家行政机关和行政机关工作人员、法律法规授权的组织、行政机关委托的组织或者个人在行政管理活动中行使行政职权，针对特定的公民、法人或者其他组织，就特定的具体事项，作出的有关该公民、法人或者其他组织权利义务的单方行为。简而言之，即指行政机关行使政权力，对特定的公民、法人和其他组织作出的有关其权利义务的单方行为。

（一）特征及表现形式

1. **具体行政行为特征** 具体行政行为是法律行为；具体行政行为是对特定人与特定事项的处理；具体行政行为是单方行政职权行为；具体行政行为是外部性处理。

2. **具体行政行为的表现形式** 行政命令、行政征收、行政许可、行政确认、行政监督检查、行政处罚、行政强制、行政给付、行政奖励、行政裁决、行政合同、行政指导、行政赔偿等。

（二）具体行政行为分类

（1）按行为性质划分，分为设定权利或者义务的行为；剥夺、限制权利或撤销义务的行为；变更权利或义务的行为；不行为，或称不作为。

（2）按行政机关是否以当事人的申请作为开始具体行政行为的条件划分，分为依职权的行政行为和应申请的行政行为。

（3）按具体行政行为受法律拘束的程度，分为羁束的和裁量的具体行政行为。

（4）按具体行政行为与当事人之间的权益关系，分为授益的和负担的具体行政行为。

（5）按具体行政行为是否需要具备法定的形式，分为要式的和不要式的具体行政行为。

（6）按行政行为是否要具有法定的形式和程序，分为要式行政行为和非要式行政行为。我国的具体行政行为原则上都是要式，不符合法定程序和形式的，是违法行为，要撤销。例外情况下是不要式的，如情况简单，无需烦琐的程序，如行政处罚法规定，对于违法行为轻，情节不严重的，可以当场口头处罚;再者，情况紧急，来不及经过必要的程序，如消防队为救火拆掉一个障碍房子。

（三）具体行政行为要件

1. **成立要件** 主体必须是行政主体；必须有明确的意思表示；必须送达当事人。

注意：在单行法律另有规定的情况下，具体行政行为的成立可能还有其他要件。如《行政处罚法》第四十一条的规定。

2. **合法要件** 有确凿的事实证据；正确地适用法律法规；遵守法定行政程序；不得超越职权和滥用职权。

3. **有效要件** 主体合法；没有滥用职权；适用法律法规正确；证据确凿；程序合法。

（四）具体行政行为效力

行政行为的成立、生效（如行政机关的决定只有送达才能生效）与有效（生效的行为不一定有效，合法的才有效，不合法的无效）是一个行政行为从程序上的三个环节。

1. **生效时间** 依据法律的不同规定，具体行政行为有可能在以下几个时点生效:送达之日起；在预定的期限到来时；即时生效（紧急情况下）。

2. **具体行政行为的效力**

（1）公定力 具体行政行为一旦作出，假定该行为合法；具体行政行为不因复议或诉讼而停止执行。

（2）确定力 具体行政行为一旦作出,不得随意更改。已确定的行政决定,公民无权自行变更;已确定的行政执法行为，非经法定程序行政机关不得随意改变。

（3）拘束力 具体行政行为生效后，必须按照已经确定的内容实施行为。相对人必须遵守和实际履行行政行为规定的义务。

（4）执行力 国家强制当事人实施具体行政行为所要求的义务。

（五）具体行政行为的停止执行

1. 停止执行具体行政行为的情形 有关行政复议和行政诉讼的规定中列举了5种停止执行具体行政行为的情形：行政机关认为需要停止执行的；行政复议机关认为需要停止执行的；行政复议申请人申请停止执行，行政复议机关认为其要求合理，决定停止执行的；原告申请停止执行，人民法院认为该具体行政行为的执行会造成难以弥补的损失，并且停止执行不损害社会公共利益，裁定停止执行的；法律规定停止执行的。

2. 可撤销的具体行政行为 行政行为违法；行政行为明显不当。

一般情况下，一经撤销，自始无效；特殊情况下，自撤销或确认违法之日起失效。

（六）无效的具体行政行为

1. 构成具体行政行为无效的条件 要求从事将构成犯罪的违法行为；明显缺乏法律依据的；明显缺乏事实根据的，或者要求从事客观上不可能实施的行为。

2. 无效的法律后果 行政行为自宣布无效之日起失去法律效力；司法机关可以不受时效限制审查该行为；行政机关应将行政行为实施取得的利益返还。

第二节 行政复议

行政复议是指公民、法人或者其他组织认为行政主体的具体行政行为违法或不当侵犯其合法权益，依法向主管行政机关提出复查该具体行政行为的申请，行政复议机关依照法定程序对被申请的具体行政行为进行合法性、适当性审查，并作出行政复议决定的一种法律制度。行政复议以行政争议和部分民事争议为处理对象；行政复议直接以具体行政行为为审查对象；行政复议以合法性和合理性为审查标准；行政复议以书面审理为主要方式；行政复议以行政相对人为申请人，以行政主体为被申请人；行政复议以行政机关为处理机关。

一、行政复议常用法律法规文件

《中华人民共和国行政复议法》《中华人民共和国行政复议法实施条例》。

二、行政复议机关

（一）行政复议机构

公民、法人或者其他组织认为食品药品监督管理部门作出的具体行政行为侵犯其合法权益的，可以向其对应的上一级食品药品监督管理部门或者同级人民政府申请行政复议，对应的上一级食品药品监管部门以及同级人民政府均可作为行政复议机关。

具有行政复议职能的食品药品监管部门根据需要，可设立行政复议委员会，由局长、副局长及有关内设机构负责人组成。行政复议委员会会议应当由行政复议委员会委员总数的2/3以上参加方能举行。行政复议委员会会议由主任委员主持，必要时可委托副主任委员主持。行政复议委员会会议作出的决定必须得到超过半数参加会议人员的同意，对不同意见应予以记录。

具有行政复议职能的食品药品监管部门负责法制工作的机构和各级人民政府法制办公室具体

办理行政复议事项，也可在行政复议委员会下设立行政复议办公室承办行政复议。

（二）行政复议机构的工作职责

（1）对行政复议申请进行初步审查，决定是否受理。

（2）向有关组织和人员调查取证，查阅相关文件和资料。

（3）组织审理行政复议案件，提出审理建议，拟订行政复议决定。

（4）对本部门或者下级部门违反规定的行为，依照法定的权限和程序提出处理建议。

（5）依照有关规定参与因不服行政复议决定提起行政诉讼的应诉事项。

（6）指导下级食品药品监督管理部门的行政复议工作，并对行政复议工作中发现的问题分析研究，提出改进工作的意见和建议。

（7）法律、法规规定的其他职责。

三、行政复议范围

（1）有下列情形之一的，公民、法人或者其他组织可以依法向上级食品药品监管部门或者同级人民政府申请行政复议。

①对下级食品药品监管部门作出的警告、罚款、没收违法所得、没收非法财物、责令停产停业、暂扣或者吊销许可证等行政处罚决定不服的。

②对下级食品药品监管部门作出的查封、扣押等行政强制措施和停止生产、销售、使用等紧急控制措施决定不服的。

③对下级食品药品监管部门作出的有关许可证、资质证、资格证等证书变更、中止、撤消的决定不服的。

④认为符合法定条件，申请下级食品药品监管部门颁发许可证、资质证、资格证等证书，或者申请审批、审核、登记、备案有关事项，下级食品药品监管部门没有依法办理的。

⑤认为下级食品药品监管部门侵犯其合法的经营自主权的。

⑥认为下级食品药品监管部门的其他具体行政行为侵犯其合法权益的。

（2）认为下级食品药品监管部门作出的具体行政行为所依据的有关规定（不含规章）不合法，在对具体行政行为申请行政复议时，也可以一并提出对该规定的审查申请。

四、行政复议的申请

1. 申请行政复议须符合的条件

（1）申请人是认为具体行政行为侵犯其合法权益的公民、法人或其他组织。

（2）符合《行政复议法》关于行政复议范围的规定。

（3）属于食品药品监督管理部门主管和管辖。

（4）有明确的被申请人。

（5）有明确的请求事项和理由。

（6）申请人不服的具体行政行为已经客观存在。

（7）申请人认为被申请人不作为违法的，应当有申请人向被申请人提出申请的事实。

（8）未超过法定申请期限。

2. 申请行政复议的形式　申请行政复议，可以书面申请，也可以口头申请。

书面申请的，申请人应当直接向复议机关递交、邮寄或传真复议申请书（正副本各一份），有相关证据材料的，应一并提供。复议申请书应当载明申请人的基本情况（公民的姓名、性别、年龄、身份证号码、工作单位、住所、邮政编码；法人或者其他组织的名称、住所、邮政编码和法定代表人或者主要负责人的姓名、职务）；被申请人的名称；行政复议请求、申请行政复议的主要事实和理由；申请人的签名或者盖章；申请行政复议的日期。

口头申请的，申请人应当到复议机关所在地，向负责法制工作的机构当面提出复议申请。负责法制工作的机构应当场制作《行政复议口头申请记录》，记录申请人的基本情况、被申请人、复议请求、申请行政复议的主要事实和理由、申请日期，交申请人核对或者向申请人宣读后，并由申请人签字确认。

对当事人到复议机关当面提出复议申请和递交相关材料的，复议机关应当出具接收凭证。接收凭证一式两份，载明接受材料的名称、页数、时间，并由申请人和接收人共同签字认可，一份交申请人，一份留卷备查。

（三）受理起算日

书面申请的，以复议机关负责法制工作的机构收到复议申请书之日为受理起算日。口头申请的，以复议机关负责法制工作的机构当场记录之日为受理起算日（依据《复议法》第十七条）。

五、行政复议的受理

（1）复议机关应当对办理的行政复议建立登记台账，载明行政复议申请的收到时间、申请人、被申请人、办结时间、具体的办结情况、承办人等事项。

（2）负责法制工作的机构应当在5个工作日内完成审查，提出审查意见。符合下列条件的予以受理。

①有明确的申请人和符合规定的被申请人。

②申请人与具体行政行为有利害关系。

③有具体的行政复议请求和理由。

④在法定申请期限内提出。

⑤属于行政复议法规定的行政复议范围。

⑥属于收到行政复议申请的行政复议机构的职责范围。

⑦其他行政复议机关尚未受理同一行政复议申请，人民法院尚未受理同一主体就同一事实提起的行政诉讼。

（3）受理后的处理　负责法制工作的机构负责人应当在收到审查意见之日起2个工作日内进行审核并报主管领导同意，对复议申请作出如下处理。

①凡不符合受理条件的，决定不予受理，向申请人发出《行政复议不予受理决定书》；

②凡符合受理条件的，决定予以受理，并向申请人发出《行政复议受理通知书》；

③凡符合《行政复议法》和《行政复议法实施条例》规定的受理条件，但不属于本机关管辖的，向申请人发出《行政复议告知书》，告知应受理的复议机关，注明申请人申请行政复议的时间。

第三人申请参加复议的，负责法制工作的机构应当在向申请人发出《行政复议受理通知书》的同时，向第三人发出通知。

对于决定受理的，《中华人民共和国行政复议法》及实施条例并无明确要求一定要向申请人发出《行政复议受理通知书》，但提倡向申请人发书面《行政复议受理通知书》，但不予受理的，一定要书面告知。根据《中华人民共和国行政复议法》第十七条的规定，收到申请人行政复议申请后，既不告知受理，也不告知不予受理的，或告知不属于本机关受理的，自负责法制工作的机构收到申请人行政复议申请之日起即为受理。

六、行政复议的办理

（1）决定受理复议申请后，负责法制工作的机构负责人应当确定2名以上承办人，具体承办复议申请的审理工作。

（2）行政复议原则上采取书面审查的办法。

（3）负责法制工作的机构应当自行政复议申请受理之日起7个工作日内，将《行政复议提出答复通知书》及行政复议申请书副本或者行政复议申请笔录复印件发送被申请人。

（4）对作出具体行政行为依据的规定的审查申请的，复议机关对该规定有权处理的，应当在30日内依法处理；无权处理的，应当在7日内按照法定程序转送有权处理的行政机关依法处理。处理期间，中止对具体行政行为的审查。

（5）在对被申请人作出的具体行政行为进行审查时，认为其依据不合法，有权处理的，在30个工作日内依法处理；无权处理的，在7个工作日内按照法定程序转送有权处理的国家机关。处理期间，中止对具体行政行为的审查。

（6）承办人应当在受理之日起30日内进行调查与审理，并提出初审意见。负责法制工作的机构讨论后，承办人草拟行政复议决定书，制作《行政复议审结报批表》，经负责法制工作的机构负责人审核后，报局负责人审批。局负责人应当在收到《行政复议审结报批表》及行政复议决定书草拟稿之日起5个工作日内作出复议决定。

对于案情重大复杂的，需要集体讨论的案件，经集体讨论后，作出复议决定。负责法制工作的机构应做好行政复议案件的讨论记录，并送交参与讨论人员签字确认后入卷归档。

（7）自受理申请之日起60个工作日内作出行政复议决定并制作行政复议决定书。但是法律另有规定的除外。延长期限最多不超过30日。

（8）行政复议决定作出前，申请人要求撤回行政复议申请的，经说明理由，可以撤回；撤回行政复议申请的，行政复议终止。

七、注意事项

（1）对投诉举报的处理应为具体行政行为，属于复议受理范围。食品生产、食品流通等职能划入食品药品监督管理部门后，因未按法定时限回复当事人投诉举报、申诉引发的行政复议案件大量增加，对投诉举报的处理成为当前亟需解决的重点。行政处罚、行政许可、证据保全措施、投诉举报处理等均属于具体行政行为，属于行政复议受理范围。部分市（州）食品药品监管局以申请人主体不适合等直接作出不予受理决定，而申请人依据《中华人民共和国行政复议法》第二十条及实施条例第三十一条要求上级食品药品监管部门责令受理或直接受理，造成被动。原则上应先在5日内受理，并在受理申请之日60起作出行政复议决定并书面告知。

（2）遵守时限规定。既要遵循对投诉、举报受理或者不予受理的规定时限，又要遵循对投诉举报事项查处的规定时限。对药品、医疗器械、保健食品、化妆品的投诉举报应当在收到之日起5日内作出是否受理的决定，并自作出决定之日起15日内以书面形式或其他适当方式告知投诉举报人。交办、转办不受上述时限限制。

申请行政机关履行法定职责的，行政机关应当在接到申请之日起60日内予以履行。

（3）增强证据意识。个别单位对主要事实缺乏全面、准确的调查取证，就作出具体行政行为，引发行政争议。部分单位不注重收集证据，无论是投诉举报还是行政复议，都有严格"时间点"界定，双方信函等是很重要的证据，但部分人员没有养成良好的"证据收集"习惯。还有部分单位不注重举证。在办理行政复议时，不要求被申请人提供证据，在对上级机关行政复议答复时，只是作

"流水账"记叙，不提供或不能提供证据。给申请人送达相关文书时，应注意留存相关证据、凭证，一般使用邮政特快，至少使用"双挂号"。

第三节 行政许可

一、行政许可概述

行政许可是指行政机关根据公民、法人或者其他组织的申请，经依法审查，准予其从事特定活动的行为。

设定和实施行政许可，应当依照法定的权限、范围、条件和程序，遵循公开、公平、公正的原则。有关行政许可的规定应当公布；未经公布的，不得作为实施行政许可的依据。行政许可的实施和结果，除涉及国家秘密、商业秘密或者个人隐私的外，应当公开。符合法定条件、标准的，申请人有依法取得行政许可的平等权利，行政机关不得歧视。

实施行政许可，应当遵循便民的原则，提高办事效率，提供优质服务。公民、法人或者其他组织对行政机关实施行政许可，享有陈述权、申辩权；有权依法申请行政复议或者提起行政诉讼；其合法权益因行政机关违法实施行政许可受到损害的，有权依法要求赔偿。公民、法人或者其他组织依法取得的行政许可受法律保护，行政机关不得擅自改变已经生效的行政许可。

行政许可所依据的法律、法规、规章修改或者废止，或者准予行政许可所依据的客观情况发生重大变化的，为了公共利益的需要，行政机关可以依法变更或者撤回已经生效的行政许可。由此给公民、法人或者其他组织造成财产损失的，行政机关应当依法给予补偿。依法取得的行政许可，除法律、法规规定依照法定条件和程序可以转让的外，不得转让。县级以上人民政府应当建立健全对行政机关实施行政许可的监督制度，加强对行政机关实施行政许可的监督检查。行政机关应当对公民、法人或者其他组织从事行政许可事项的活动实施有效监督。

设定行政许可，应当遵循经济和社会发展规律，有利于发挥公民、法人或者其他组织的积极性、主动性，维护公共利益和社会秩序，促进经济、社会和生态环境协调发展。

下列事项可以设定行政许可。

（1）直接涉及国家安全、公共安全、经济宏观调控、生态环境保护以及直接关系人身健康、生命财产安全等特定活动，需要按照法定条件予以批准的事项。

（2）有限自然资源开发利用、公共资源配置以及直接关系公共利益的特定行业的市场准入等，需要赋予特定权利的事项。

（3）提供公众服务并且直接关系公共利益的职业、行业，需要确定具备特殊信誉、特殊条件或者特殊技能等资格、资质的事项。

（4）直接关系公共安全、人身健康、生命财产安全的重要设备、设施、产品、物品，需要按照技术标准、技术规范，通过检验、检测、检疫等方式进行审定的事项。

（5）企业或者其他组织的设立等，需要确定主体资格的事项。

（6）法律、行政法规规定可以设定行政许可的其他事项。

符合设定行政许可事项，通过下列方式能够予以规范的，可以不设行政许可。

（1）公民、法人或者其他组织能够自主决定的。

（2）市场竞争机制能够有效调节的。

（3）行业组织或者中介机构能够自律管理的。

（4）行政机关采用事后监督等其他行政管理方式能够解决的。

符合设定行政许可事项，法律可以设定行政许可。尚未制定法律的，行政法规可以设定行政许可。必要时，国务院可以采用发布决定的方式设定行政许可。实施后，除临时性行政许可事项外，国务院应当及时提请全国人民代表大会及其常务委员会制定法律，或者自行制定行政法规。符合设定行政许可事项，尚未制定法律、行政法规的，地方性法规可以设定行政许可；尚未制定法律、行政法规和地方性法规的，因行政管理的需要，确需立即实施行政许可的，省、自治区、直辖市人民政府规章可以设定临时性的行政许可。临时性的行政许可实施满一年需要继续实施的，应当提请本级人民代表大会及其常务委员会制定地方性法规。

地方性法规和省、自治区、直辖市人民政府规章，不得设定应当由国家统一确定的公民、法人或者其他组织的资格、资质的行政许可；不得设定企业或者其他组织的设立登记及其前置性行政许可。其设定的行政许可，不得限制其他地区的个人或者企业到本地区从事生产经营和提供服务，不得限制其他地区的商品进入本地区市场。

行政法规可以在法律设定的行政许可事项范围内，对实施该行政许可作出具体规定。地方性法规可以在法律、行政法规设定的行政许可事项范围内，对实施该行政许可作出具体规定。规章可以在上位法设定的行政许可事项范围内，对实施该行政许可作出具体规定。法规、规章对实施上位法设定的行政许可作出的具体规定，不得增设行政许可；对行政许可条件作出的具体规定，不得增设违反上位法的其他条件。除上述规定的外，其他规范性文件一律不得设定行政许可。

二、行政许可的实施程序

（一）申请与受理

公民、法人或者其他组织从事特定活动，依法需要取得行政许可的，应当向行政机关提出申请。申请书需要采用格式文本的，行政机关应当向申请人提供行政许可申请书格式文本。申请书格式文本中不得包含与申请行政许可事项没有直接关系的内容。

申请人可以委托代理人提出行政许可申请。但是，依法应当由申请人到行政机关办公场所提出行政许可申请的除外。行政许可申请可以通过信函、电报、电传、传真、电子数据交换和电子邮件等方式提出。

行政机关应当将法律、法规、规章规定的有关行政许可的事项、依据、条件、数量、程序、期限以及需要提交的全部材料的目录和申请书示范文本等在办公场所公示。申请人要求行政机关对公示内容予以说明、解释的，行政机关应当说明、解释，提供准确、可靠的信息。

申请人申请行政许可，应当如实向行政机关提交有关材料和反映真实情况，并对其申请材料实质内容的真实性负责。行政机关不得要求申请人提交与其申请的行政许可事项无关的技术资料和其他材料。

行政机关对申请人提出的行政许可申请，应当根据下列情况分别作出处理。

（1）申请事项依法不需要取得行政许可的，应当即时告知申请人不受理。

（2）申请事项依法不属于本行政机关职权范围的，应当即时作出不予受理的决定，并告知申请人向有关行政机关申请。

（3）申请材料存在可以当场更正的错误的，应当允许申请人当场更正。

（4）申请材料不齐全或者不符合法定形式的，应当当场或者在5日内一次告知申请人需要补正的全部内容，逾期不告知的，自收到申请材料之日起即为受理。

（5）申请事项属于本行政机关职权范围，申请材料齐全、符合法定形式，或者申请人按照本行政机关的要求提交全部补正申请材料的，应当受理行政许可申请。

行政机关受理或者不予受理行政许可申请，应当出具加盖本行政机关专用印章和注明日期的书面凭证。行政机关应当建立和完善有关制度，推行电子政务，在行政机关的网站上公布行政许可事项，方便申请人采取数据电文等方式提出行政许可申请；应当与其他行政机关共享有关行政许可信息，提高办事效率。

（二）审查与决定

行政机关应当对申请人提交的申请材料进行审查。

申请人提交的申请材料齐全、符合法定形式，行政机关能够当场作出决定的，应当当场作出书面的行政许可决定。

根据法定条件和程序，需要对申请材料的实质内容进行核实的，行政机关应当指派两名以上工作人员进行核查。

依法应当先经下级行政机关审查后报上级行政机关决定的行政许可，下级行政机关应当在法定期限内将初步审查意见和全部申请材料直接报送上级行政机关。上级行政机关不得要求申请人重复提供申请材料。

行政机关对行政许可申请进行审查时，发现行政许可事项直接关系他人重大利益的，应当告知该利害关系人。申请人、利害关系人有权进行陈述和申辩。行政机关应当听取申请人、利害关系人的意见。

行政机关对行政许可申请进行审查后，除当场作出行政许可决定的外，应当在法定期限内按照规定程序作出行政许可决定。

申请人的申请符合法定条件、标准的，行政机关应当依法作出准予行政许可的书面决定。

行政机关依法作出不予行政许可的书面决定的，应当说明理由，并告知申请人享有依法申请行政复议或者提起行政诉讼的权利。

行政机关作出准予行政许可的决定，需要颁发行政许可证件的，应当向申请人颁发加盖本行政机关印章的下列行政许可证件：①许可证、执照或者其他许可证书；②资格证、资质证或者其他合格证书；③行政机关的批准文件或者证明文件；④法律、法规规定的其他行政许可证件。行政机关作出的准予行政许可决定，应当予以公开，公众有权查阅。

法律、行政法规设定的行政许可，其适用范围没有地域限制的，申请人取得的行政许可在全国范围内有效。

（三）期限

除可以当场作出行政许可决定的外，行政机关应当自受理行政许可申请之日起 20 日内作出行政许可决定。20 日内不能作出决定的，经本行政机关负责人批准，可以延长 10 日，并应当将延长期限的理由告知申请人。但是，法律、法规另有规定的，依照其规定。

依照《行政许可法》第二十六条的规定，行政许可采取统一办理或者联合办理、集中办理的，办理的时间不得超过 45 日；45 日内不能办结的，经本级人民政府负责人批准，可以延长 15 日，并应当将延长期限的理由告知申请人。

依法应当先经下级行政机关审查后报上级行政机关决定的行政许可，下级行政机关应当自其受理行政许可申请之日起 20 日内审查完毕。但是，法律、法规另有规定的，依照其规定。

行政机关作出准予行政许可的决定，应当自作出决定之日起 10 日内向申请人颁发、送达行政许可证件，或者加贴标签、加盖检验、检测、检疫印章。

行政机关作出行政许可决定，依法需要听证、招标、拍卖、检验、检测、检疫、鉴定和专家评审的，所需时间不计算在规定的期限内。行政机关应当将所需时间书面告知申请人。

（四）听证

法律、法规、规章规定实施行政许可应当听证的事项，或者行政机关认为需要听证的其他涉及公共利益的重大行政许可事项，行政机关应当向社会公告，并举行听证。

行政许可直接涉及申请人与他人之间重大利益关系的，行政机关在作出行政许可决定前，应当告知申请人、利害关系人享有要求听证的权利；申请人、利害关系人在被告知听证权利之日起5日内提出听证申请的，行政机关应当在20日内组织听证。

申请人、利害关系人不承担行政机关组织听证的费用。

听证按照下列程序进行：①行政机关应当于举行听证的7日前将举行听证的时间、地点通知申请人、利害关系人，必要时予以公告；②听证应当公开举行；③行政机关应当指定审查该行政许可申请的工作人员以外的人员为听证主持人，申请人、利害关系人认为主持人与该行政许可事项有直接利害关系的，有权申请回避；④举行听证时，审查该行政许可申请的工作人员应当提供审查意见的证据、理由，申请人、利害关系人可以提出证据，并进行申辩和质证；⑤听证应当制作笔录，听证笔录应当交听证参加人确认无误后签字或者盖章。

行政机关应当根据听证笔录，作出行政许可决定。

（五）变更与延续

被许可人要求变更行政许可事项的，应当向作出行政许可决定的行政机关提出申请；符合法定条件、标准的，行政机关应当依法办理变更手续。

被许可人需要延续依法取得的行政许可的有效期的，应当在该行政许可有效期届满三十日前向作出行政许可决定的行政机关提出申请。但是，法律、法规、规章另有规定的，依照其规定。

行政机关应当根据被许可人的申请，在该行政许可有效期届满前作出是否准予延续的决定；逾期未作决定的，视为准予延续。

（六）特别规定

实施《行政许可法》第十二条第二款所列事项的行政许可的，行政机关应当通过招标、拍卖等公平竞争的方式作出决定。但是，法律、行政法规另有规定的，依照其规定。

实施《行政许可法》第十二条第四款所列事项的行政许可的，应当按照技术标准、技术规范依法进行检验、检测、检疫，行政机关根据检验、检测、检疫的结果作出行政许可决定。

行政机关实施检验、检测、检疫，应当自受理申请之日起5日内指派两名以上工作人员按照技术标准、技术规范进行检验、检测、检疫。不需要对检验、检测、检疫结果作进一步技术分析即可认定设备、设施、产品、物品是否符合技术标准、技术规范的，行政机关应当当场作出行政许可决定。

行政机关根据检验、检测、检疫结果，作出不予行政许可决定的，应当书面说明不予行政许可所依据的技术标准、技术规范。

实施《行政许可法》第十二条第五款所列事项的行政许可，申请人提交的申请材料齐全、符合法定形式的，行政机关应当当场予以登记。需要对申请材料的实质内容进行核实的，行政机关依照《行政许可法》第三十四条第三款的规定办理。

三、省、市（州）、县（区）实施行政许可项目

新一轮食品药品监管职能调整和部分执法依据的制定、修改和废止，加之"注册资本登记制度改革"，行政审批工作机制、业务流程以及系统行政权力目录动态管理均面临重新修改和完善。

2014 年 6 月，下放医疗机构制剂再注册、国产非特殊用途化妆品备案、不需要现场检查的《药品经营许可证》和《药品质量管理认证规范》审批权、目前管辖的 21 项省直管餐饮服务单位许可权限。

2014 年 12 月，下放药品委托检验备案、开办第一类医疗器械生产企业备案、医疗器械出口销售证明书、医用分筛变压吸附法设备备案；制定下放生产许可方案及对生产许可承担单位的管理办法。

2015 年 6 月，下放 7 类食品生产许可权限，并跟踪实施情况。

2015 年 12 月，全面实现《药品经营许可证》和《药品质量管理认证规范》审批"两证合一"，一次检查，同时发放"两证"，进而降低企业经营成本，提高行政效能。

第四节　行政执法监督

一、行政执法监督的概念

行政执法监督有广义和狭义两种含义。

广义上的行政执法监督是指各类监督主体依法对国家行政机关及其公务员及有权行政主体的行政行为实行监察、督促、督导活动。是一个包括权力机关的监督、司法机关的监督、行政机关的内部监督、执政党的监督、社会团体和社会舆论监督等多层次、多形式的监督体系。

狭义上的行政执法监督是行政机关对一定范围内的行政执法机关和行政执法人员的行政执法活动依法进行评判、监控、督促和制约，是行政机关内部对行政执法的层级监督。

《行政处罚法》第五十四条第一款规定，"行政机关应当建立健全对行政处罚的监督制度。县级以上人民政府应当加强对行政处罚的监督检查"。这里指的仅为狭义上的行政执法监督，是指负有监督职责的国家机关对于行政执法主体实施的行政执法行为是否符合行政法律规范进行监察和督促，并对违法行为予以纠正的活动，即政府内部的行政执法监督。

二、行政执法监督的特征

（1）是对行政机关各部门尤其是行政执法专门机关和行政执法人员的执法活动的监督。机关内部的某些日常工作和有关事务，不在监督之列。

（2）是通过对行政执法内容、执法程序以及执法效果的检验和评价，来判断法律、法规和规章是否得到贯彻实施的一种措施。

（3）是依据法律对法律、法规和规章的实施情况所进行的监督。

（4）是依照"有法必依、执法必严、违法必究"的原则进行的。

（5）在法制监督体系中属于行政机关内部监督的范畴，是行政机关自我约束的重要机制，不同于其他国家机关和社会团体及公民个人对行政机关的监督。

三、行政执法监督的目的和意义

凡是有行政权力的地方，都存在权力被随便放弃或者被肆意滥为的可能性。对行政处罚进行监督，其目的在于调整行政权力的失衡，防止行政权力的变异，矫正行政权力运行的偏差。其意义在于有利于保障行政执法的合法性和有效性，有利于防止和纠正行政机关工作人员违法和不当的行政行为、维护行政相对人的合法权益，有利于保障法律法规全面、正确、及时地得到实施，同时也有利于提高食品药品监管部门工作人员的行政执法水平、增强其法制观念，提高行政效率。

四、行政执法监督的主体

一是上级行政机关的监督，包括当地政府和上级食品药品监管部门的监督；二是专门监督机关的监督，主要是监察机关、审计机关的监督；三是行政复议机关的监督。

五、行政执法监督的内容

（1）法律、法规、规章和规范性文件的实施情况。

（2）规范性文件是否合法。

（3）行政执法主体是否合法。

（4）行政执法程序是否合法。

（5）行政执法文书是否规范。

（6）行政执法中认定事实是否准确。

（7）行政执法中适用法律、法规、规章和规范性文件是否正确。

（8）行政复议工作的开展情况。

（9）法制工作机构建设情况。

（10）其他需要监督检查的事项。

对于食品药品监管部门，还应将以下内容纳入：①案件查处、日常监管、专项检查及法制培训的相关制度、机制建设与落实情况；②食品、药品、医疗器械违法案件，特别是大案要案的查处情况；③行政许可项目清理及实施情况。

结合食品药品"两法"衔接工作，重点督查在食品药品安全监管领域对是否存在以下行为：①是否存在发现涉嫌构成《刑法》分则第三章第一节"生产、销售伪劣商品罪"中有关食品药品安全的犯罪案件，没有按照规定向公安机关及时移送，或不移送甚至"以罚代刑"；②是否存在查处危害食品药品安全案件后，对当事人未主动履行的案件，是否按规定申请了人民法院强制执行；③是否存在向公安机关移送时不及时向检察机关备案；④发生有案不移、有案不立、以罚代刑等行为是否存在职务犯罪。

六、行政执法监督的方式

按照自查和重点抽查相结合的原则，结合公民、法人和其他组织对违法行为的投诉举报及收集到的线索，有针对性地开展执法监督检查。

检查可以采取听取汇报、查阅处罚案卷和文件、询问有关人员、现场检查、走访行政相对人、召开座谈会等多种形式。

建议从以下几方面入手：①建立行政裁量基准制度；②建立行政监督检查记录制度；③完善行政执法案卷评查制度；④建立健全规范性文件备案制度；⑤建立重大行政处罚决定备案制度；⑥建立行政处罚统计制度。

第五节 食品药品监管法律体系

食品药品监管法律体系主要是各级食品药品监督管理部门在对食品、保健食品、药品、医疗器械、化妆品等行政执法过程中，现行有效适用的法律依据的总称，是基层食品药品监管执法人员必须了解和掌握的法律基础。包括：法律2件，行政法规14件，部门规章57件，以及在各地区适用的地方性法规与地方政府规章若干件。同时，为解决基层执行法律法规中具体问题，还制定了目前仍然有效适用的规范性文件近1000件。

一、法律

1.《**食品安全法**》《食品安全法》是为了保证食品安全，保障公众身体健康和生命安全而制定的法律。在1995年颁布的《食品卫生法》基础上，2009年2月28日，十一届全国人大常委会第七次会议通过了《食品安全法》。食品安全法是为了适应新形势发展的需要，从制度上解决现实生活中存在的食品安全问题，更好地保证食品安全而制定的，其中确立了以食品安全风险监测和评估为基础的科学管理制度，明确食品安全风险评估结果作为制定、修订食品安全标准和对食品安全实施监督管理的科学依据。

《食品安全法》颁布实施以来，我国食品安全工作取得积极进展，食品安全形势总体稳中向好，但影响和制约我国食品安全的深层次矛盾和问题尚未得到根本解决，食品安全形势依然严峻。新一届政府改革完善我国食品安全监管体制，着力建立最严格的食品安全监管制度，加快构建食品安全法治秩序，积极推进食品安全社会共治格局，不断提高食品安全保障水平。为巩固监管体制改革成果，完善监管制度机制，创新监管方式方法，破解食品安全监管难题，2013年开始启动《食品安全法》修订工作，目前正在按照立法程序由全国人大常委会组织审议。

2.《**药品管理法**》 1984年9月20日，《药品管理法》由第六届人大常委会第七次会议讨论通过，并于1985年7月1日起正式开始实施，这是我国药品管理的第一部法律，标志着我国的药品管理走上了法制化管理轨道。2001年2月28日，《药品管理法》（修订草案）起草、审议历经两年半时间，经第九届人大常委会第二十次会议审议通过。《药品管理法》的修订以及与药品管理有关的法规、规范的陆续颁布出台，不仅涉及与药品监督管理有关的政府部门，还涉及药品的研究、生产、经营和使用单位等药学机构。因此，对于加强药品监督管理，保证药品安全、有效，促进药品管理工作向着科学化、法制化、规范化发展，提高所有药品管理机构的科学管理水平和法律、规范意识，具有十分重要的意义。

随着药品监督管理工作的发展，《药品管理法》也急需适应医药行业发展的现代化与药品监管的国际化等形势。2012年国务院发布的"国家药品安全'十二五'规划"中明确指出："药品安全法制尚不完善"是"十一五"期间存在的问题之一，并将"完善药品安全法律法规，修订药品管理法"写进"保障措施"中。近十年来，"两会"代表也多次对《药品管理法》修订提出议案、建议和提案。将药品安全保障水平再提升一个台阶，是政府和社会各界的迫切愿望。目前，《药品管理法》修订列入第十二届人大常委会五年立法规划，也列为国务院2013年立法计划三档项目，《药品管理法》修订工作正在积极组织实施。

二、行政法规

（一）食品类（4件）

1.《**国务院关于加强食品等产品安全监督管理的特别规定**》（国务院令第503号） 该法规于2007年7月26日通过并颁布实施，主要是为了加强食品等产品安全监督管理，进一步明确生产经营者、监督管理部门和地方人民政府的责任，加强各监督管理部门的协调、配合，保障人体健康和生命安全。该法规主要是规范食品、食用农产品、药品等与人体健康和生命安全有关的产品。

2.《**生猪屠宰条例**》（国务院令第525号） 该条例于2008年5月25日公布，自2008年8月1日起施行。目的是加强生猪屠宰管理，保证生猪产品质量安全，保障人民身体健康。条例全文共5章36条，对屠宰地点、监督管理、法律责任进行了限制和说明。各级食品药品监管部门同时承担食品安全委员会办公室职责，涉及相关工作时适用。

3.《乳品质量安全监督管理条例》（国务院令第 536 号）　该条例经 2008 年 10 月 9 日国务院第 28 次常务会议通过公布施行。目的是加强乳品质量安全监督管理，保证乳品质量安全，保障公众身体健康和生命安全，促进奶业健康发展。条例所称乳品，主要是指生鲜乳和乳制品。条例规定了奶畜养殖者、生鲜乳收购者、乳制品生产企业和销售者对其生产、收购、运输、销售的乳品质量安全负责，是乳品质量安全的第一责任者。县级以上地方人民政府对本行政区域内的乳品质量安全监督管理负总责，相关监管部门按照法定职责各负其责。

4.《食品安全法实施条例》（国务院令第 557 号）　该条例于 2009 年 7 月 8 日国务院第 73 次常务会议通过，自 2009 年 7 月 20 日起施行。制定本条例主要是为了贯彻食品安全法相关内容，全文共 10 章 64 条。随着食品安全法修订进入审议程序，食品安全法实施条例修订已经列入国务院立法计划，目前修订工作正在实施中。

（二）药品类（8 件）

1.《医疗用毒性药品管理办法》（国务院令第 23 号）　该办法于 1988 年 11 月 15 日国务院第 25 次常务会议通过发布施行。医疗用毒性药品是指毒性剧烈、治疗剂量与中毒剂量相近，使用不当会致人中毒或死亡的药品。该办法是为加强医疗用毒性药品的管理，防止中毒或死亡事故的发生，根据《药品管理法》的规定制定的行政法规。

2.《放射性药品管理办法》（国务院令第 25 号）　该办法是 1989 年 1 月 13 日国务院令第 25 号发布并于自发布之日起施行。放射性药品是指用于临床诊断或者治疗的放射性核素制剂或者其标记药物。该办法是为了加强放射性药品的管理，根据《药品管理法》制定的行政法规，适用于在中华人民共和国领域内进行放射性药品的研究、生产、经营、运输、使用、检验、监督管理的单位和个人。放射性药品管理办法已列入国务院立法计划，目前修订工作正在实施中。

3.《中药品种保护条例》（国务院令第 106 号）　1992 年 10 月 14 日发布，1993 年 1 月 1 日起施行。中药品种保护的目的是提高中药品种的质量，鼓励中药继承与创新，进一步规范中药品种生产秩序，促进中药事业的健康发展。

4.《药品管理法实施条例》（国务院令第 360 号）　该条例是 2002 年 8 月 4 日颁布的，自 2002 年 9 月 15 日起施行。该条例根据《药品管理法》制定，共 10 章 86 条，包括总则、药品生产企业管理、药品经营企业管理、医疗机构的药剂管理、药品管理、药品包装的管理、药品价格和广告的管理、药品监督、法律责任与附则。条例明确了药品合格证明和其他标识、新药、处方药、非处方药、医疗机构制剂、药品认证、药品经营方式、药品经营范围、药品批发企业、药品零售企业等概念。

5.《反兴奋剂条例》（国务院令第 398 号）　反兴奋剂条例于 2003 年 12 月 31 日国务院第 33 次常务会议通过，2004 年 1 月 13 日公布，自 2004 年 3 月 1 日起实施。该条例主要由总则、兴奋剂管理、反兴奋剂义务、兴奋剂检查与检测、法律责任及附录等部分组成。它是国务院针对我国运动员日益严重的兴奋剂滥用现象以及兴奋剂药源、流通、管理等存在的混乱和弊病而制定的行政法规，是目前我国反兴奋剂的最高级别的法律规范，它的颁布对兴奋剂的控制具有里程碑的意义，使反兴奋剂工作步入法制化轨道。

6.《疫苗流通和预防接种管理条例》（国务院令第 434 号）　该条例于 2005 年 3 月 16 日国务院第 83 次常务会议通过公布，自 2005 年 6 月 1 日起施行。该条例主要是为了加强对疫苗流通和预防接种的管理，预防、控制传染病的发生、流行，保障人体健康和公共卫生，根据《药品管理法》和《传染病防治法》制定。

条例所称疫苗是指为了预防、控制传染病的发生、流行，用于人体预防接种的疫苗类预防性生物制品。疫苗分为两类。第一类疫苗是指政府免费向公民提供，公民应当依照政府的规定受种的疫苗，包括国家免疫规划确定的疫苗，省、自治区、直辖市人民政府在执行国家免疫规划时增加的疫苗，以及县级以上人民政府或者其卫生主管部门组织的应急接种或者群体性预防接种所使用的疫苗；第二类疫苗是指由公民自费并且自愿受种的其他疫苗。国务院卫生主管部门负责全国预防接种的监督管理工作。县级以上地方人民政府卫生主管部门负责本行政区域内预防接种的监督管理工作。国务院药品监督管理部门负责全国疫苗的质量和流通的监督管理工作。省、自治区、直辖市人民政府药品监督管理部门负责本行政区域内疫苗的质量和流通的监督管理工作。

7.《麻醉药品和精神药品管理条例》（国务院令第442号）　该条例于2005年7月26日国务院第100次常务会议通过，自2005年11月1日起施行。2013年12月7日（国务院令第645号）做了部分修改。该条例是为了加强麻醉药品和精神药品的管理，保证麻醉药品和精神药品的合法、安全、合理使用，防止流入非法渠道，根据药品管理法和其他有关法律的规定制定。本条例主要规定了麻醉药品药用原植物的种植，麻醉药品和精神药品的实验研究、生产、经营、使用、储存、运输等活动。

8.《戒毒条例》（国务院令第597号）　该条例于2011年6月22日国务院第160次常务会议通过施行。该条例是为了规范戒毒工作，帮助吸毒成瘾人员戒除毒瘾，维护社会秩序，根据《禁毒法》制定。条例规定县级以上人民政府应当建立政府统一领导，禁毒委员会组织、协调、指导，有关部门各负其责，社会力量广泛参与的戒毒工作体制。戒毒工作坚持以人为本、科学戒毒、综合矫治、关怀救助的原则，采取自愿戒毒、社区戒毒、强制隔离戒毒、社区康复等多种措施，建立戒毒治疗、康复指导、救助服务兼备的工作体系。

（三）化妆品类（1件）

《化妆品卫生监督条例》（卫生部令第3号），该条例于1989年9月26日国务院批准，1989年11月13日发布，自1990年1月1日起施行。条例所称的化妆品是指以涂擦、喷洒或者其他类似的方法，散布于人体表面任何部位（皮肤、毛发、指甲、口唇等），以达到清洁、消除不良气味、护肤、美容和修饰目的的日用化学工业产品。该条例适用于从事化妆品生产、经营的单位和个人。

（四）医疗器械类（1件）

《医疗器械监督管理条例》（国务院令第650号），该条例于2000年1月4日国务院令第276号公布，2014年2月12日国务院第39次常务会议修订通过，2014年3月7日公布，自2014年6月1日起实施。该条例共8章80条，包括总则、医疗器械产品注册与备案、医疗器械生产、医疗器械经营与使用、不良事件的处理与医疗器械的召回、监督检查、法律责任、附则。

新修订的《条例》贯彻了党中央、国务院关于建立最严格的覆盖全过程的食品药品监管制度，加快政府职能转变和深化行政审批制度改革的精神，体现了风险管理、全程治理、社会共治、责任治理、效能治理的基本原则，完善了分类管理、产品和生产经营企业注册备案、使用环节监管、上市后管理等制度，健全了有奖举报、信息公开、部门协同等机制，对于进一步规范医疗器械的研制、生产、经营和使用活动，强化医疗器械监督管理，保证医疗器械的安全有效，保障公众的身体健康和生命安全，具有重要的意义。

一是提升了医疗器械的风险治理能力。按照分类管理的原则，依据风险程度将医疗器械从低到高分为一、二、三类。根据风险程度的不同，合理制定和科学规范对产品和生产经营企业的备案和许可，完善对高风险的医疗器械的临床试验的审批和监管，建立对高风险医疗器械不良事件监测、再评价和可追溯制度。同时，也通过调整中央和地方政府的审批备案事权划分，进一步简政放权，充分调动地方监管部门积极性，发挥其监管优势。《条例》明确规定，对医疗器械按照风险程度实行分类管理，按风险从低到高将医疗器械相应分为一、二、三类，并根据医疗器械生产经营使用情况对产品分类目录及时进行动态调整，而且要求制定调整目录的时候，要充分听取各方面的意见，参考国际医疗器械分类实践。同时完善了分类监管措施，遵循宽严有别的原则，重点监管高风险产品。在产品管理方面，明确第一类医疗器械实行产品备案管理，第二类由省一级食品药品监管部门实施产品注册管理，第三类由国家食品药品监督管理总局实施产品注册管理。在经营方面，放开了第一类医疗器械的经营，既不许可，也不实施备案。对第二类医疗器械的经营实行备案管理，对第三类医疗器械的经营实行许可管理。

二是形成全过程无缝隙的监管体系。将医疗器械的研制、生产、经营、使用四个环节统一纳入到监管范围，通过规范许可，增设医疗器械生产质量管理规范，以注册医疗器械的再评价、医疗器械的召回等制度。强化经营企业进货查验销售记录和使用单位的维修保养、使用记录等义务，健全管理制度，充实监管手段，基本形成了严密的、全链条的监管体系。

三是加大了对违法违规行为的惩处力度。新修订的《条例》通过细化法律责任、调整处罚幅度、增加处罚种类，加大对违法违规行为的处罚力度，提高了法律的震慑力。通过公开行政许可备案、抽查检验、违法行为查处等日常监管信息，增设企业诚信档案、咨询投诉、有奖举报等制度，建立了对企业全方位、多角度的监督措施。同时也规范监管部门自身的执法行为，对不依法履职、滥用职权、玩忽职守、徇私舞弊的，要依法追究责任。

三、部门规章

（一）综合类（4件）

1.《国家食品药品监督管理总局立法程序规定》（国家食品药品监督管理总局令第1号） 该规定于2013年9月27日国家食品药品监督管理总局局务会议审议通过，2013年12月1日起施行。《规定》分总则，立项，起草，审查，审议与公布，备案与解释，评估、清理与汇编，规范性文件的审查与清理，附则，共8章50条。

2.《国家食品药品监督管理总局行政复议办法》（国家食品药品监督管理总局令第2号） 该办法于2013年9月27日国家食品药品监督管理总局局务会议审议通过，自2014年1月1日起施行。《办法》分总则、申请和受理、审理、决定、附则，共5章22条。

3.《食品药品行政处罚程序》（国家食品药品监督管理总局令第3号） 该规定于2014年3月14日国家食品药品监督管理总局局务会议审议通过，自2014年6月1日起施行，分总则、管辖、立案、调查取证、处罚决定、送达、执行与结案、附则，共8章61条。

4.《国家食品药品监督管理局听证规则（试行）》（国家食品药品监督管理局令第23号） 该规则于2005年12月15日经国家食品药品监督管理局局务会审议通过公布，自2006年2月1日起施行，主要是根据《行政许可法》、《行政处罚法》的规定制定，目的是规范国家食品药品监督管理局行政许可、行政处罚、行政立法、行政决策等行政行为，保护公民、法人和其他组织的合法权益。

（二）食品（保健食品）类（14件）

1.《食品安全抽样检验管理办法》（国家食品药品监督管理总局令第11号） 该办法于2004年12月31日经国家食品药品监督管理总局局务会议审议通过，自2015年2月1日起施行。该办法是为加强食品药品监管部门组织实施的食品安全监督抽检和风险监测的抽样检验工作，根据

《食品安全法》等法律法规制定。本办法所称食品安全监督抽检是指食品药品监督管理部门在日常监督检查、专项整治、案件稽查、事故调查、应急处置等工作中依法对食品（含食品添加剂、保健食品）组织的抽样、检验、复检、处理等活动。

2.《餐饮服务许可管理办法》（卫生部令第 70 号） 该办法于 2010 年 2 月 8 日经卫生部部务会议审议通过，自 2010 年 5 月 1 日起施行。办法目的是规范餐饮服务许可工作，加强餐饮服务监督管理，维护正常的餐饮服务秩序，保护消费者健康。

3.《餐饮服务食品安全监督管理办法》（卫生部令第 71 号） 该办法于 2010 年 2 月 8 日经卫生部部务会议审议通过，自 2010 年 5 月 1 日起施行。办法目的是加强餐饮服务监督管理，保障餐饮服务环节食品安全。

4.《食品添加剂新品种管理办法》（卫生部令第 73 号） 该办法于 2010 年 3 月 15 日经卫生部部务会议审议通过发布施行。食品添加剂新品种是指：未列入食品安全国家标准的食品添加剂品种；未列入卫生部公告允许使用的食品添加剂品种；扩大使用范围或者用量的食品添加剂品种。

5.《食品安全国家标准管理办法》（卫生部令第 77 号） 该办法于 2010 年 9 月 20 日经卫生部部务会议审议通过，自 2010 年 12 月 1 日起施行。该办法主要是规范食品安全标准管理工作，共分 7 章 42 条，包括：总则，规划、计划和立项，起草，审查，批准和发布，修改和复审。该办法规定了食品安全国家标准规划和制（修）订计划的内容及制定程序、标准起草过程要求、公开征求意见要求、标准审查程序、标准批准发布形式及实施后的管理等。

6.《食品生产加工企业质量安全监督管理实施细则（试行）》（质检总局令第 79 号） 实施细则经 2005 年 8 月 31 日国家质量监督检验检疫总局局务会议审议通过，自 2005 年 9 月 1 日起施行。

7.《食品召回管理规定》（质检总局令第 98 号） 该规定于 2007 年 7 月 24 日国家质量监督检验检疫总局局务会议审议通过公布施行。召回是指食品生产者按照规定程序，对由其生产原因造成的某一批次或类别的不安全食品，通过换货、退货、补充或修正消费说明等方式，及时消除或减少食品安全危害的活动。该办法已列入国家食品药品监督管理总局 2014 年立法计划，目前正在组织修订中。

8.《食品标识管理规定》（质检总局令第 123 号） 该规定于 2007 年 8 月 27 日以国家质量监督检验检疫总局令第 102 号公布，自 2008 年 9 月 1 日起施行，2009 年 10 月 22 日国家质量监督检验检疫总局令第 123 号修订。规定分总则、食品标识的标注内容、食品标识的标注形式、法律责任、附则，共 5 章 41 条。该办法已列入国家食品药品监督管理总局 2014 年立法计划，目前正在组织修订中。

9.《食品添加剂生产监督管理规定》（质检总局令第 127 号） 该规定于 2010 年 3 月 10 日国家质量监督检验检疫总局局务会议审议通过公布，自 2010 年 6 月 1 日起施行。本规定所称食品添加剂是指经国务院卫生行政部门批准并以标准、公告等方式公布的可以作为改善食品品质和色、香、味以及为防腐、保鲜和加工工艺的需要而加入食品的人工合成或者天然物质。该办法已列入国家食品药品监督管理总局 2014 年立法计划，目前正在组织制定中。

10.《食品生产许可管理办法》（质检总局令第 129 号） 该办法于 2010 年 3 月 10 日国家质量监督检验检疫总局局务会议审议通过公布，自 2010 年 6 月 1 日起施行。办法规定企业从事食品生产活动必须取得食品生产许可。该办法已列入国家食品药品监督管理总局 2014 年立法计划，目前正在组织制定中。

11.《食品检验机构资质认定管理办法》（质检总局令第 131 号） 该办法于 2010 年 7 月 22 日国家质量监督检验检疫总局局务会议审议通过公布，自 2010 年 11 月 1 日起施行。办法所称的食品检验机构资质认定是指依法对食品检验机构的基本条件和能力，是否符合食品安全法律法规的规定以及相关标准或者技术规范要求实施的评价和认定活动。

12.《流通环节食品安全监督管理办法》（工商总局令第 43 号）　该办法于 2009 年 7 月 30 日国家工商行政管理总局局务会审议通过公布施行。从事流通环节食品经营应当遵守本办法。食品经营者应当依照法律、法规和食品安全标准从事食品经营活动，建立健全食品安全管理制度，采取有效管理措施，保证食品安全。食品经营者对其经营的食品安全负责，对社会和公众负责，承担社会责任。

13.《食品流通许可证管理办法》（工商总局令第 44 号）　该办法于 2009 年 7 月 30 日国家工商行政管理总局局务会审议通过公布施行。食品流通许可的申请受理、审查批准以及相关的监督检查等行为适用本办法。在流通环节从事食品经营的，应当依法取得食品流通许可。

14.《保健食品注册管理办法（试行）》（国家食品药品监督管理局令第 19 号）　该办法于 2005 年 4 月 30 日经国家食品药品监督管理局局务会审议通过公布，自 2005 年 7 月 1 日起施行。本办法所称保健食品是指声称具有特定保健功能或者以补充维生素、矿物质为目的的食品。即适宜于特定人群食用，具有调节机体功能，不以治疗疾病为目的，并且对人体不产生任何急性、亚急性或者慢性危害的食品。保健食品注册是指国家食品药品监督管理部门根据申请人的申请，依照法定程序、条件和要求，对申请注册的保健食品的安全性、有效性、质量可控性以及标签说明书内容等进行系统评价和审查，并决定是否准予其注册的审批过程；包括对产品注册申请、变更申请和技术转让产品注册申请的审批。该办法已列入国家食品药品监督管理总局 2014 年立法计划，目前正在组织修订中。

（三）药品类（27 件）

1.《蛋白同化制剂、肽类激素进出口管理办法》（国家食品药品监督管理总局令第 9 号）　该办法于 2014 年 9 月 28 日经国家食品药品监督管理总局审议通过，并经海关总署、国家体育总局同意发布，自 2014 年 12 月 1 日起施行。该办法规定国家对蛋白同化制剂、肽类激素实行进出口准许证管理。

2.《药品类易制毒化学品管理办法》（卫生部令第 72 号）　该办法于 2010 年 2 月 23 日经卫生部部务会议审议通过发布，自 2010 年 5 月 1 日起施行。该办法是为加强药品类易制毒化学品管理，防止流入非法渠道，根据《易制毒化学品管理条例》制定。药品类易制毒化学品是指《易制毒化学品管理条例》中所确定的麦角酸、麻黄素等物质。国务院批准调整易制毒化学品分类和品种，涉及药品类易制毒化学品的，国家食品药品监督管理部门应当及时调整并予公布。药品类易制毒化学品的生产、经营、购买以及监督管理，适用本办法。

3.《药品生产质量管理规范（2010 年修订）》（卫生部令第 79 号）《药品生产质量管理规范（2010 年修订）》于 2010 年 10 月 19 日经卫生部部务会议审议通过发布，自 2011 年 3 月 1 日起施行。《药品生产质量管理规范》（Good Manufacture Practice of Drugs，GMP）是药品生产和质量管理的基本准则，适用于药品制剂生产的全过程和原料药生产中影响成品质量的关键工序。GMP 是为了规范药品生产质量管理，根据《药品管理法》《药品管理法实施条例》制定。GMP 规定企业应当建立药品质量管理体系，该体系应当涵盖影响药品质量的所有因素，包括确保药品质量符合预定用途的有组织、有计划的全部活动。本规范作为质量管理体系的一部分，是药品生产管理和质量控制的基本要求，旨在最大限度地降低药品生产过程中污染、交叉污染以及混淆、差错等风险，确保持续稳定地生产出符合预定用途和注册要求的药品。世界卫生组织于 1960 年开始组织制订药品 GMP，中国则从 20 世纪 80 年代开始推行。1988 年颁布了中国的药品 GMP，并于 1992 年作了第一次修订,1998 年进一步修订。2011 年 3 月 1 日《药品生产质量管理规范(2010 年修订)》(以下简称新版药品 GMP)施行。

4.《药品不良反应报告和监测管理办法》(卫生部令第 81 号) 该办法于 2010 年 12 月 13 日经卫生部部务会议审议通过发布,自 2011 年 7 月 1 日起施行。办法是为了加强药品的上市后监管,规范药品不良反应报告和监测,及时、有效控制药品风险,保障公众用药安全,依据《药品管理法》等有关法律法规制定。在中华人民共和国境内开展药品不良反应报告、监测以及监督管理,适用本办法。国家实行药品不良反应报告制度。药品生产企业(包括进口药品的境外制药厂商)、药品经营企业、医疗机构应当按照规定报告所发现的药品不良反应。

5.《药品经营质量管理规范》(卫生部令第 90 号)《药品经营质量管理规范》(GSP)于 2012 年 11 月 6 日经卫生部部务会审议通过公布,自 2013 年 6 月 1 日起施行。GSP 是为了加强药品经营质量管理,规范药品经营行为,保障人体用药安全、有效,根据《药品管理法》《药品管理法实施条例》制定。本规范是药品经营管理和质量控制的基本准则,企业应当在药品采购、储存、销售、运输等环节采取有效的质量控制措施,确保药品质量。药品经营企业应当严格执行本规范。药品生产企业销售药品、药品流通过程中其他涉及储存与运输药品的,也应当符合本规范相关要求。

6.《药品广告审查发布标准》(工商总局令第 27 号) 该标准于 2007 年 3 月 3 日以国家工商行政管理总局、国家食品药品监督管理局令第 27 号发布。该标准共 19 条,自 2007 年 5 月 1 日起施行。该标准是为了保证药品广告真实、合法、科学,根据《广告法》《药品管理法》和《药品管理法实施条例》及国家有关法规制定。

7.《药物非临床研究质量管理规范》(国家食品药品监督管理局令第 2 号) 该规范于 2003 年 6 月 4 日经国家食品药品监督管理局局务会审议通过发布,自 2003 年 9 月 1 日起施行。该规范是为了提高药物非临床研究的质量,确保实验资料的真实性、完整性和可靠性,保障人民用药安全根据《药品管理法》制定。适用于为申请药品注册而进行的非临床研究,药物非临床安全性评价研究机构必须遵循本规范。

8.《药物临床试验质量管理规范》(国家食品药品监督管理局令第 3 号) 该规范于 2003 年 6 月 4 日经国家食品药品监督管理局局务会审议通过发布,自 2003 年 9 月 1 日起施行。该规范是为了保证药物临床试验过程规范,结果科学可靠,保护受试者的权益并保障其安全,根据《药品管理法》《药品管理法实施条例》,参照国际公认原则制定。《药物临床试验质量管理规范》是临床试验全过程的标准规定,包括方案设计、组织实施、监查、稽查、记录、分析总结和报告。凡进行各期临床试验、人体生物利用度或生物等效性试验,均须按本规范执行。所有以人为对象的研究必须符合《世界医学大会赫尔辛基宣言》,即公正、尊重人格、力求使受试者最大程度受益和尽可能避免伤害。该规范已列入国家食品药品监督管理总局 2014 年立法计划,目前正在组织修订中。

9.《药品进口管理办法》(国家食品药品监督管理局令第 4 号) 该办法经 2003 年 8 月 18 日国家食品药品监管局、海关总署第 4 号令公布,自 2004 年 1 月 1 日起实施。根据 2012 年 8 月 24 日卫生部、海关总署令第 86 号公布的《卫生部海关总署关于修改〈药品进口管理办法〉的决定》修正。该办法分总则、进口备案、口岸检验、监督管理、附则,共 5 章 45 条。

10.《药品经营许可证管理办法》(国家食品药品监督管理局令第 6 号) 该办法于 2004 年 1 月 2 日经国家食品药品监督管理局局务会审议通过发布,自 2004 年 4 月 1 日起施行。该办法主要适用于《药品经营许可证》发证、换证、变更及监督管理。

11.《互联网药品信息服务管理办法》（国家食品药品监督管理局令9号）　该办法于2004年5月28日经国家食品药品监督管理局局务会议审议通过公布施行。该办法主要是规范互联网药品信息服务活动，保证互联网药品信息的真实、准确。该办法已列入国家食品药品监督管理总局2014年立法计划，目前正在组织修订中。

12.《生物制品批签发管理办法》（国家食品药品监督管理局令第11号）　该办法于2004年6月4日经国家食品药品监督管理局局务会审议通过公布施行。生物制品批签发是指国家对疫苗类制品、血液制品、用于血源筛查的体外生物诊断试剂以及国家食品药品监督管理部门规定的其他生物制品，每批制品出厂上市或者进口时进行强制性检验、审核的制度。

13.《直接接触药品的包装材料和容器管理办法》（国家食品药品监督管理局令第13号）　该办法于2004年6月18日经国家食品药品监督管理局局务会审议通过公布施行。该办法已列入国家食品药品监督管理总局2014年立法计划，目前正在组织修订中。

14.《药品生产监督管理办法》（国家食品药品监督管理局令第14号）　该办法于2004年5月28日经国家食品药品监督管理局局务会审议通过公布施行。药品生产监督管理是指食品药品监督管理部门依法对药品生产条件和生产过程进行审查、许可、监督检查等管理活动。该办法已列入国家食品药品监督管理总局2014年立法计划，目前正在组织修订中。

15.《医疗机构制剂配制监督管理办法（试行）》（国家食品药品监督管理局令第18号）　该办法于2005年4月14日国家食品药品监督管理局公布，自2005年6月1日起施行。医疗机构制剂配制监督管理是指（食品）药品监督管理部门依法对医疗机构制剂配制条件和配制过程等进行审查、许可、检查的监督管理活动。该办法已列入国家食品药品监督管理总局2014年立法计划，目前正在组织修订中。

16.《医疗机构制剂注册管理办法（试行）》（国家食品药品监督管理局令第20号）　该办法于2005年3月22日经国家食品药品监督管理局局务会审议通过公布，自2005年8月1日起施行。医疗机构制剂是指医疗机构根据本单位临床需要经批准而配制、自用的固定处方制剂。医疗机构配制的制剂应当是市场上没有供应的品种。该办法已列入国家食品药品监督管理总局2014年立法计划，目前正在组织修订中。

17.《药品特别审批程序》（国家食品药品监督管理局令第21号）　于2005年11月18日经国家食品药品监督管理局局务会审议通过公布施行。药品特别审批程序是指存在发生突发公共卫生事件的威胁时以及突发公共卫生事件发生后，为使突发公共卫生事件应急所需防治药品尽快获得批准，国家食品药品监督管理局按照统一指挥、早期介入、快速高效、科学审批的原则，对突发公共卫生事件应急处理所需药品进行特别审批的程序和要求。

18.《进口药材管理办法（试行）》（国家食品药品监督管理局令第22号）　该办法于2005年10月21日经国家食品药品监督管理局局务会审议通过公布，自2006年2月1日起施行。进口药材申请与审批、登记备案、口岸检验及监督管理，适用本办法。进口药材申请与审批是指国家食品药品监督管理部门根据申请人的申请，依照法定程序和要求，对境外生产拟在中国境内销售使用的药材进行技术审评和行政审查，并作出是否同意其进口的决定。

19.《药品说明书和标签管理规定》（国家食品药品监督管理局令第24号）　该规定于2006年3月10日经国家食品药品监督管理局局务会审议通过公布，自2006年6月1日起施行。在中华人民共和国境内上市销售的药品，其说明书和标签应当符合本规定的要求。药品说明书和标签由国家食品药品监督管理部门予以核准。

20.《药品流通监督管理办法》（国家食品药品监督管理局令第26号）　该办法共5章，47

条（含附则），自 2007 年 5 月 1 日起施行。该办法已列入国家食品药品监督管理总局 2014 年立法计划，目前正在组织修订中。

21. **《药品广告审查办法》**（国家食品药品监督管理局令第 27 号） 该办法经过国家食品药品监督管理局、国家工商行政管理总局审议通过发布，该办法自 2007 年 5 月 1 日起施行。凡利用各种媒介或者形式发布的广告含有药品名称、药品适应证（功能主治）或者与药品有关的其他内容的，为药品广告，应当按照本办法进行审查。该办法已列入国家食品药品监督管理总局 2014 年立法计划，目前正在组织修订中。

22. **《药品注册管理办法》**（国家食品药品监督管理局令第 28 号） 该办法于 2007 年 6 月 18 日经国家食品药品监督管理局局务会审议通过公布，自 2007 年 10 月 1 日起施行。在中华人民共和国境内申请药物临床试验、药品生产和药品进口以及进行药品审批、注册检验和监督管理，适用本办法。药品注册是指国家食品药品监督管理部门根据药品注册申请人的申请，依照法定程序，对拟上市销售药品的安全性、有效性、质量可控性等进行审查，并决定是否同意其申请的审批过程。

23. **《药品召回管理办法》**（国家食品药品监督管理局令第 29 号） 该办法于 2007 年 12 月 6 日经国家食品药品监督管理局局务会审议通过公布施行。药品召回是指药品生产企业（包括进口药品的境外制药厂商）按照规定的程序收回已上市销售的存在安全隐患的药品。安全隐患是指由于研发、生产等原因可能使药品具有的危及人体健康和生命安全的不合理危险。

24. **《处方药与非处方药分类管理办法（试行）》**（国家药品监督管理局令第 10 号） 该办法于 1999 年 6 月 11 日经国家药品监督管理局局务会审议通过发布施行。根据药品品种、规格、适应证、剂量及给药途径不同，对药品分别按处方药与非处方药进行管理。处方药必须凭执业医师或执业助理医师处方才可调配、购买和使用；非处方药不需要凭执业医师或执业助理医师处方即可自行判断、购买和使用。

25. **《医疗机构制剂配制质量管理规范》**（国家药品监督管理局令第 27 号） 该规范于 2000 年 12 月 5 日经国家药品监督管理局局务会议通过予以发布实施。医疗机构制剂是指医疗机构根据本单位临床需要而常规配制、自用的固定处方制剂。

26. **《药品监督管理统计管理办法（试行）》**（国家药品监督管理局令第 29 号） 该办法于 2001 年 2 月 9 日经国家药品监督管理局局务会审议通过发布施行。该办法已列入国家食品药品监督管理总局 2014 年立法计划，目前正在组织修订中。

27. **《中药材生产质量管理规范（试行）》**（国家药品监督管理局令第 32 号） 该规范于 2002 年 3 月 18 日经国家药品监督管理局局务会审议通过发布，自 2002 年 6 月 1 日起施行。该规范是中药材生产和质量管理的基本准则，适用于中药材生产企业生产中药材（含植物、动物药）的全过程。

（四）医疗器械类（13 件）

1. **《医疗器械召回管理办法（试行）》**（卫生部令第 82 号） 该办法已于 2010 年 6 月 28 日经卫生部部务会议审议通过发布施行。医疗器械召回是指医疗器械生产企业按照规定的程序对其已上市销售的存在缺陷的某一类别、型号或者批次的产品，采取警示、检查、修理、重新标签、修改并完善说明书、软件升级、替换、收回、销毁等方式消除缺陷的行为。

2. **《医疗器械广告审查发布标准》**（工商总局、卫生部、国家食品药品监督管理局令第 40 号） 该标准经国家工商行政管理总局局务会议、卫生部部务会审议通过发布，自 2009 年 5 月 20 日起施行。

3. **《医疗器械广告审查办法》**（卫生部、工商总局、国家食品药品监督管理局令第 65 号）

该办法已经卫生部部务会议、国家工商行政管理总局局务会审议通过发布，自 2009 年 5 月 20 日起施行。该办法已列入国家食品药品监督管理总局 2014 年立法计划，目前正在组织修订中。

4.《医疗器械临床试验规定》（国家食品药品监督管理局令第 5 号）　该规定于 2003 年 12 月 22 日经国家食品药品监督管理局局务会议审议通过发布，自 2004 年 4 月 1 日起施行。医疗器械临床试验是指获得医疗器械临床试验资格的医疗机构对申请注册的医疗器械在正常使用条件下的安全性和有效性按照规定进行试用或验证的过程。医疗器械临床试验的目的是评价受试产品是否具有预期的安全性和有效性。

5.《医疗器械注册管理办法》（国家食品药品监督管理总局令第 4 号）　该办法于 2014 年 6 月 27 日经国家食品药品监督管理总局局务会议审议通过公布，自 2014 年 10 月 1 日起施行。办法是为了规范医疗器械的注册与备案管理，保证医疗器械的安全、有效，根据《医疗器械监督管理条例》制定。医疗器械注册是食品药品监督管理部门根据医疗器械注册申请人的申请，依照法定程序，对其拟上市医疗器械的安全性、有效性研究及其结果进行系统评价，以决定是否同意其申请的过程。医疗器械备案是医疗器械备案人向食品药品监督管理部门提交备案资料，食品药品监督管理部门对提交的备案资料存档备查。

6.《体外诊断试剂注册管理办法》（国家食品药品监督管理总局令第 5 号）　该办法于 2014 年 6 月 27 日经国家食品药品监督管理总局局务会议审议通过公布，自 2014 年 10 月 1 日起施行。办法所称体外诊断试剂是指按医疗器械管理的体外诊断试剂，包括在疾病的预测、预防、诊断、治疗监测、预后观察和健康状态评价的过程中，用于人体样本体外检测的试剂、试剂盒、校准品、质控品等产品。可以单独使用，也可以与仪器、器具、设备或者系统组合使用。

7.《医疗器械说明书、标签和包装标识管理规定》（国家食品药品监督管理总局令第 6 号）　该规定于 2014 年 6 月 27 日经国家食品药品监督管理总局局务会议审议通过公布，自 2014 年 10 月 1 日起施行。医疗器械说明书是指由医疗器械注册人或者备案人制作，随产品提供给用户，涵盖该产品安全有效的基本信息，用以指导正确安装、调试、操作、使用、维护、保养的技术文件。医疗器械标签是指在医疗器械或者其包装上附有的用于识别产品特征和标明安全警示等信息的文字说明及图形、符号。

8.《医疗器械生产监督管理办法》（国家食品药品监督管理总局令第 7 号）　该办法于 2014 年 6 月 27 日经国家食品药品监督管理总局局务会议审议通过公布，自 2014 年 10 月 1 日起施行。

9.《医疗器械经营监督管理办法》（国家食品药品监督管理总局令第 8 号）　该办法于 2014 年 6 月 27 日经国家食品药品监督管理总局局务会议审议通过公布，自 2014 年 10 月 1 日起施行。

10.《医疗器械生产企业质量体系考核办法》（国家药品监督管理局令第 22 号）　该办法于 2000 年 4 月 29 日经国家药品监督管理局局务会审议通过发布，自 2000 年 7 月 1 日起施行。办法适用于申请第二类、第三类医疗器械准产注册企业的审查及对企业的定期审查。

11.《医疗器械分类规则》（国家药品监督管理局令第 15 号）　该规则于 2000 年 2 月 17 日经国家药品监督管理局局务会审议通过发布。自 2000 年 4 月 10 日起施行。该办法已列入国家食品药品监督管理总局 2014 年立法计划，目前正在组织修订中。

12.《一次性使用无菌医疗器械监督管理办法（暂行）》（国家药品监督管理局令第 24 号）　该办法于 2000 年 8 月 17 日经国家药品监督管理局局务会议审议通过发布施行。一次性使用无菌医疗器械是指无菌、无热原、经检验合格，在有效期内一次性直接使用的医疗器械。无菌器械按《一次性使用无菌医疗器械目录》实施重点监督管理。

13.《医疗器械标准管理办法（试行）》（国家药品监督管理局令第 31 号）　该办法于 2001 年

11 月 19 日经国家药品监督管理局局务会审议通过发布，自 2002 年 5 月 1 日起施行。该办法已列入国家食品药品监督管理总局 2014 年立法计划，目前正在组织修订中。

第六节　基层食品药品监管行政执法概述

一、食品药品监管执法的基本原则

基层食品药品监管部门主要承担行政许可、行政检查、行政强制、行政处罚等行政执法工作。了解行政执法的基本原则，对于准确适用法律，规范公正执法很有必要。行政执法的基本原则是指导和规范行政执法的最主要、最具有普遍价值的原则，即行政法治原则，它贯穿于行政法律关系之中，体现行政法的基本价值观念。

（一）行政合法性原则

行政合法性原则是指行政权的存在、行使必须依据法律，符合法律，不得与法律相抵触。行政合法性原则要求食品药品监管部门进行食品药品监管执法工作时不仅应遵循宪法、法律，还应遵循行政法规、地方性法规、部门规章与地方政府规章等。合法不仅指合乎实体法，也指合乎程序法。行政合法性原则的具体内容如下。

（1）行政职权必须基于法律的设定和授予才能存在。合法性原则要求执法主体在其法定的权限内行使职权，任何没有法律根据的职权都是不应存在的。任何行政行为都必须以法定的行政职权为基础，不合法产生的行政职权不可能构成合法行政。法定权限不容非法超越，"是否超越职权"也是人民法院在对食品药品监管行政诉讼案件进行司法审查时的一个重要标准。

（2）行政职权必须依据食品药品监管法律规范行使。执法人员实施食品药品监管执法行为必须依照食品药品监管法律规范，依据食品药品监管法律规范行使行政职权是行政合法性原则为执法主体设定的一项义务或职责。行政职权和行政职责是统一的。执法主体的职权相对于行政相对人而言是一种权力；而相对于国家而言则是一种义务。合法性原则要求执法主体行使职权既不能违反实体规范，也不能违反程序规范。食品药品监管执法部门与人员不履行或拖延履行法定职责，要承担相应的行政法律责任。

（3）行政授权、行政委托必须有法律规范的依据，不得违反法律规范的规定。在一般情况下，行政职权由法律明文规定的行政机关行使，但由于行政管理事务的复杂性，行政机关往往无法承担管理工作，而如果由具有一定资质的社会组织代为进行管理，能够更有效地处理一些技术性或者公益性较强的问题，《食品药品行政处罚程序》（国家食品药品监督管理总局令第 1 号）就明确规定，县级以上食品药品监管部门可以在法定权限内委托符合《行政处罚法》第十九条规定条件的组织实施行政处罚。行政合法性原则要求行政授权或行政委托都必须有法律规范的明文规定，并严格按照法定程序进行，不得违反法律规范的规定。

（二）行政合理性原则

行政合理性原则是行政法治原则的另一个重要组成部分，指执法主体不仅应当按照法律规范所规定的条件、种类和幅度范围作出行政行为，而且要求行政行为的内容要符合立法精神和目的，符合公平正义等法律原则。

行政合理性原则产生的主要原因，是由于行政自由裁量权的存在。自由裁量权是指在法律规定的条件下，执法主体根据其合理的判断，决定作为或不作为，以及如何作为的权力。由于社会事务的复杂多变，使法律无法对所有的行政活动都作出明确规定，执法主体只能在法律原则的指导下，运用自由裁量权，根据客观情况采取适当的措施或作出合适的决定。拥有自由裁量权并不意味着行政主体可以为所欲为，而是要基于立法精神和目的以及社会大多数人的公平正义观念来实施。

行政合理性原则和行政合法性原则既有区别又有联系。行政合法性原则适用于行政法的所有领域，主要解决行政合法与非法的问题；行政合理性原则主要适用于自由裁量领域，主要解决行政是否适当的问题。通常一个行为如果触犯了行政合法性原则，就不再追究其是否存在合理性问题；而一个自由裁量行为，即使没有违反行政合法性原则，也可能引起合理性问题。

行政合理性原则作为一个普遍适用的行政法基本原则，具体内容包括如下。

（1）行政行为的动因应符合立法目的。任何法律规范的制定都是基于一定的社会需要，为了达到某种社会目的。而法律规范授予执法主体某种行政权力都是为了实现该项立法目的。即使没有成文的规定，执法主体在运用行政权力时也必须符合立法目的。特别是在执法主体被赋予自由裁量权时，立法目的尤其要进行特别考虑。凡是有悖于立法目的的行为都是不合理的行为。

（2）行政行为应建立在正当考虑的基础上，不得考虑不相关因素，适用法律规范平等，不得对相同事实给予不同对待。所谓正当考虑是指执法主体在作出某一行政行为时，在其最初的出发点和动机上，不得违背社会公平观念或法律精神，必须客观、实事求是，而不能主观臆断，脱离实际或存在法律动机以外的目的追求。正当考虑要求行政主体不能以执行法律的名义，将自己的偏见、歧视、恶意等强加于公民或组织，同时要求其在实施行政活动时必须出于公心，不抱成见、偏见，平等地对待所有行政相对人。相同的事实给予相同的对待，不同的事实给予不同的对待。

二、食品药品监管执法的合法要件

一般来说，行政执法行为的合法要件主要包括以下内容。

（一）主体合法

所谓主体合法是指作出行政执法行为的组织必须具备行政主体资格，能以自己的名义作出行政行为，并能独立承担法律责任。根据我国有关法律、法规规定，能够成为执法主体的应当是依法设置的行政机关或依法被授予行政职权的组织。

由于执法行为通常是由行政主体的具体工作人员实施的，因此这些工作人员应具备法定条件，才能保证行政行为的合法有效性。如果是行政机关或法律、法规授权组织的工作人员，还应判断这些工作人员是否确为该机关或授权组织所委派行使相应行政职权的人员；如果是行政机关委托的组织或个人，则应考虑有无委托的依据或凭证，受委托者的行为是否超出委托范围等。

另外，主体合法除了要求行为主体必须是执法主体之外，还要求其行为必须在权限范围内，如果执法主体的行为超越权限，则其行为不合法。

（二）内容合法

内容合法要求如下。

（1）行为有确凿的证据证明，有充分的事实根据。

（2）行为有明确的法律依据，正确适用了法律、法规、规章以及其他规范性文件。

（3）行为必须公正、合理，符合立法目的和立法精神。

（三）程序合法

程序是实施行政行为所经过的步骤、时限方式等。任何行政行为均须通过一定的程序表现出来，没有脱离程序的行政行为。行政行为程序是否合法影响着行政行为实体的合法性。程序合法要求如下。

（1）行政行为符合行政程序法所确定的基本原则和制度，如行政行为公开、公正、效率原则以及为确保上述原则的实现而确立的信息公开制度、调查制度、职能分离制度、回避制度、辩论制度、听证制度、案卷制度、时效制度等。

（2）行政行为应当符合法定的步骤和顺序。如行政处罚的先调查取证后裁决的顺序不得颠倒，否则即构成违法。

第二章　食品安全监管

第一节　食品安全基础知识

一、食品安全定义及我国食品安全形势特点

食品安全问题事关民生福祉、经济发展、社会和谐甚至国家形象，已成为当今国际社会普遍关注的重大社会问题。进入新世纪以来，我国政府坚持以人为本、执政为民的科学发展理念，高度重视食品安全工作，采取了一系列重大措施强化食品安全监管，使我国食品安全工作进入全新的发展阶段。

（一）食品安全的定义

《中华人民共和国食品安全法》（下文简称《食品安全法》）规定食品安全是指食品无毒和无害，符合应当有的营养要求，对人体健康不造成任何急性、亚急性或者慢性危害。这是我国首次从国家立法层面明确食品安全的含义。

食品安全概念的提出是治理理念和治理模式的重大变革。食品安全概念的出现标志着食品安全治理新时代的到来。

1. **全程治理**　食品生产经营包括种植、养殖、生产、加工、贮存、运输、销售和消费等诸多环节。传统的食品保障体系基本上是把治理的重点锁定在生产加工环节上，认为先进的检验和检测手段就可以有效识别食品安全风险，进而妥善解决食品安全问题。然而，各种食源性疾病的持续爆发表明，将食品安全保障完全寄托在检验和检测上是不切实际的。食品生产经营的任何环节存在缺陷，都可能导致整个食品安全保障体系的最终崩溃。在深刻总结经验与教训的基础上，国际社会逐步探索出了保障食品安全的新方法，即食物链控制法。要求食品安全治理竭尽所能地向"两端"延伸，最前端要延伸到农产品的种植和养殖环节，甚至农业投入品的生产和使用环节，最末端要延伸到食品的储藏和制作等消费环节。应当说，在养殖、生产、流通和消费等环节，食品卫生都有很大的运行空间，然而，面临种植环节时，食品卫生已经力不从心，只能让位于食品安全。食品安全比食品卫生具有更广的治理空间，食品安全概念的提出，标志着食品安全全程治理时代的到来。

2. **风险治理**　食品安全治理的目标和任务就是预防、控制和减少食品风险，保障公众的身体健康和生命安全。在食品生产经营的全过程，安全与风险对立统一，此消彼长。风险是所有管理科学共同面临的主题。食品安全工作的核心内容就是治理食品风险。现在食品安全风险广泛、复杂而多变：既有生物性风险，也有化学性风险；既有原发性风险，也有继发性风险；既有技术性风险，也有制度性风险。而且各种风险相互渗透和相互叠加，食品安全监管不断面临新挑战。在安全与风险的对立统一中辩证地把握食品安全，食品安全治理才更具科学性、针对性和有效性。正因为如此，国际社会才逐步采取风险分析的模式来破解食品安全难题。风险评估、风险管理与风险交流也就成为食品安全治理的重要途径和方法。根据食品安全风险的时

间与空间分布特点，食品安全治理形成全面治理与重点治理的格局，分步实施与分类治理的策略。食品安全比食品卫生具有更深的治理内涵，食品安全概念的提出，标志着食品安全风险治理时代的到来。

3. 政府治理　历史上，各国政府对国民健康的保障都经历了从无责任到有责任的发展阶段。随着经济发展和生活水平的提高，消费者从来没有像今天这样关注食品安全，日趋要求政府对食品安全和消费者承担更多的责任。今天，食品安全已成为衡量各国政府执政能力的重要标准。食品安全不仅关系到经济发展和国际贸易，同时也关系到公共安全和国家安全。食品安全比食品卫生具有更高的战略地位，食品安全概念的提出，标志着政府治理食品安全时代的到来。

食品安全和食品卫生之间是紧密联系、科学扬弃和内在成长的关系。食品卫生监管主要负责"外在"环境的监管，而食品"安全"监管不仅负责"外在"环境的监管，而且还包括食品"内在"品质的监管。从这个意义上讲，食品安全与食品卫生之间的关系不是否定与排斥的关系，而是成长与进步的关系。食品安全克服了食品卫生成长的困境，对人的保护更全面、更具体和更深刻。

（二）食品安全的内容

从食品生产经营要素的角度来看，食品安全的主要内容应包括以下几方面。

1. 食品原料、食品添加剂和食品相关产品安全　食品原料、食品添加剂和食品相关产品是食品生产经营的对象。食品企业生产经营食品，首先必须保障食品原料、食品添加剂和食品相关产品的安全。食品原料是指用于食品生产的各种原始物料，主要包括食用农畜产品和成品原料等。食品添加剂是指为改善食品品质和色、香、味以及为防腐、保鲜和加工工艺的需要而加入食品中的人工合成或者天然物质。食品相关产品是指用于食品的包装材料、容器、洗涤剂、消毒剂和用于食品生产经营的工具及设备。食品原料、食品添加剂和食品相关产品都必须符合食品安全标准和相关法定要求。

《食品安全法》规定，餐具、饮具和盛放直接入口食品的容器，使用前应当洗净、消毒，炊具和用具用后应当洗净，保持清洁；贮存、运输和装卸食品的容器、工具和设备应当安全无害，保持清洁，防止食品污染，并符合保证食品安全所需的温度等特殊要求，不得将食品与有毒、有害物品一同运输；直接入口的食品应当有小包装或者使用无毒和清洁的包装材料或餐具盛放；用水应当符合国家规定的生活饮用水卫生标准；使用的洗涤剂和消毒剂应当对人体安全和无害。禁止用非食品原料生产的食品或者添加食品添加剂以外的化学物质和其他可能危害人体健康的物质，或者用回收食品作为原料生产的食品；禁止使用腐败变质、霉变生虫、污秽不洁、混有异物、掺假掺杂或者感官性状异常的食品；禁止采购和使用病死、毒死或者死因不明的禽、畜、兽、水产动物肉类及其制品；禁止采购和使用未经动物卫生监督机构检疫或者检疫不合格的肉类，或者未经检验或者检验不合格的肉类制品；禁止采购和使用被包装材料、容器和运输工具等污染的食品，超过保质期的食品，无标签的预包装食品，国家为防病等特殊需要明令禁止生产经营的食品，其他不符合食品安全标准或者要求的食品。使用不安全的食品原料、食品添加剂和食品相关产品生产经营食品属于违法行为。

2. 人员健康安全　食品生产经营离不开从业人员，而从业人员的健康状况直接关系着食品安全。《食品安全法》明确规定，食品生产经营者应当建立并执行《从业人员健康管理制度》。患有痢疾、伤寒和病毒性肝炎等消化道传染病的人员，以及患有活动性肺结核、化脓性或者渗出性皮肤病等有碍食品安全的疾病的人员，不得从事接触直接入口食品的工作。食品生产经营人员每年应当进行健康检查，取得健康证明后方可参加工作。食品生产经营人员应当保持个人卫生，生产经营食品时，应当将手洗净，穿戴清洁的工作衣（帽）。

3. 场所设施安全　食品企业生产经营食品，离不开特定的场所。食品生产经营场所环境必须符合安全标准和要求。《食品安全法》规定，食品生产经营应当具有与生产经营的食品品种和数量相适应的食品原料处理和食品加工、包装及贮存等场所，保持该场所环境整洁，并与有毒、有害场所以及其他污染源保持规定的距离；具有与生产经营的食品品种和数量相适应的生产经营设备或者设施，有相应的消毒、更衣、盥洗、采光、照明、通风、防腐、防尘、防蝇、防鼠、防虫和洗涤以及处理废水、存放垃圾和废弃物的设备或者设施。

4. 生产经营过程安全　食品生产经营过程就是食品生产经营要素结合的过程。只有食品生产经营过程安全，才能保障食品的终产品安全。食品生产经营过程包括许多步骤和程序，如生产、加工、包装、贮存、运输和配送等。《食品安全法》对此作出了明确的规定，如食品生产经营应当具有合理的设备布局和工艺流程，防止待加工食品、直接入口食品与原料、成品的交叉污染，避免食品接触有毒物和不洁物；销售无包装的直接入口食品时，应当使用无毒和清洁的售货工具；食品生产者应当依照食品安全标准关于食品添加剂的品种、使用范围和用量的规定使用食品添加剂；不得在食品生产中使用食品添加剂以外的化学物质和其他可能危害人体健康的物质。

5. 食品终产品安全　食品生产经营的最终目的在于满足消费。因此，食品必须无毒和无害，符合应当有的营养要求，对人体健康不造成任何急性、亚急性或者慢性危害。《食品安全法》对食品终产品安全作了明确规定。食品企业生产经营的食品必须符合食品安全标准，且符合食品安全法律规定的相关要求，如食品中致病性微生物、农药残留、兽药残留、重金属、污染物质以及其他危害人体健康的物质含量不得超过食品安全标准限量。

6. 食品标签标识安全　根据相关法律规定，食品安全不仅体现在食品终产品本身安全上，还应当体现在食品标签标识等有关宣称上。如预包装食品的包装标签应当标明保质期和贮存条件等，专供婴幼儿和其他特定人群的主辅食品，其标签还应当标明主要营养成分及其含量，食品和食品添加剂的标签和说明书应当清楚并明显，容易辨识，不得含有虚假和夸大的内容，不得涉及疾病预防和治疗功能。

（三）食品安全风险

食品行业是个充满风险的行业，食品安全风险可以按照不同标准进行风险类别划分，主要包括以下几个方面。

1. 天然性风险和人为性风险　按照风险的形成原因，食品安全风险可以分为天然性风险和人为性风险。前者是指食品及原料在其生长过程中所蓄积的风险，少数植物和动物性食品本身含有一定的毒素，如食品中的有毒蛋白类（血凝素和酶抑制剂等）、有毒氨基酸、有毒生物碱类（秋水仙碱等）、蕈蘑菇毒素、河豚毒素和藻类毒素等；后者则是由于行为人的行为所引发的风险，如违法犯罪分子使用非食用物质（吊白块、苏丹红、罂粟壳、溴酸钾、敌敌畏、抗生素和孔雀石绿等）加工制作食品等。

2. 原发性风险和继发性风险　按照风险的产生顺序，食品安全风险可分为原发性风险和继发性风险。前者是指基于初始原因而产生的风险，如动植物食品本身蓄积的毒素和生产加工环节产生的原始性风险；后者是指食品本身没有风险，而是由于其他原因产生的风险，如滥用食品添加剂产生的风险和使用不符合标准的包装材料增加的风险等。

3. 技术性风险和道德性风险　按照风险的性质，食品安全风险可以分为技术性风险和道德性风险。前者是由于科学技术的发展所带来的风险。新资源、新技术和新方法，可能是安全的保障，但也可能是风险的成因；后者是指因行为人的诚信缺失和道德沦丧所产生的风险。

4. **生物性、化学性和物理性风险**　按照风险的成因类别，食品安全风险可分为生物性、化学性和物理性风险。生物性风险主要是指能引起各种食源性疾病的各类致病微生物，如细菌（副溶血性弧菌、金黄色葡萄球菌、沙门菌、大肠埃希菌、单核细胞增生李斯特菌和肉毒梭状芽孢杆菌等）、病毒（甲肝病毒和诺如病毒等）及寄生虫等。化学性风险主要是指能引起各种食源性疾病的化学物质，如河豚毒素、皂素和抗胰蛋白酶、有机磷农药、瘦肉精和亚硝酸盐等。物理性风险主要是指放射性危害和食品中存在的可能引起人体外伤、窒息或者其他健康问题的各种有害物质，如玻璃、碎骨和金属等。

各种食品安全风险产生的原因和机制不同，预防和应对这些风险因素的方式方法也有所不同。有些需要从技术上着手，有些则需要从管理上解决。

二、食品安全危害因素及食源性疾病

食品在自然界中的危害因素是指污染食品的生物、化学和物理因素，统称为食品污染物。食品污染物可造成两方面的危害：一是对人体健康的危害，即引起食源性疾病，有 200 种以上已知疾病是通过食物传播引起的；二是破坏食品的营养价值而导致产、供、销等环节的经济损失，即引起食品变败。根据成因又可以分为生物性危害、化学性危害、物理性危害。

（一）生物性危害

食品生物性污染物主要指自然界中人与动、植物携带的致病微生物与寄生虫，常常污染水、空气、土壤、食品、药品和化妆品等，并能以这些环境和物品为媒介引起食源性疾病；食品中还有一些微生物，不引起疾病，但可导致食品和农副产品变败，称为腐败性微生物。

过去 10 年里，影响人类健康的新的传染病大约有 75% 是因细菌、病毒、尤其是源自家畜和野生动物的其他病原体所致。其中，人所患的许多疾病都与食品生产过程有关。

1. **污染特点**

（1）**生境特点**　生物生存的环境简称"生境"。食品生境不同于空气、土壤和水体等环境，因富含营养素、水分和适宜的理化条件而极易被污染。一旦少量污染，则会迅速繁殖，甚至产生毒素。

①**营养成分**　各类食品营养成分的差异成为不同生物污染因素存在和选择的基础。多数细菌喜欢在蛋白质类食品如肉、蛋和奶中生存，少数细菌喜欢脂肪类食品如油脂中生存；酵母菌喜欢在碳水化合物类食品如米饭、馒头和蔬菜水果中生存，而多数霉菌对各类营养成分的食品都很喜欢。

②**水活性**　食品中可被微生物利用的水分，常用水活性（Aw）值表示。一般情况下，微生物耐干燥的能力依次为：霉菌 > 酵母 > 细菌。

③**酸碱度**　污染不同 pH 食品的微生物类群也不同（表2-1）。应注意，微生物在食品内的繁殖过程可以使食品 pH 发生改变，随之微生物的类群也会改变。

表 2-1　不同酸碱度食品中微生物的主要类群

酸碱度	适宜类群	食物举例
pH < 4.5	真菌（酵母菌和霉菌） 少数耐酸细菌（制备酸奶的乳杆菌和链球菌）	水果类食品（酸性食品）
pH > 4.5	细菌和病毒	蔬菜和鱼、肉、乳和蛋等动物性食品

④氧气 氧气充足的条件下，需氧微生物易于繁殖；反之，如果大块食品加热不充分，其中心部位的厌氧微生物便会繁殖，使食品腐败。

⑤温度 微生物对温度有不同的嗜好。一般冷冻状态下即使不死亡也不会繁殖，冷冻温度之上就会有微生物繁殖，直至65℃以上仍有嗜热微生物存活。加热使蛋白质变性，并使淀粉水解，食品的通气性和通水性提高，则易受到微生物的侵袭；冷冻食品解冻后组织融解，微生物也容易繁殖。酸碱度条件适宜时，耐热性最强，偏酸或偏碱时耐热力减弱。

⑥渗透压 腌制食品的渗透压较高，多数霉菌和少数酵母菌能耐受这种渗透压而在其中生长，而除少数嗜盐菌（如副溶血性弧菌）外，绝大多数细菌不能在其中生长。故霉菌和酵母菌常引起糖浆、果酱和浓缩果汁等食品变败，盐腌和糖渍的高渗透压食品虽可以抑制多数细菌的生长，但较难避免由霉菌类生长引起的霉变。

⑦天然防御 有些食品具有天然防御结构，如果实、种子和禽蛋等的外壳；有些具有天然抑菌物质，如大蒜和桂皮等调味香料、鲜奶中的溶菌酶、蛋中的伴清蛋白和草莓及葡萄皮中存在的酚类化合物等，在一定程度上起到防腐保鲜作用。尽管如此，食品生境仍是比较利于微生物生存繁殖的。

（2）污染物特征 生物污染物在食品中的类群、污染来源与途径，既与食品所暴露的环境（如空气、土壤、水和场所等）中微生物种群的特点相关，还与不同食品生境的特点有关。当食品作为原料阶段受到自然环境的污染，称为原发性污染或一次性污染，如粮食和果蔬在收获前的污染或畜禽在宰杀前的感染；而在加工、运输和贮存过程中遭受污染称为继发性污染或二次性污染。

①种类 按照污染后对食品的影响和对人类健康的危害，可将生物污染物分为食源性病原体和变败性微生物两大类。对人类健康造成危害的一大类称作食源性病原体。食源性病原体指在食物链各阶段中生存、流行和变异，并可能产生有毒有害物质，对人类健康产生危害的致病微生物和寄生虫。而一般不引起人类疾病，主要改变食品的外观、色泽、味道及其他特性的一大类称作变败性微生物。

②来源与途径 自然界中，土壤是含微生物数量最大和种类最多的场所。由于雨水的冲刷，土壤与水体中的微生物难以分开。工业、农业、养殖业和生活污染的水源中，微生物数量也多。水不仅是重要的污染源，而且是微生物污染食品的重要途径。能在空气中存在的微生物，多是耐干燥和紫外线的革兰阳性球菌、芽孢杆菌和真菌孢子及少量病毒，如金黄色葡萄球菌和诺如病毒等。当人、农作物和牲畜患病时，有些病原体及其代谢产物污染食品后，可对人体造成危害。人的双手是将微生物传播于食品的媒介，特别是食品从业人员。仓库和厨房中的鼠类、蟑螂和苍蝇等小动物和昆虫常携带大量微生物，鼠类常是沙门菌的带菌者。一切食品生产环境、生产设备、包装物品和运输工具等，都有可能作为媒介散播微生物，污染食品。食品烹饪过程中，生熟不分是造成交叉污染的最常见原因。

③常见种类 常见食源性病原体有细菌、病毒和真菌及其毒素和寄生虫（表2-2）。变败微生物种类众多，虽一般不引起食源性疾病，但变败食品的卫生状况都较差，常同时合并食源性病原体的污染。本书主要介绍食源性病原体。

表2-2 常见食源性病原体及其危害

食源性致病菌	相关食物	导致的食源性疾病
沙门菌	各种食品	沙门菌病
副溶血性弧菌	水产品和盐腌品	食物中毒和急性胃肠炎

食源性致病菌	相关食物	导致的食源性疾病
霍乱弧菌	食物和水	霍乱
蜡样芽孢杆菌	剩饭，蔬菜、腐乳和熟肉	食物中毒和多种肠外感染症
金黄色葡萄球菌	冰激凌、剩饭，乳制品和熟肉冷荤	食物中毒
产气荚膜梭菌	畜禽肉、鱼和乳	食物中毒和急性坏死性肠炎
肉毒梭菌	发酵制品和肉制品	肉毒中毒
李斯特菌	乳制品和冰箱内即食肉制品	食物中毒和多种肠外感染症
椰酵假单胞菌	银耳和酵米面	食物中毒
变形杆菌	冰箱内储藏的食物	食物中毒
小肠结肠炎耶尔森菌	冰箱内储藏的食物	肠炎、肠系膜淋巴腺炎和败血症
空肠弯曲菌	生奶、蛋和肉类	肠炎和弯曲菌病
阪崎肠杆菌	婴儿配方奶粉	婴儿致死性脑膜炎和脑脓肿
致病性大肠埃希菌	各类食品	食物中毒并发出血性尿毒症
A 群链球菌	乳制品	食物中毒
志贺菌	凉拌菜、牛奶和蛋	痢疾
甲肝病毒	生食贝类	甲型肝炎
戊肝病毒	生食贝类	戊型肝炎
诺如病毒	牡蛎等新鲜海产品	病毒性胃肠炎
弓形虫	猫尿污染的食品	先天性弓形虫病

（3）种群变化与消长规律 食源性病原体经污染途径污染食品后，在食品中数量的变化，依据食品的种类和加工处理方法不同而异。无论食材还是烹调后的食物，活菌数均为每克一万至千万个，就是在刚刚煮熟不久的米饭中，也含几十万个残存的细菌耐热性芽孢。当食品的水活性高和含糖丰富时，细菌繁殖占优势；干燥食品和水果及蔬菜等，霉菌生长良好。通气性的食品和表面积大的食品，需氧微生物多；反之，通气不良和厚大的食品内部，常见厌氧微生物繁殖。

经口与食品一起摄入的少量微生物，一部分被胃酸所杀灭；残存者和耐酸者到达十二指肠后，由于胆汁酸的作用生长受抑；再至小肠，由于肠内固有微生物丛的拮抗作用多被杀灭。残存者也多不在肠内定居，而随粪便一起排出体外。因而，少量摄入的食品微生物一般对人体是无害的。但如食入被大量致病微生物污染了的食品，由于大量外来微生物抑制了正常微生物丛而繁殖，则引起食源性疾病。

2. **食源性细菌** 细菌是微生物类群中种类和数量都最多的一群，按其外形可分为球菌、杆菌和螺形菌（包括弧菌和弯曲菌）三类，个头大于病毒但小于真菌，繁殖速度很快，多为15分钟一代，大肠埃希菌和副溶血性弧菌等细菌9~11分钟即可繁殖一代。细菌的特殊结构（图2-1）与其感染性、传播性和耐药性等有关（表2-3）。

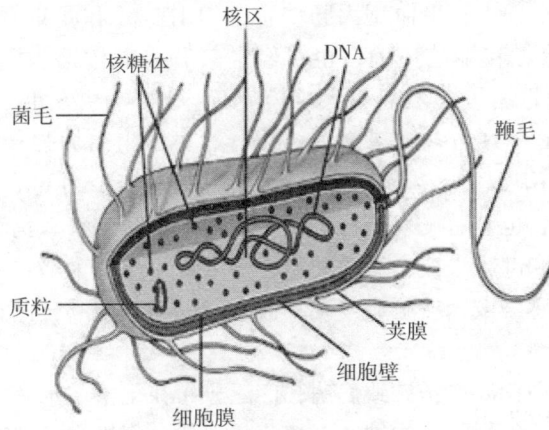

图 2-1 细菌细胞结构

表 2-3 细菌结构及其功能

结构名称	位置	性质	功能	作用	具有此结构细菌的特点
质粒	胞内核外	环状 DNA	控制耐药性	遗传和转移	转移耐药性给其他细菌
鞭毛	细胞壁上	肌蛋白	运动器官	迁移	传播快
菌毛	细胞表面	蛋白质	吸附器	黏附、侵袭到肠细胞	感染和致病力强
荚膜	菌体表面	黏液	抗吞噬	易滑脱而不被"抓住"	抵抗机体免疫的能力强
芽孢	细胞质中	浓缩养料	养分储存器	条件好时出芽复苏和繁殖	抵抗性强极耐热

（1）肠杆菌科细菌 共同特征为革兰染色阴性，无芽孢，多数为周身鞭毛，少数有荚膜，兼性厌氧或需氧生长，营养要求不高，常存在于人和动物的肠道内，也存在于土壤、水和腐物中。因无芽孢，抵抗力不强：加热 60℃，30 分钟即死亡，一般化学消毒剂即可杀灭。

①沙门菌属 是全球性最主要的食源性病原体，为人畜共患病原。任何食品都易被沙门菌污染，但动物性食品更为多见，特别是畜肉类及其制品，其次是禽肉、蛋类、鱼虾、乳类及其制品和凉拌菜。生熟不分和容器不洁及隐性感染者是常见的污染来源。人类沙门菌病有 4 种类型，即肠热症（包括伤寒和副伤寒）、食物中毒、败血症和无症状带菌状态，全年皆可引发，但多见于夏秋两季。近年来发病率明显上升。

②变形杆菌属 是腐生菌，由于自然界中分布很广，使食品受污染机会很多，所致食物中毒呈明显上升趋势。中毒以动物性食品为主，特别是熟肉制品和冷荤凉菜，这些食品在外观上常没有肉眼可见的改变。该菌不耐热并可在低温储藏的食品中繁殖。培养时可形成同心圆的层层波状菌苔。

③志贺菌属 志贺菌是痢疾的病原体，在发展中国家常见。耐药性很强，即使在边远地区分离的菌种也常见 4 ~ 8 种抗药谱。在蔬菜、瓜果及被污染物品上可存活 1 ~ 2 周，引起水源和食物性的暴发流行。传染源为餐饮从业人员或保育员中的患者和带菌者。菌随粪便排出，通过污染的手、食品、水源或生活接触，或苍蝇和蟑螂等间接方式传播，最终均经口引起疾病。引起中毒的食品主要为凉拌菜，还有生菜，牛奶和蛋类等。

④大肠埃希菌属 俗称大肠埃希菌，在婴儿出生后数小时就进入肠道，并终生伴随。随粪便排到自然界，污染环境与食品，卫生学中用作粪便污染指标。能引起肠道感染的大肠埃

希菌有下列 5 个病原群：肠产毒素型大肠埃希菌（ETEC）、肠致病型大肠埃希菌（EPEC）、肠侵袭型大肠埃希菌（EIEC）、肠出血型大肠埃希菌（EHEC）和肠集聚型大肠埃希菌（EAEC）。传染源为腹泻患者、带菌者和不洁环境，也可经空气和水源传播。引起中毒的食品与沙门菌相同。所致疾病多呈食源性暴发，然后呈大规模流行。日本 1996 年、我国 1997 年和 2001 年都暴发流行了大规模 EHEC O157：H7 疫情。在自然界中生命力强。

⑤小肠结肠炎耶尔森菌属　嗜冷菌，在冷藏冰箱中能生长，并可在各种酸碱度食品中生存。我国的流行形式多为散发，也曾有暴发流行。野生动物、家畜（猪、狗和猫）和牡蛎都为本菌的携带者，也存在于水源中和健康人或患者粪便中，污染食品主要为猪、牛和家禽肉类和牛奶及豆腐等和水，经粪 – 口途径感染或因接触染疫动物而感染。与其他肠杆菌科细菌不同，本病多发生于冬春季节。

⑥阪崎肠杆菌　是一种食源性条件致病菌，广泛分布在土壤、水和日常食品中。主要通过配方奶粉引起婴幼儿脑膜炎，出现严重的神经系统症状，死亡率极高，偶有存活者也多伴有严重的后遗症；也可引起败血症和坏死性小肠性结肠炎等，死亡率高达 20% ～ 50%。可引起成人菌血症和骨髓炎，但非常罕见。乳品用 70℃以上开水即冲即饮，可有效防止该菌引起的感染。

（2）弧菌科细菌　弧菌科细菌因形状弯曲如弧而得名。革兰染色阴性，常见于淡水或海水中，也可见于人或鱼的肠道中。

①副溶血性弧菌　运动活泼，嗜盐和嗜冷。广泛存在于近海岸的海水、海底沉积物和鱼类、贝类等海产品之中，是沿海地区引起食物中毒和急性腹泻的主要致病菌。主要经食物传播，引起中毒的食物以海产品或盐腌渍品为主，常见者为鱼、蟹、海蜇、乌贼和黄泥螺等；其次为蛋品、肉类或蔬菜。该菌抵抗力较弱，不耐热，56℃，5 分钟，或 90℃，1 分钟即可被杀灭；对醋酸敏感，1% 食醋浸泡 5 分钟即可灭活，因此，发病多由生吃海产品等或加热不彻底引发。该菌在环境中对常用消毒剂的抵抗力也很弱。

②霍乱弧菌　烈性肠道传染病霍乱的致病菌。经水传播是霍乱最重要的传播途径，其他还有经食物、与患者接触和蝇虫携带等，若烹调时未彻底煮熟，食后便有染病的危险。该菌对热、干燥、日光和酸均敏感，但在低温、潮湿、碱、盐及低营养物的不良条件下可长期存活；茶及一般消毒剂都对其有强灭菌作用。

（3）芽孢杆菌科细菌　芽孢杆菌科包括需氧芽孢杆菌属和厌氧芽孢梭菌属，共同特点是在菌体内形成芽孢，有鞭毛，能运动；广泛分布于空气、尘埃、水源、土壤和腐烂物中。

①蜡样芽孢杆菌　为条件致病菌，极易污染淀粉或乳制品类食品，可引起人类食物中毒及多种肠外感染。芽孢位于菌体中央，椭圆形，不膨出，常游离出菌体之外，因培养菌落似蜡状而得名。繁殖菌体不耐热，100℃，20 分钟可被杀死，但游离芽孢能耐受 100℃，30 分钟，经干热120℃，60 分钟才能被杀死。主要通过泥土、灰尘、昆虫、不干净的餐具和食品从业人员等传播。污染食品种类常为剩米饭、米粉、甜酒酿、凉拌菜、甜点心及乳和肉类食品。美国主要由炒米饭引发中毒，欧洲大都由甜点、肉饼、色拉和奶和肉类食品引起，我国主要与受污染的米饭或淀粉类制品有关。引起中毒的食品除米饭有时微黏、入口不爽或稍带异味外，大多数食品感官正常。常因食前保存不当，如食品供应前的加工和储存过程中未进行冷藏（温度在 20℃以上）和放置时间较长，使食品中的蜡样芽孢杆菌得到繁殖，中毒的发病率一般为 60% ～ 100%。

②产气荚膜梭菌　是气性坏疽和食物中毒的主要致病菌，还能引起人和动物的多种疾病。厌氧培养时将培养基冲成蜂窝状，称为汹涌发酵试验；产 12 种肠毒素，均不耐热，但菌体芽孢耐热；在烹调过的食品中很少产生芽孢，但细菌进入肠道中却容易形成芽孢。引起食物中毒的食品

种类大多是畜禽肉类和鱼类食物，牛奶也可因污染而引起中毒。多为加热烹调时未将芽孢全部杀灭，经较高温长时贮存（如缓慢冷却），使芽孢发芽繁殖并随食物进入肠道后产生毒素，引起食物中毒。

③肉毒梭菌和肉毒毒素　芽孢位于一端而使细菌呈网球拍状，在适宜条件下能产生可溶性剧毒，即肉毒毒素，为强烈的神经毒素，是目前已知化学毒物与生物毒素中毒性最强烈的一种，对人致死量为 9~10mg/kg。肉毒中毒不是感染型中毒，而是由摄入的芽孢在肠道内发芽繁殖后产生的肉毒毒素引起的，因此是毒素型中毒。毒素不耐热，80℃，10 分钟以上可完全破坏，pH > 7.0 时亦可迅速降解；但对消化酶、酸和低温很稳定，在胃液中 24 小时内不被破坏，故可被胃肠道吸收而致病；在干燥、阴暗和密封（缺氧）条件下可保存多年，而暴露于日光下迅速失去活力。肉毒毒素虽不耐热，但肉毒梭菌的芽孢抗热性极强，煮沸数小时而不被杀死，高压蒸汽灭菌（120℃）30 分钟才能杀灭。污染食品种类因地区和饮食习惯不同而异。我国主要以家庭自制植物性或动物性食品，如臭豆腐、豆酱、面酱、瓶装罐头食品、腊肉、酱菜和凉拌菜等为多见；日本则为家庭自制鱼和鱼类制品；欧洲各国多为火腿、腊肠及肉类制品；美国则为家庭自制的蔬菜、水果罐头、水产品及肉、乳制品。引起人类中毒的有 A、B、E 和 F 型毒素，A 型主要分布于山区和未开垦的荒地，如我国新疆察布查尔地区；B 型多分布于草原区耕地；E 型多分布于土壤、湖海淤泥和鱼类肠道中，常见于我国青海；F 型分布于欧、亚、美洲海洋及鱼体中。我国以新疆、青海、西藏和宁夏等地为多发地区。肉毒中毒潜伏期可数天，表现为特殊的神经中毒症状，伴有或不伴有胃肠道症状，病死率很高，尚无疫苗，也无特效药治疗，唯一有效抢救措施是尽快注射多价(A、B、E 和 F 型)抗毒素。

（4）其他菌科细菌

①金黄色葡萄球菌及其肠毒素　可引起化脓感染，也是造成人类食物中毒的常见致病菌。广泛分布于自然界，也存在于人和动物的皮肤及外界相通的腔道中。革兰阳性球菌，无芽孢，无鞭毛，无荚膜，营养要求不高。除通过各种外环境污染食品外，还可通过患化脓性炎症的或带菌从业人员污染食品，主要是冰激凌、乳制品、米饭和熟肉冷荤等。在不形成芽孢的细菌中该菌抵抗力最强，可存在于空气中。在干燥的脓汁或痰液中可存活 2 ~ 3 个月；耐热，加热 60℃，1 小时或 80℃，30 分钟才能将其杀死；耐盐，在含有 10% ~ 15% 盐分的食品中仍能繁殖。

②链球菌　常引起人类和动物的化脓性感染、过敏反应和食物中毒。革兰阳性球形，因呈链状排列而得名。有的菌种在幼龄期（2 ~ 4 小时）形成透明质酸的荚膜，可抵抗吞噬。抵抗力弱，60℃，30 分钟即被杀死，对常用消毒剂敏感。存在于水、空气、尘埃、粪便及健康人和动物的口腔、鼻腔、咽喉中。常污染乳及乳制品引起食物中毒。

③空肠弯曲菌　常见细菌性腹泻致病菌。无荚膜，无芽孢，一端有鞭毛，运动活泼，形态似海鸥而得名。营养要求高，氧气需求特殊，为"微需氧"菌，即在含 2.5% ~ 5%O$_2$ 和 10%CO$_2$ 的环境中生长。广泛存在于温血动物体内，常定居于家禽及野鸟的肠道内；自然界的任何水体中都有弯曲菌存在，传染源以动物为主，其中以家禽、野禽和家畜带菌最多；其次是啮齿类动物；另外，患者和无症状带菌者也可作为传染源。经口摄入是本菌最主要的传播方式。市售家禽、家畜的肉、奶和蛋类多被弯曲菌污染，如未加工或加工不适当，吃凉拌菜等，均可引起感染。水源也是重要的传播途径，弯曲菌腹泻患者有 60% 在发病前 1 周有喝生水史。另外除人与人间密切接触可发生水平传播外，还可由患病的母亲垂直传给胎儿或婴儿。空肠弯曲菌还可引起肠道外感染症，有报道格林 – 巴利综合征常与空肠弯曲菌感染有关。该菌抵抗力不强，对冷和热均敏感，对酸碱有较大耐力，故易通过胃肠道生存。易被干燥、直射日光及弱消毒剂所杀灭。在水和牛奶中存活较久。

④单核细胞增多性李斯特菌 可引起食物中毒、脑膜炎、败血症、流产和新生儿感染等疾病。分布于土壤、地表水、污水、废水、植物、青储饲料和烂菜中，所以动物很容易食入该菌，并通过粪－口的途径进行传播。该菌无芽孢，无荚膜，鞭毛在25℃以上时可消失，兼性厌氧，对营养条件要求不高。属嗜冷菌，在冷藏冰箱中可以繁殖。能耐受较高的渗透压，在糖和盐腌渍食品中可繁殖。主要污染牛奶和乳制品、肉类（特别是牛肉）、蔬菜、色拉、海产品和冰淇淋等食品。食用污染食物引起中毒是主要的传播途径；也可通过眼睛、破损黏膜和皮肤进入体内而造成感染，因此可母婴传播和性传播。所致侵袭型中毒与常见的细菌性食物中毒不同，以脑膜脑炎、败血症和流产为特征；此外，可引起肝炎、肝脓肿、胆囊炎、脾脓肿、关节炎、骨髓炎、脊髓炎、脑脓肿和眼内炎等。该菌抵抗力较强，在土壤、粪便、青贮饲料和干草内能长期存活，耐碱不耐酸，常规的巴氏消毒法不能杀灭，但一般消毒剂都易使之灭活。

⑤椰毒假单胞菌酵米面亚种 是我国发现的食物中毒菌，存在于发酵的玉米、黄米、高粱米、变质银耳以及周围环境中，是酵米面及变质银耳中毒的致病菌。主要发生在我国东北地区农村和山区的一种食物中毒。近年来，我国广西、云南、四川和湖北等地也有发生。该菌为革兰阴性短杆菌，引起的食物中毒以胃肠炎症状开始，继之严重损害人的肝、肾和脑，造成消化系统、泌尿系统和神经系统感染。目前尚缺乏特效解毒药品，中毒者虽不多，但病死率高达40%～100%。本菌抵抗力较弱，56℃，5分钟即可杀死，对各种常用消毒剂抵抗力弱。

3. 食源性病毒 食源性病毒是指通过食品或饮用水经肠道（粪－口途径）传播的病毒。许多疾病与食用贝类有关，一方面是由于贝类生存场所常为污染的港湾，它们的两腮常泵入大量港湾水而起过滤和浓缩病毒的作用；另一方面是由于它们的加工方式常为生食或半熟制品。因病毒耐冷不耐热，故病毒性腹泻常在秋冬季发生和爆发。

（1）肝炎病毒 肝炎病毒是依据其致病性而命名，分属不同的科属，至少包括甲、乙、丙、丁及戊五型。其中甲型肝炎病毒与戊型肝炎病毒以食品和水源为媒介由消化道传播，引起急性肝炎，一般都能治愈，不转为慢性肝炎或慢性携带者；乙型肝炎病毒与丙型肝炎病毒主要由血液、血制品或注射器污染而传播，故认为与患者共餐可传播乙型肝炎是错误的；丁型肝炎病毒为一种缺陷病毒，必须在乙型肝炎病毒等辅助下方能复制繁殖。

①甲型肝炎病毒 该病毒的传染源和传播途径为患者或隐性感染者从粪便中排出病毒，污染水源、食物、手或其他物品，通过粪－口途径传染给他人。用甲醛溶液和氯等消毒水源可有效灭活甲型肝炎病毒，虽然该病毒能在体外存活数月，但加热至85℃，1分钟即可将其杀灭。

②戊型肝炎病毒 是一种引起15～40岁成人自限性病毒性肝炎的病原体。潜伏期末和急性期患者是戊型肝炎的主要传染源，粪－口途径传播，主要是水源爆发，其次是食源性爆发。戊肝病毒不稳定，特别易被破坏，高盐和氯仿等可使其灭活，但在碱性环境中较稳定。

（2）杯状病毒 人类杯状病毒（HuCV）是引起非细菌性胃肠炎的主要病原之一，常在医院、餐馆、学校、托儿所、孤儿院、养老院、军队、家庭及其他人群中引起暴发。

①诺如病毒 曾用名诺瓦克病毒，1968年在美国俄亥俄州诺瓦克镇腹泻暴发中被发现而得名，被认为是近年来食源性疾病爆发最重要的病原体。患者、隐性感染者及健康携带者均可为传染源，病毒在感染者粪便中高度浓缩，并且可持续存在10个月以上；家畜也是贮存宿主。该病毒经粪－口途径传播，受粪便污染的食物及水是主要的传播媒介，多起暴发的原因食品为牡蛎、食用冰块和鸡蛋等，其中尤以生吃贝类食物是最常见原因。初代患者由食物或水引起，可经人传人引起二或三代病例。O型血者对该病毒的易感性较强，而B型血者则易感性降低。该病毒对热、

乙醚和酸稳定，也耐受普通饮水中 3175 ~ 6125ppm 的氯浓度（游离氯 15 ~ 110ppm）。

②札幌样病毒　该病毒检出率远低于诺如病毒。传染源与被病毒污染的食物或水、被感染的食品从业人员有关，无症状的隐性感染者可持续排毒超过 1 周，也成为重要的传染源。通过空气中的细小微粒、人与人之间的直接接触及接触被污染的环境也有可能引起感染，家庭成员或朋友之间的互相传播亦很常见。

（3）其他重要的食源性病毒

①星状病毒　由于电镜下病毒颗粒呈星形而得名。呈世界性分布，可散发，也可暴发流行，是健康成年人发生病毒性胃肠炎、婴幼儿和老年人及免疫功能缺陷者腹泻的主要病原。同甲肝病毒一样，通过贝类水生物经粪 – 口途径传播，易感者为 5 岁以下婴幼儿，其中 5% ~ 20% 为隐性感染。可单独感染，也可合并致病性大肠埃希菌、沙门菌、轮状病毒和隐孢子虫等其他微生物感染。

②轮状病毒　外观酷似车轮而得名。无论在发达国家还是在发展中国家都有较高的发病率，全世界约 40 % 的病毒性腹泻是由轮状病毒引起。广泛存在于多种动物体内，粪 – 口途径是最主要传播途径，经污染了的水和食物传播，也可通过生活密切接触传播。对理化因子和酸碱处理有较强的抵抗力，处理后仍具有感染性。非离子型去污剂或蛋白酶还可使其感染性增强，但 95% 乙醇是最有效的病毒灭活剂，56℃加热 30 分钟也可灭活此病毒，故彻底加热是防治感染的有效措施。

③腺病毒　病毒颗粒无包膜，其宿主为人和多种动物，主要是通过粪 – 口途径在人类个体间传播。腺病毒对酸碱度和温度的耐受范围较宽，在肠道内不被杀死，反而能够存活。56℃条件下紫外线照射 30 分钟或 1:（400 ~ 4000）的福尔马林可将其灭活。

④朊病毒　不含有任何核酸，不具有病毒的结构特点，只是一种可传播的具有致病能力的蛋白质，为人畜共患病原体。侵入后，使宿主神经细胞变异，细胞内进行性空泡化，同时产生更多的朊病毒，导致疯牛病和人的神经系统感染。已发现对人感染的有 4 种：库鲁病、克 – 雅综合征、格斯特曼综合征及致死性家庭性失眠症，以潜伏期长、病程缓慢、进行性脑功能紊乱、无缓解康复和终至死亡为特征，目前尚无有效的诊断方法，常在疾病后期或死后确诊。迄今尚无有效的防治方法。人和动物间是否有传染，目前尚无定论。朊病毒耐热，其浸染性在 90℃条件下处理 30 分钟不失活，能抵抗紫外线和电离辐射。其本质是蛋白质，故对尿素、SDS、苯酚和其他使蛋白变性的化学试剂十分敏感，可迅速失活。

4. 食源性真菌及真菌毒素　我国各类粮油食品均不同程度地被真菌及其毒素污染，几乎所有的真菌毒素在我国农产品中均可检出。目前已知的真菌毒素有 200 多种，其中研究较为深入的有十几种，可分为肝脏毒、肾脏毒、神经毒和震颤毒等。食源性真菌毒素有黄曲霉毒素、赭曲霉毒素、单端孢霉烯族化合物、玉米赤霉烯酮、橘青霉素、杂色曲霉素、展青霉素、圆弧偶氮酸和伏马菌素 B_2。真菌产毒的特点是一种毒素可由多种真菌产生，一种真菌也可能产生多种毒素。被真菌毒素污染最严重的农产品是玉米、花生和小麦，人类和动物摄入被真菌毒素污染的农产品后可导致急性和慢性中毒，称为真菌毒素中毒症。

（1）黄曲霉及其毒素　黄曲霉的一些菌可用于生产黄酱和酱油，多种曲霉用于生产酶制剂等；另一方面，某些种是重要的食品污染菌，可导致食品的腐败变质和饲料霉变，有些甚至还产生毒素，对农产品污染最重，与人类健康关系最密切的是黄曲霉毒素（AF），AF 对热非常稳定，237 ~ 299℃方可破坏，故一般烹调温度不能去除其毒性。紫外线对低浓度 AF 有一定的破坏性。世界上包括我国在内的 61 个国家制订了食品中 AFB_1 的限量标准。

在我国，动物因进食被污染的饲料而导致的 AFB$_1$ 急性中毒事件频繁发生。人类的 AFB$_1$ 中毒多发生在干旱、营养缺乏和农作物收获前多雨的地区等。低剂量长期摄入 AFB$_1$ 可引起肝脏亚急性或慢性损害。黄曲霉毒素具有很强的基因毒性、致癌性和生殖毒性。膳食摄入黄曲霉毒素的量与肝癌发病率之间呈正相关关系，国际癌症研究机构将天然黄曲霉毒素混合物和 AFB$_1$ 列为 I 类致癌物，AFM$_1$ 为可能人类致癌物。在肝炎患者中 AFB$_1$ 的毒性作用显著增强。

（2）青霉及其毒素 青霉是污染粮食及果蔬的真菌，可引起水果、蔬菜、谷物及食品的腐败变质并可产生两种毒素，即橘青霉素和展青霉素。目前，只有部分国家对部分食品制订了限量标准。

橘青霉素属于肾脏毒，可导致肾衰竭。橘青霉素和展青霉素对有些实验动物种类有致畸、致突变和致癌性。

（3）镰孢菌及其毒素 镰孢菌菌属包括很多种，我国北方地区的小麦、大麦、黑小麦、玉米、大豆和油菜等均不同程度的受到镰孢菌的污染，多为收割前田间污染，冰雹灾害后受损的玉米苞叶和未成熟的玉米粒更易感染镰孢菌。具有重要意义的镰孢菌毒素包括单端孢霉烯族化合物（TRICs）、玉米赤霉烯酮（ZEN）和伏马菌素等。

TRICs 是由多种镰孢菌产生，有 148 种，包括 T-2、HT-2 和脱氧雪腐镰孢菌烯醇（DON）等多种毒素，可引起"醉谷病"，T-2 毒素可能还与克山病和大骨节病的发生有关。目前世界上许多国家已对食品中的 DON 制订了法规性或指导性的限量标准，针对 T-2 毒素和 HT-2 毒素制订法规的国家数目相对较少。T-2 毒素和 HT-2 毒素的毒性大于 DON，主要为细胞毒、免疫抑制和致畸作用，可能有弱致癌性。对热稳定，120℃不被破坏，180℃中度稳定，210℃时持续 30~40 分钟方被分解。

儿童摄入被 ZEN 污染的霉玉米或赤霉病麦等制成的食品后可出现雌激素过多症，我国虽未见 ZEN 引起人类疾病或中毒的确切报道，但供人类食用的谷物及动物饲料受到 ZEN 污染普遍。一些国家制订了食品、乳制品和动物饲料中 ZEN 的限量标准。

5. 食源性寄生虫 通过食品感染人体的寄生虫称为食源性寄生虫，主要包括原虫、吸虫、绦虫和线虫等。过去我国常见的是通过人类粪便传播的，寄生在人体肠道内吸食营养的土源性寄生虫（如蛔虫和钩虫），如今种田时多用化肥和农药，使土源性寄生虫感染率大幅下降；而随着人们饮食习惯变化，食源性的肝吸虫、颚口线虫、肺吸虫、广州管圆线虫和绦囊虫等感染率不断上升，主要病原有原虫（如隐孢子虫）、吸虫（如肝吸虫）、绦虫（如猪带绦虫）和线虫（如广州管圆线虫）等。

（1）宿主类型 食源性寄生虫共 30 余种，寄生于不同的宿主体内。①淡水鱼虾是华支睾吸虫（肝吸虫）、异形吸虫、棘口吸虫、棘颚口线虫和肾膨结线虫的中间宿主；②海鱼或海生软体动物是异尖线虫的中间宿主；③猪和牛是猪带绦虫的中间宿主，旋毛虫、肉孢子虫和弓形虫的重要宿主；④青蛙和蛇是曼氏裂头绦虫及异形吸虫和棘口吸虫的中间宿主或转续宿主；⑤螃蟹和蝲蛄（俗称小龙虾）是并殖吸虫（肺吸虫）的中间宿主；⑥鼠是很多寄生虫的宿主，如旋毛虫、肉孢子虫和弓形虫等；还是肺吸虫、曼氏裂头绦虫的转续宿主；⑦狗肉和羊肉可能含有旋毛虫、肉孢子虫和弓形虫。

（2）传染源与传播途径 感染寄生虫的人和动物通过粪便排出虫卵，污染环境，进而污染食品。经食品传播是食源性寄生虫病的传播途径。多数寄生虫发育各期的生活史都不在同一宿主体内完成，有第一宿主、中间宿主和终宿主之分，不同寄生虫的宿主个数也不同。因此，其传播途径形式不一，可以是人–环境–人形式（如隐孢子虫、蛔虫和钩虫），也可以是人–环境–中间宿主－人形式（如猪带绦虫和肝吸虫），还可以是保虫宿主－人或保虫宿主－环境－人形式（如旋毛虫和弓形虫）。

（3）感染的危害性 寄生虫侵入人体，在移行、发育、繁殖和寄生过程中对人体组织和器官造成的损害主要有三个方面：夺取营养、机械性损伤、毒素作用与免疫损伤。

能在脊椎动物与人之间自然传播和感染的人兽共患寄生虫，不但对人体健康与生命构成严重威胁，而且给畜牧业生产及经济带来严重损失。

（二）化学性危害

化学污染物源自三方面：一是种植和养殖过程大量使用的农药和兽药残留在农林畜产品中、工业"三废"和汽车尾气排放造成重金属污染和环境中二噁英类化合物等；二是加工过程违规使用食品添加剂，烘烤、熏制或腌制、高温烹调和油炸等加工方式产生多环芳烃、$N-$亚硝基化合物、杂环胺类化合物和丙烯酰胺等；三是贮存和运输过程所用容器与包装材料中有害物质的溶出等。这些污染物再通过食物链的生物富集作用，以较高的浓度进入人体，产生不同程度的急、慢性或潜在危害，甚至有致癌、致畸和致突变作用。因此，应加强对食物污染物的全程检测与监测，以保证食品安全地由农田进入餐桌。

1. 农药残留 农药残留是指农药使用后在农产品和环境中存在的农药活性成分及其在性质上和数量上有毒理学意义的代谢（或降解和转化）产物。人体内的农药约90%是通过食物摄入的，通过大气和饮水等途径进入人体的仅占10%。我国已制修订了农药残留限量标准和农药安全使用标准、农药合理使用准则及相关政策。

（1）污染来源 食品中农药残留的来源有：施用农药的直接污染、环境的间接污染和食物链的生物富集。农产品中农药残留主要来自施药后的直接污染。直接污染有3个途径：可以用水洗去的表面直接喷洒；无法去除的农作物根部吸收；农作物和粮食贮存过程中使用杀虫剂，水果贮存时使用杀菌剂，洋葱、马铃薯、大蒜贮存时使用抑芽剂等。间接污染是由于长期施用农药，使有些性质稳定的农药成为环境持久污染物。农作物通过多种途径从这种环境中吸收农药而造成间接污染。水生植物有较强的生物富集能力，而人类是食物链的终端，受农药的生物富集的危害最大。

（2）危害与限量标准 严格按照推荐的农药剂量、方法和时间施药，农产品中不会有残留毒性问题；违反农药使用规定，超剂量使用或滥用国家明令禁止的高毒和剧毒农药，违反安全间隔期规定在接近收获期使用农药等，就会造成农药残留。

食用含有大量高毒残留农药的食品，会导致人和牲畜急性中毒，使人体各组织和脏器发生毒性反应，还常发生严重的神经系统损害和功能紊乱；长期食用农残超标的农副产品，会引起人和动物的慢性蓄积性中毒，这种情况更为多见，对食用者产生遗传毒性、生殖毒性，产生致畸和致癌作用。儿童脑瘤和白血病等疾病与父母在围产期接触农药相关，孕妇接触农药，其子女患脑癌的危险明显增加。

我国《食品中农药最大残留限量》（GB2763-2005），包括了我国正在使用的136种农药，基本涵盖了获得农药登记并允许使用的农药和禁止在水果、蔬菜和茶叶等经济作物上使用的高毒农药。

（3）控制措施 餐饮业要科学加工处理食品，在进行农畜产品加工时可不同程度降低农药残留量，但特殊情况下亦可使残留农药浓缩、重新分布或生成毒性更大的物质。

下列加工过程需特别注意。①洗涤，可除去农作物表面的大部分农药残留，其残留量减少程度与施药后的天数有关。高极性和高水溶性农药容易除去，热水洗、碱水洗、洗涤剂洗和烫漂等能更有效地降低农药残留量。②去壳、剥皮或清理，通常能除去大部分植物表面的残留农药。马铃薯去皮后，其内吸性甲拌磷和乙拌磷农药分别减少50%和35%，而非内吸性的毒死蜱和马拉硫磷几乎可完全去除。蔬菜清理后农药残留量亦可大幅度减少，但应注意剔除的外层叶片等用做饲料而引起动物性食品的农药残留问题。③水果加工，取决于加工工艺和农药的性质，带皮加工的果酱、干果和果脯等农药残留量较高，而果汁中的残留量一般较低，但果渣中残留量较高。④粉碎、混合和搅拌，由组织和细胞破坏而释放出的酶和酸可增加农药代谢和降解，亦可产生较大毒性的代谢物。⑤发酵酒，生产啤酒的原料大麦和啤酒花等常有草甘膦或杀螟硫磷等农药的残留，但生产过程中的过滤、稀释和澄清等工艺可除去大部分农药，故啤酒中农药残留量较少。葡萄酒生产中因无稀释工艺，故其农药残留量较高，尤其是带皮发酵的红葡萄酒。

农作物在贮存过程中，农药残留量也会发生变化。如谷物在仓储过程中农药残留量会缓慢降低，但也有部分农药可逐渐渗入谷物内部而致谷粒内部农药残留量增高；蔬菜和水果在低温贮藏时农药残留量降低十分缓慢，在0～1℃贮藏3个月，大多数农药残留量降低均不到20%。贮藏温度对易挥发的农药残留量影响很大，如硫双灭多威在−10℃很稳定，在4~5℃时则很快挥发，敌敌畏等在温度较高时，其残留量降低更快。水果表皮残留的农药在贮藏过程中可向果肉渗入。

2. **兽药残留** 兽药残留是指饲养动物用药（包括饲料添加剂）后蓄积或存留于动物产品的任何可食部分（如鸡蛋、奶品和肉品等）中原形药物或其代谢产物，包括与兽药有关的杂质。

（1）来源与种类 动物性食品中兽药残留主要有3个来源：兽药使用不当、违规使用兽药及饲料添加剂和饲养环境污染。我国不得使用不符合《兽药标签和说明书管理办法》规定的兽药产品，不得使用《食品动物禁用的兽药及其他化合物清单》所列21类药物及未经农业部批准的兽药，不得使用进口国明令禁用的兽药。常见5种兽药滥用行为有：①非法使用违禁（如盐酸克仑特罗）或淘汰（如己烯雌酚等）药物；②长期滥用药物添加剂，随意使用新的或高效抗生素；③不遵守休药期规定；④屠宰前用药；⑤加工和保鲜贮存时用药。此外许多养殖户对控制兽药残留认识不足，缺乏药残观念，养殖过程不规范或不科学。由于江河湖海被工业废水和农药污染，使畜产品的药残程度日趋严重，这是兽药与农药的循环污染所致。

（2）危害与限量标准 若一次摄入兽药残留量过大的食品，人体会出现急性中毒反应（如盐酸克仑特罗中毒）。兽药残留的危害绝大多数是通过长期接触或逐渐蓄积而造成的，长期摄入含兽药残留（如氯霉素、氨基糖苷类和灰黄霉素）的动物性食物，可造成慢性蓄积毒性，如过敏反应、"三致"作用、免疫毒性、发育毒性以及激素样作用。残留兽药还可以通过环境和食物链在人体蓄积，间接对人体健康造成潜在危害。经常食用抗菌药物（如青霉素、磺胺类药物、四环素及某些氨基糖苷类抗生素）残留的食品，可造成人类的耐药性增加，还能使部分人群发生过敏反应，症状多种多样，轻者表现为荨麻疹、发热、关节肿痛及蜂窝织炎等，严重时可出现过敏性休克，甚至危及生命。

我国《动物性食品中兽药残留最高残留限量》中规定了各类兽药在各种动物性食品中最高残留限量，在《关于兽药国家标准和部分品种的停药期规定》中列出"兽药停药期规定"和"不需要制订停药期的兽药品种"。农业部第193号公告《食品动物禁用的兽药及其化合物清单》规定了食品动物禁用的兽药及化合物。

（3）控制措施 兽药残留的控制措施主要依靠畜牧生产实践中规范用药，同时建立起一套药物残留监控体系，制订违规的相应处罚手段，才能真正有效地控制药物残留的发生。餐饮业需到正规农贸市场或超市采购动物性食品，并索要票证和建立台账。

3. 有害金属元素 密度大于 $4.5g/cm^3$ 的金属称为重金属，如铜、铅、锌、铁、钴、镍、锰、镉、汞、钨、钼、金和银等。重金属广泛存在于自然界。由于人类对重金属的开采、冶炼、加工和使用等，造成多种重金属进入大气、水体和土壤，引起严重的环境污染。所有重金属超过一定浓度都对人体有毒，在食物链的生物放大作用下进入人体后，有些可转变为毒性更强的化合物。重金属对人体造成的危害，常以慢性中毒和远期效应（如致癌、致畸和致突变作用）为主，而这种慢性危害的隐蔽性，往往事先未予重视。影响食品安全性的重金属主要有铅、镉、汞和砷，不能被生物降解。我国《食品中污染物限量》对铅、镉、汞和砷在各类食品中的最高限量进行了规定。

（1）铅（Pb） 铅及其化合物广泛存在于自然界。当加热至400℃以上铅会随蒸气逸出，在空气中氧化并凝结成烟。汽油防爆剂中含有铅，故汽车等交通工具排放的废气中含有大量的铅，可造成公路干线附近农作物的严重铅污染。植物可通过根部吸收土壤和水中的铅，通过叶片吸收大气中的铅。含铅农药（如砷酸铅等）的使用，可使农作物遭受铅的污染。动物性食品含铅比植物少，但如果饲养环节用含铅高的饲料，也会使动物制品含铅。

对于非职业性接触人群，其体内的铅主要来自于食物，主要经尿和粪排出。在人体的生物半衰期为4年，骨骼中可达10年。随食物吸收入血的铅大部分（90%以上）与红细胞结合，随后逐渐以磷酸铅盐形式蓄积于骨中，取代骨中的钙。儿童对铅较成人更敏感，过量铅摄入可影响其生长发育，导致智力低下。铅对生物体内许多器官组织都具有不同程度的损害作用，尤其是对造血系统、神经系统和肾脏的损害更为明显，以慢性损害为主。

（2）镉（Cd） 金属镉一般无毒，镉化合物特别是氧化镉有较大毒性。工业"三废"尤其是含镉废水的排放，对环境和食物的污染严重。沉积于土壤中的镉是植物吸收镉的主要来源，通过食物链的富集作用而在某些食品中达到很高浓度，污染区的贝类含镉量可高达420mg/kg（非污染区为0.05mg/kg），我国报告镉污染区生产的稻米含镉量亦可达5.43mg/kg。一般而言，海产品和动物性食品（尤其是肾脏）含镉量高于植物性食品，而植物性食品中以谷类和洋葱、豆类和萝卜等蔬菜含镉较多。

镉进入人体的主要途径是通过食物摄入。食物中镉的存在形式以及膳食中蛋白质、维生素D和钙、锌等元素的含量等因素均可影响镉的吸收。主要蓄积于肾脏（约占全身蓄积量的1/2），其次是肝脏（约占全身蓄积量的1/6）。体内的镉可通过粪、尿和毛发等途径排出，人体生物半衰期极长，为15~30年。镉中毒主要损害肾脏、骨骼和消化系统，镉及含镉化合物对动物和人体有一定的致畸、致癌和致突变作用。

（3）汞（Hg） 汞又称水银，常温下易形成汞蒸气被吸入。甲基汞毒性更大，并可由食物链的生物富集作用而在鱼体内达到很高含量，是影响水产品安全性的主要因素之一。汞亦可通过含汞农药的使用和污水灌溉农田等途径污染农作物和饲料，造成谷类、蔬菜、水果和动物性食品的汞污染。

食品中的金属汞几乎不被吸收，90%以上的汞是随粪便排出体外，而强毒性的甲基汞90%以上可被人体吸收。吸收的汞迅速分布到全身组织和器官，但以肝、肾和脑等器官含量最多。可通过血脑屏障、胎盘屏障和血睾屏障，在脑内蓄积，导致脑和神经系统损伤，并可致胎儿和新生儿汞中毒。汞是强蓄积性毒物，在人体内的生物半衰期平均为70天左右，在脑内的滞留时间更长，其半衰期为180~250天。

（4）砷（As） 砷是一种非金属元素，但由于其许多理化性质类似于金属，故常将其归为"类金属"之列。无机砷的毒性大于有机砷，三价砷的毒性大于五价砷，如砒霜（As_2O_3）是剧毒的，五价砷可以被还原为三价砷，产生剧毒。例如，服用大量维生素C，再大量摄入砷超标的海产品可发生中毒。故卫生标准以无机砷制订。砷及其化合物广泛存在于自然界，并大量用于工农业生产中。水生生物，尤其是甲壳类和某些鱼类对砷有很强的富集能力，其体内砷含量可高出生活水体数千倍，但其中大部分是毒性较低的有机砷。

砷进入人体后分布于全身，以肝、肾、脾、肺、皮肤、毛发、指甲和骨骼中蓄积量最高，生物半衰期为80~90天。砷可造成代谢障碍，导致毛细血管通透性增加引发多器官广泛病变。急性砷中毒主要是胃肠炎症状，严重者可致中枢神经系统麻痹而死亡，并可出现七窍出血等现象。慢性中毒主要表现为神经衰弱综合征，皮肤色素异常（白斑或黑皮症），皮肤过度角化和末梢神经炎症状。无机砷化合物的"三致"作用亦有不少研究报道。

4. 其他化学性危害因素

（1）$N-$亚硝基化合物　迄今已研究过的300多种亚硝基化合物中，90%以上对动物有不同程度的致癌性。$N-$亚硝基化合物的前体物质硝酸盐、亚硝酸盐和胺类，广泛存在于人类的生活环境中，它们经过化学或生物学的途径合成多种$N-$亚硝基化合物。

一般天然食品中很少存在亚硝胺，主要是在人类的生产和烹调等过程中形成。在鱼、肉制品或蔬菜的加工（尤其是腌制）中，常添加硝酸盐作为防腐剂和护色剂，而这些食品（如香肠和火腿等），直接加热（如油炸、煎和烤等）会引起亚硝胺的合成。蔬菜在贮藏过程中，其所含有的硝酸盐和亚硝酸盐也会在适宜的条件下与食品中蛋白质分解的胺反应生成亚硝胺类化合物。

胃癌和食管癌与环境中特别是饮水中硝酸盐和亚硝酸盐的含量有关。喜食腌菜可能也是肝癌发生的危险性因素。亚硝酸盐食物中毒多由误将亚硝酸盐当作食盐而引起。

防止食品霉变或被细菌污染对降低食物中亚硝基化合物含量至为重要，在加工工艺可行的情况下应尽可能使用亚硝酸盐替代品，使用钼肥有利于降低蔬菜中硝酸盐含量。人体增加维生素C等亚硝基化阻断剂的摄入量，对防止亚硝基化合物的危害有一定作用。食品生产加工企业使用硝酸盐和亚硝酸盐要严格按照《食品添加剂使用卫生标准》（GB 2760-2011）和《食品中污染物限量》（GB2762-2005）执行。2012年6月12日，卫生部、国家食品药品监督管理局联合发布公告，今后酒店、大排档、小吃店等餐饮服务单位使用亚硝酸盐作为食品添加剂被全面叫停，这将使亚硝酸盐食物中毒发生率大大降低。

（2）多环芳烃化合物　多环芳烃化合物是一类公认的具有较强致癌、致畸和致突变作用的食品化学污染物，目前已鉴定出数百种，其中苯并（a）芘是多环芳烃的典型代表。

食品中的多环芳烃主要来源有：①食品在熏烤时，用煤、炭和植物燃料产生的熏烟中含有多环芳烃，直接受到污染；②食品成分在高温烹调加工时发生热解或热聚反应所形成，这是食品中多环芳烃的主要来源；③植物性食品可吸收土壤、水和空气中污染的多环芳烃；④食品加工中受机油和食品包装材料等污染，在柏油路上晒粮食使粮食受到污染；⑤污染的水可使水产品受到污染；⑥植物和微生物可合成微量多环芳烃。

烤肉和烤香肠中苯并（a）芘含量一般为0.68 ~ 0.7μg/kg，炭火烤的肉可达2.6 ~ 11.2μg/kg。由于苯并（a）芘水溶性很低，清洗只能去除微量。

若改进食品加工烹调方法可预防苯并（a）芘的污染。措施包括：①加强环境治理，减少环境中苯并（a）芘的污染，从而减少其对食品的污染。②改进烹调和加工方法，尽量避免食品成分热解和热聚，以减少苯并（a）芘形成。熏制、烘烤食品及烘干粮食等加工应改进燃烧过程，避免使食品直接接触炭火。③改变生产方式，不在柏油路上晾晒粮食和油料种子等，以防沥青沾污；不用苯并（a）芘含量高的材料生产或包装食品。食品生产加工过程中要防止润滑油污染食品，或改用食用油作润滑剂。④改变饮食习惯，尽量少吃烧烤和熏烤肉制品。不食用烤焦和炭化的肉制品，可减少苯并（a）芘的摄入量。另外，维生素A及白菜、萝卜等十字花科蔬菜，有降解苯并（a）芘的作用，宜经常食用。可采取措施，对污染的食品进行去毒处理，油脂可用活性炭吸附去毒，用吸附法可去除食品中的一部分苯并（a）芘。此外，用日光或紫外线照射食品也能降低其苯并（a）芘含量。

我国《食品中污染物限量》规定了熏烤肉及粮食中苯并（a）芘的含量标准。

（3）杂环胺类化合物　杂环胺类化合物有致癌和致突变的作用。

食品中杂环胺类化合物主要产生于高温烹调加工过程，尤其是蛋白质含量丰富的鱼和肉类食品在高温烹调过程中更易产生。加热温度越高，时间越长，水分含量越少，产生的越多。故烧、烤、煎和炸等直接与火接触或与灼热的金属表面接触的烹调方法，使水分很快失去且温度较高，产生的数量远远大于炖、焖、煨、煮及微波炉烹调等温度较低，水分较多的烹调方法。

为了防止杂环胺对人体健康的危害，应该改善不良的生活方式，尽量避免过多食用烧、烤、煎、炸和熏的食物；膳食纤维有吸附杂环胺并降低其活性的作用，应增加蔬菜和水果的摄入量。有关部门应尽快制订食品中杂环胺类化合物限量标准。

（4）丙烯酰胺　丙烯酰胺主要用于水的净化处理、纸浆的加工及管道的内涂层等。食物中丙烯酰胺的来源与食品的组成以及加工和烹调方式有关。所有富含碳水化合物的高温加工食品或油炸食品均可能含有丙烯酰胺，高温加工的淀粉类食品如马铃薯制品和早餐谷物类油饼和面包，油炸和烘烤的淀粉类食品如炸薯条、炸薯片、谷物和面包等中可检出丙烯酰胺。油炸和烘烤温度在120℃以上，尤其是140~180℃时是最佳生成温度。烘烤和油炸使食品越干和越焦，其丙烯酰胺含量越高。

丙烯酰胺具有潜在的神经毒性、遗传毒性和致癌性，被列为第二类致癌物，即可引起动物致畸和致癌。对人体有神经毒性，与人类肿瘤发生相关性尚不确定。我国缺少各类食品中丙烯酰胺含量数据以及这些食品的摄入量数据。因此，不能确定我国人群的暴露水平。

加强膳食中丙烯酰胺的监测与控制，开展我国人群丙烯酰胺的暴露评估；研究减少加工食品中丙烯酰胺形成的方法，尽量避免过度烹饪食品（如温度过高或加热时间太长）；多吃水果和蔬菜等对降低乃至可能消除食品中丙烯酰胺有一定作用。

（5）氯丙醇　氯丙醇是继二噁英之后，食品污染领域又一个热点问题。一般来说，传统发酵酱油不会受到氯丙醇的污染；随着人们对调味品需求量的提高，酱油加工工艺发生很大变化，水解动物或植物蛋白被用于酱油工业，以提高产量和降低成本，但如果采用的水解工艺不适当，就会引入有害物质——氯丙醇。另外，环氧树脂是目前食品工业中的主要包装材料之一，也是进行水纯化处理的交换树脂，也可水解产生氯丙醇，造成食品污染。

早在20世纪70年代，人们就发现氯丙醇均会引起肝、肾脏和甲状腺等癌变，并具有体外遗传毒性，使生殖能力下降。

改进酱油生产的加工工艺，可减少产品中的氯丙醇污染。在选择食品时，要留意产品标签，尽量选择天然方法酿造的酱油等调味品，不要购买标识不清和来路不明的产品。我国制定了《酸水解植物蛋白调味液》的行业标准，相关标准也在酝酿中。为保障广大消费者的健康，应加快与国际接轨，并建立食物污染物的安全预警系统。

5. 包装材料中危害因素

（1）塑料　塑料是以高分子树脂为基础，添加适量的增塑剂、稳定剂和抗氧剂等助剂，在一定的条件下塑化而成的。可分为热塑性和热固性两类。目前我国容许使用的热塑性塑料有聚乙烯、聚丙烯、聚苯乙烯、聚氯乙烯、聚碳酸酯、聚对苯二甲酸乙二醇酯、尼龙、苯乙烯－丙烯腈－丁二烯共聚物、苯乙烯与丙烯腈的共聚物等；热固性塑料有三聚氰胺甲醛树脂等。合成塑料的单体分子数目越多，聚合度越高，则塑料性质越稳定，与食品接触时向食品中迁移的可能性就越小。

聚苯乙烯的单体等杂质具有一定的毒性，用聚苯乙烯容器贮存牛奶、肉汁、糖液及酱油等可产生异味。聚氯乙烯在高温和紫外线照射下的降解产物有毒，能引起血管肉瘤；生产聚氯乙烯塑料时大量使用的增塑剂和助剂有毒并可以向食品迁移。

三聚氰胺甲醛树脂本身无毒，但在制造过程中如果反应不完全会含有大量游离甲醛，此类塑料遇高温或酸性溶液可能有甲醛和酚游离出来。因此，酚醛树脂和脲醛树脂不得用于食品容器和包装材料。聚对苯二甲酸乙二醇酯塑料无毒，但生成时使用锑作催化剂，可能有锑的残留。聚酰胺本身无毒，但含有己内酰胺，长期摄入能引起神经衰弱。不饱和聚酯树脂及其玻璃钢制品本身无毒，但在不饱和聚酯树脂及其玻璃钢聚合及固化时需要使用引发剂和催化剂，造成残留，产生毒性。苯乙烯的残留具有较大的毒性。

（2）橡胶　橡胶中的毒性物质来源于橡胶基料和添加助剂。合成橡胶本身并无毒性作用，也可作食品用橡胶制品，但有些合成橡胶单体具有麻醉作用和毒性或致癌、致畸作用。用于橡胶加工成形的助剂，有些有较大的毒性。毒性较大的促进剂我国已禁止使用。

我国要求食品用橡胶制品及生产过程中加入的各种助剂和添加剂必须符合相应的卫生标准。食品用橡胶制品须符合《食品用橡胶制品卫生标准》（GB4806.1）要求；食品用橡胶制品使用的助剂须符合《食品容器、包装材料用添加剂使用卫生标准》（GB9685）的要求；并且禁止再生胶、乌洛托品（促进剂 H）、乙撑硫脲、乙苯基－β－萘胺（防老剂 J）、对苯二胺类、苯乙烯化苯酚等材料和助剂在食品用橡胶制品中使用。

（3）釉彩和油墨颜料等　陶器、瓷器和搪瓷本身没有毒性，但其表面涂覆的釉彩均为金属盐类，如硫化镉、氧化铅、氧化铬和硼砂等，同食品长期接触可迁移至食品，尤其是易溶于酸性食品，如醋、果汁和酒中等，可对人体造成危害。

奥氏体型不锈钢含有铬、镍和钛等元素，适合于制作食品容器、食品加工机械和厨房设备等；马氏体型不锈钢含有铬元素，俗称不锈铁，适合制作刀和叉等餐具。对不同型号不锈钢包装容器必须控制其铅、铬、镍、镉和砷的迁移量。

用于制造食品容器和包装材料的铝材有精铝和回收铝。精铝纯度较高，杂质含量较低，但硬度较低，适合于制造各种铝制容器、餐具和铝箔；回收铝杂质含量高，不得用于制造食具和食品容器，只能用于制造菜铲和饭勺等炊具。必须严格控制精铝制品和回收铝制品的铝溶出量和锌、砷和镉的迁移量。

玻璃是以二氧化硅为主要原料，配以一定的辅料，经高温熔融制成。有些辅料的毒性很大，如红丹粉和三氧化二砷，尤其是中高档玻璃器皿，如高脚酒杯的加铅量可达 30% 以上。铅和砷的毒性都比较大，是玻璃制品的主要卫生问题。

应注意纸浆中的农药残留和劣质纸浆漂白剂的致癌性、造纸加工助剂的毒性和回收纸中油墨颜料中的铅、镉及多氯联苯等有害物质。目前我国尚无食品包装材料印刷专用油墨颜料，一般工业印刷用油墨及颜料中的铅和镉等有害金属和甲苯、二甲苯或多氯联苯等有机溶剂均有一定毒性。我国在印刷油墨方面的法规仍处于真空状态。

食品容器包装材料种类繁多，原材料复杂，且与食品直接接触，从保证食品卫生角度而言，其大多数都具有这样或那样的缺点，其材料中的有害物质有可能转移到食品内造成食品污染。因此，用于生产食品容器及包装材料的卫生不容忽视。我国已制定了相应的法律法规、管理办法和卫生标准，涉及原材料、配方、生产工艺、新品种审批、抽样、检验、包装、运输、贮存、销售以及食品卫生监督等各个环节。

6. 环境中二噁英类化合物　二噁英是一类毒性极强的特殊有机化合物，其中 2，3，7，8-四氯二苯并-对-二噁英是目前已知此类化合物中毒性和致癌性最大的物质，其对豚鼠的经口 LD_{50} 仅为 1μg/kg，致大鼠肝癌剂量为 10ng/kg。此类化合物不仅毒性和致癌性强，而且其化学性质极为稳定，在环境中难以降解，还可经食物链富集。

（1）特点　二噁英类物质的理化特性相似，这些化合物无色无味，沸点与熔点较高，具有亲脂性而不溶于水。具有热稳定性、低挥发性、脂溶性和在环境中的高稳定性的共同特点。其平均半衰期约为 9 年，但在紫外线的作用下可很快被破坏。

（2）来源　许多农药如氯酚、菌螨酚、六氯苯和氯代联苯醚除草剂等不同程度地含有二噁英。垃圾焚烧，尤其是在垃圾燃烧不完全时可产生二噁英。此外，医院废弃物和污水、木材燃烧、汽车尾气、含多氯联苯的设备事故及环境中的光化学反应和生物化学反应等均可产生二噁英。

食品中的二噁英主要来自于环境的污染，尤其是经过生物链的富集作用，可在动物性食品中达到较高的浓度。此外，食品包装材料中二噁英污染物的迁移以及意外事故等，也可造成食品的二噁英污染。

（3）危害　人体微量摄入二噁英不会立即引起病变，但摄入后不易排出。如长期食用含二噁英的食品，这种有毒成分会蓄积，最终可能致癌或引起慢性病，危害人群健康。表现为肝毒性、免疫毒性、生殖毒性、发育毒性和致畸性、致癌性。国际癌症研究机构将二噁英确定为第一类致癌物，即对人致癌证据充分。

我国《食品中污染物限量》中提出了海产食品多氯联苯限量标准。

7. 滥用的食品添加剂　食品添加剂多数为化学合成物质，具有一定的毒性，若在规定的使用范围和使用剂量内使用，是安全的，违规滥用食品添加剂，就可能引起人体急性中毒、亚急性中毒和慢性中毒。

（1）来源与种类　天然食品添加剂品种少，价格贵，目前使用的食品添加剂大多属于化学合成食品添加剂。我国已批准使用的食品添加剂按功能分为 23 类 2423 种。这 23 类为：酸度调节剂、抗结剂、消泡剂、抗氧化剂、漂白剂、膨松剂、胶姆糖基础剂、着色剂、护色剂、乳化剂、酶制剂、增味剂、面粉处理剂、被膜剂、水分保持剂、营养强化剂、防腐剂、稳定剂、凝固剂、甜味剂、增稠剂、食品用香料和食品工业用加工助剂等。

（2）问题与危害　目前我国食品添加剂仍然存在 4 类问题：一是使用目的不正确，为迎合消费者的感官需求和降低成本，违反食品添加剂的使用原则；二是使用方法不科学，不符合食品添加剂使用卫生规范要求，超范围和超量使用；三是在达到预期效果的情况下没有尽可能降低在食品中的用量；四是未在食品标签上明确标志，误导消费者。

已批准的食品添加剂使用安全与否取决于添加剂的使用量。例如，防腐剂过量使用不仅能破坏维生素 B_1，还能使钙形成不溶性物质，影响人体对钙的吸收，同时对人的胃肠有刺激作用，还可引发癌症。硝酸盐和亚硝酸盐是护色剂，经常用于肉及肉制品的生产加工，若使用过量可引起中毒反应，3g 即可致死；还可透过胎盘进入胎儿体内，6 个月以内的婴儿对硝酸盐类特别敏感，有使胎儿致畸的可能。磷酸三钠、三聚磷酸钠、磷酸二氢钠、六偏磷酸钠和焦磷酸钠是品质改良剂，过量不仅会破坏食品中的各种营养素，而且在人体内长期积累将会诱发肿瘤病变、牙龈出血、口角炎和神经炎，甚至对人的肝脏功能造成伤害以及后代畸形和遗传突变等。

滥用食品添加剂引起的远期效应是致癌、致畸与致突变。因为这些毒性作用要经过较长时间才能被发现，而一旦发现，可能受害范围广泛，受害人数众多。有些食品添加剂本身即可致癌，如糖精钠可引起实验动物的肝肿瘤；有些可在使用过程中与食品中的存在成分发生作用转化为致癌物质。常见致癌食品添加剂有防腐剂、食用色素、香料和调味剂。

（3）依法规范使用 《食品安全法》规定，食品添加剂应当在技术上确有必要且经过风险评估证明安全可靠，方可列入允许使用的范围。只有在为了防腐、营养和加工等技术需要所必不可少时才允许使用。我国现行的《食品添加剂使用卫生标准》（GB2760），对允许使用的食品添加剂品种、适用范围、最大使用量和允许残留量作出了明确规定。如果超过该标准中规定的最大使用量，应按照《食品添加剂卫生管理办法》规定，向卫生部提出审批，卫生部批准后方可使用。

8. 非法添加的三聚氰胺

（1）理化特性 三聚氰胺简称三胺，俗称蜜胺或蛋白精，又叫三聚氰酰胺和氰脲三酰胺，是重要的有机化工原料，用于生产塑料、胶水和阻燃剂，在部分亚洲国家也被用来制造化肥。

（2）来源 乳及乳制品中的三聚氰胺是生产加工过程中非法添加的。三聚氰胺不是食品原料，不允许添加到乳及乳制品中。在乳中违法添加该物质，主要是为了虚增乳中蛋白质含量，牟取不法利益。由于三聚氰胺有一定的黏性，少量添加即可改变蛋白粉和饲料的黏韧性，其他食品（如鸡蛋）中亦可能受到三聚氰胺污染。

柠檬汁、橙汁或酸乳等酸性食品在高温条件下，会将压塑模具中的三聚氰胺溶出，消费者因而暴露于三聚氰胺。一般采用三聚氰胺制造的塑料食具都会标明"不可放进微波炉使用"。

（3）危害 三聚氰胺主要影响泌尿系统，存在明显的剂量－效应关系。在人体中不能被代谢，发生水解生成三聚氰酸，三聚氰酸和三聚氰胺形成大的网状结构，造成膀胱结石。动物试验在形成膀胱结石情况下具有致癌性，尚缺乏足够的证据支持三聚氰胺对人体的致癌性。

我国制订了乳制品及含乳食品中三聚氰胺限量值，与其他国家或地区的管理措施基本一致，这将有利于我国乳及乳制品的国际贸易。

（三）物理性及放射性危害

食品物理性污染物是指热源和放射源等污染物，主要来自自然环境和人类的生产与生活等活动。工业冷却水、核工业废水、废气和废渣，天然放射性核素、核试验沉降物、核研究和核医疗排放的废水、核事故外泄等，污染了土壤、水体和大气，可不同程度地导致食品物理性污染。此处仅就食品放射污染作一简介。

放射性污染是指由于人类活动造成物料、人体、场所和环境介质表面或者内部出现超过国家标准的放射性物质或者射线。环境中放射性物质被生物富集，使某些动植物特别是一些水生生物体内的放射性核素比环境值增高数倍，导致食品的放射性污染。

1. 来源与种类
食品在生产和加工过程中吸附和吸收外来的放射核素（包括天然放射性物质和放射性污染物）超过规定的卫生标准，会引起食品的质量安全问题。环境中放射性核素可以通过食物链各环节向食品转移而污染食品，再通过消化道、呼吸道和皮肤3种途径进入人体。其中，经消化道进入人体的比例较高（食物占94%~95%，饮水占4%~5%），呼吸道次之，经皮肤的可能性较小。

（1）天然放射性物质 天然放射性物质是自然界本身固有的未受人类活动影响的电离辐射水

平。它主要来源于环境中的放射性核素。绝大多数的动物性和植物性食品中都含有不同量的天然放射性物质，亦即食品的天然放射性本底。鱼类和贝类等水产品对某些放射性核素具有很强的富集作用，体内放射性可超过周围环境中的放射性，但不同食品中的天然放射性本底值差异较大。食品中的天然放射性核素主要是 ^{40}K 和少量的 ^{226}Ra（镭）、^{228}Ra（镭）、^{210}Po（钋）以及天然钍和天然铀等。

（2）放射性污染物　医疗、科学实验以及意外事故放射性核素的排放和渗漏等人为的辐射水平高于天然本底辐射或国家规定的标准时，就会造成环境的放射性污染。伴随在人们身边的电视机、电脑以及建筑材料等均含有放射性材料，虽然辐射强度很小，但作用的时间长，也是不容忽视的放射性污染物。这些天然的和人为的放射性污染物均可污染食物，经食物链各环节进入人体，当超过安全限量，会对人体健康造成危害。

2. 危害与限量标准

（1）外辐射危害　人体受到较大剂量的放射性辐射后经一定的潜伏期可出现各种组织肿瘤或白血病，一次性受到大量的放射线照射可引起死亡。放射性辐射破坏机体的非特异性免疫系统，降低机体的防御能力，易并发感染，缩短寿命。此外，放射性辐射还有致畸和致突变作用，在妊娠期间受到照射极易使胚胎死亡或形成畸胎。进入人体的放射性物质，有一部分不被吸收而直接排出，对人体影响小；被人体吸收部分将参与机体的代谢，进入组织内形成内照射，直到放射性核素变成稳定性核素或全部被排出体外为止。

（2）内照射危害　食品放射性污染对人体的危害主要是由于摄入食品中的放射性物质对体内各种组织、器官和细胞产生的低剂量长期内照射效应。就多数放射性核素而言，它们在生物体内分布是不均匀的，聚积较多的器官受到内照射的量较其他组织器官要多。因此，在一定剂量下，常观察到某些器官的局部效应。当内照射剂量大时，可能出现近期效应，如出现头痛、头晕、食欲下降、睡眠障碍等神经系统和消化系统的症状，继而出现白细胞和血小板减少等。小剂量放射性核素在体内长期作用，能引起的放射病潜伏期较长且多引起癌变、白血病和遗传障碍等。超剂量放射性物质可产生远期效应，如致癌、致畸和致突变。食品放射性污染的卫生学意义在于它的小剂量长期内照射作用引起的慢性及远期效应。

（3）限量标准　放射性物质对人体具有一定危害，应限制食品中放射性物质含量。《食品中放射性物质限制浓度标准》（GB14882–1994）规定了各种食品放射性物质限量标准；检验方法按《食品中放射性物质检验》（GB14883–1994）执行。但此两标准都过于陈旧。

3. 预防和控制措施

预防食品放射性污染及其对人体危害的主要措施分为两方面：一方面是防止食品受到放射性物质的污染，即加强对放射性污染源的管理；另一方面是防止已经受到放射性污染的食品进入人体内。应加强对食品中放射性污染源的经常性卫生监督。

（1）放射源的管理　防止意外事故的发生和放射性核素在使用过程中对环境的污染，还需加强对放射性废弃物的处理与净化。

（2）加强对污染的监督　我国的核技术已经在医疗卫生、教学科研和工农业等领域广泛应用。为防止放射性物质对食品造成污染，应定期对食品进行监测，严格执行国家卫生标准，使食品中放射性物质的含量控制在允许浓度范围内。此外，使用辐照工艺作为食品保藏和改善食品品质的方法时，应严格遵守国家标准中对食品辐照的有关规定。为强化放射性污染的防治，国家环境保护总局受国务院委托，制订了《中华人民共和国放射性污染物防治法》，并于 2003 年 10 月 1 日起施行。

（四）食源性疾病

食源性疾病是食物受到污染物污染后产生的对人体健康的危害。

1. 概念、种类

（1）概念　广义概念的食源性疾病是"由食物和摄食而引起的疾病"的统称。食源性疾病指所有与饮食相关的疾病，至少包括三大方面疾病或危害：经食品介导的感染或传染性的食物中毒、传染病和感染症；营养与膳食相关的非感染和传染性的慢性病和代谢病（如糖尿病、肥胖症、高脂血症和膳食相关肿瘤及变态反应）等；摄食导致的非感染或传染性的慢性或蓄积性危害。

狭义概念的食源性疾病是 WHO 定义："凡是通过摄食进入人体的各种致病因素所引起的，通常具有感染性质或中毒性质的一类疾病"。其特指与饮食相关的感染性和中毒性疾病，感染性疾病包括以食品为媒介而引起的传染病和感染症，而不包括与饮食相关的慢性病和代谢病。本节重点讲述 WHO 定义的食源性疾病。

狭义食源性疾病具有 3 个重要特征：经食品介导引发疾病、致病因素源自食品和具有中毒性或感染性临床表现。

（2）种类　根据食源性疾病的性质，可将食源性疾病分为 3 种类型，即食物中毒、食源性传染病和食源性感染症。

按病原体不同，将食物中毒分为 4 类，即细菌性、真菌性、化学性和有毒动植物性食物中毒（除细菌性食物中毒可由细菌感染和细菌产生的化学毒素引起外，另 3 类其本质均为化学毒素性中毒）；将食源性传染病分为食源性细菌病、食源性病毒病和食源性寄生虫病；食源性感染症分为细菌性和寄生虫性感染症。

食源性疾病三种类型的区别：除化学性和有毒动植物性食物中毒外，三种类型食源性疾病的共同点是，全都由食源性致病微生物或寄生虫引起，依据发病形式、是否有病理改变和是否有传染性三点可将三者区别开（表 2-4）。

表 2-4　食物中毒、食源性传染病、食源性感染症的区别

种类	急/慢性	传染性	暴发/流行/散发	功能/病理性	举例	共同点
食物中毒	急性	无	可/无/可	是/否	沙门菌中毒	均感染过食源性病原体，通称食源性疾病
食源性传染病	慢性	有	可/可/可	否/是	甲型肝炎	
食源性感染症	慢性	无	可/无/可	否/是	先天性弓形虫病	

注：有病理性改变指有特定疾病的病理改变。无传染性指有毒食品被销毁后，不会有新患者出现；有传染性指在去除有毒食品后仍然有新患者出现

2. 食物中毒　按 WHO 食源性疾病定义，食物中毒属于急性（亚急性）食源性疾病，其他两种属于慢性食源性疾病。我国食品卫生国家标准《食物中毒诊断标准及技术处理总则》（GB14938-1994）中对食物中毒的定义为：摄入了含有生物性和化学性有毒和有害物质的食品或者把有毒、有害物质当作食品摄入而出现的非传染性急性和亚急性疾病。

无论何种病因或何种类型食物中毒，均具有以下 5 个特征，据此可与其他食源性疾病相区别，尤其是与食源性传染病相区别。①急性暴发：发病急，患者集中；②症状基本一致：不论男女老少、体质强弱和进食量多少，其潜伏期和中毒症状基本一致；③都与某种食品或某餐有关：都吃了共同的食品，没吃该食品者即便同桌共餐也不中毒；④无人传人现象：护理和接触食物中毒患者不会被传染；⑤采取措施后控制快：中毒食品去除，就不会有新患者出现。

（1）细菌性食物中毒

1）概念　细菌性食物中毒系指因摄入大量被致病活菌和（或）其毒性产物污染了的食品而

引起的以急性胃肠炎和相应中毒表现为主要症状的疾病。我国发生的细菌性食物中毒以沙门菌、变形杆菌和金黄色葡萄球菌食物中毒较为常见，其次为副溶血性弧菌和蜡样芽孢杆菌食物中毒等；但在沿海地区，以副溶血性弧菌引起的食物中毒最为常见。

2）流行病学 细菌性食物中毒是最常见的一类食物中毒，发病率高，病死率相对较低。多数细菌性食物中毒潜伏期短，恢复快，预后好。但由肉毒梭菌和椰毒假单胞菌引起的食物中毒潜伏期长，病情重，预后差，近年来此类食物中毒病死率虽有大幅度的降低，但在救护不当情况下，病死率仍较高。

发病季节性明显。全年皆可发生，但绝大多数发生在夏季和秋季的 5 ~ 10 月。原因食品主要是动物性食品。其中畜肉类及其制品居首位，其次为禽肉、鱼、乳和蛋类。植物性食物（如剩饭、米糕和米粉）则易出现金黄色葡萄球菌和蜡样芽孢杆菌等引起的食物中毒。

3）疾病特点 一些食物中毒常见菌除了易引发食物中毒外，还可引起严重肠外感染（表2-5）。

表 2-5　常见细菌性食物中毒的肠道外感染

细菌	肠外疾病
单核细胞增多性李斯特菌	脑膜炎、败血症、孕妇流产或死胎等
大肠埃希菌 $O_{157}:H_7$	溶血性尿毒综合征
空肠弯曲菌	胆囊炎、胰腺炎、腹膜炎和胃肠道大出血、脑炎、心内膜炎、关节炎、骨髓炎和格林－巴利综合征
阪崎肠杆菌	婴儿脑膜炎和败血症
椰毒假单胞菌	脏器毒表现
肉毒中毒	神经毒表现

有些毒素性致病菌，其细菌（或毒素）本身不耐热，经过彻底加热或合适的烹调方式可被杀死（或被灭活），但其毒素（或细菌芽孢）却耐热，不能被烹调加热而灭活或杀死。如副溶血性弧菌加热和食醋内 1 分钟即可被杀死，但它所产生的溶血毒素却不能经烹调加热去除，只有保证食品新鲜才可防止食物中毒发生；而肉毒毒素不耐热，但其菌体芽孢却耐热，家庭烹调加热不能杀死其芽孢，随食物摄入后，芽孢在肠道内繁殖和产毒而引起严重中毒。

4）发病类型与机制 细菌性食物中毒可分为感染型、毒素型、混合型及过敏型 4 种类型，各型的中毒机制也不同（表2-6）。

表 2-6　细菌性食物中毒发病类型

型别	机制	症状特点	治疗	举例
感染型	食入病原活菌	潜伏期长，发热	抗生素，对症	沙门菌
毒素型	活菌产生毒素	潜伏期短，中毒症状，少有发热	抗毒素，对症	肉毒梭菌
混合型	侵入 + 毒素	发热 + 中毒表现	对症（尚无抗毒素）	副溶血性弧菌
过敏型	产生过敏源	30 分钟内发病，过敏症状	脱敏，对症	变形杆菌

5）临床表现 表2-7列出了几种常见细菌性食物中毒的临床表现。不同菌引起的食物中毒其呕吐、腹痛和腹泻等症状的特点不同。

表 2-7 几种常见细菌性食物中毒的临床表现和原因食品

食物中毒	潜伏期	腹痛	腹泻	呕吐	发热（℃）	毒素	其他	病程	预后	有毒食品
沙门菌	4~12h	+	+	+	38~40	-	霍乱型、类伤寒型、类感冒型、败血症型	3~4d	良好	各种食品，尤肉禽蛋奶菜类
变形杆菌（急性胃肠炎型）	3~20h	骤起	继之、重症伴黏液血液	-	38~40	-	过敏型和中毒型	1~3d	良好	动物冷荤菜类、外观无腐败现象
胃肠炎型	4~10h	骤然脐周阵痛	骤然、恶臭	少见	38~40	-	产毒性大肠埃希菌引起	1~3d	良好	各种食品、尤肉食品
致病性大肠埃希菌 急性菌痢型	48~72h	里急后重	脓血便	-	38~40	-	侵袭性大肠埃希菌引起	1~2w	良好	肉食品、蔬菜、豆苗和水果
出血性肠炎型	3~4d	剧烈腹痛	先水便后血便	-	38~40	志贺样毒素	出血性大肠埃希菌引起	10d	病死率 3%~5%	熟肉和水果
金黄色葡萄球菌	1~6h	+	+	++++ 呕吐物含胆汁、带血和黏液	-	肠毒素		1~2d	良好	冷饮、乳制品、糕点、鱼肉类食品和贮存通风不良食品
副溶血性弧菌	2~26h	上腹部阵发性绞痛	继之、血水便后期可脓血便 5~10次/日	+ 再继之	37~39	溶血毒素	菌痢型、中毒性休克型和慢性肠炎型	3~4d	良好	沿海地带食品、海产品和盐腌食品
蜡样芽孢杆菌 呕吐型	0.5~2h	+	+	++++	+	致吐毒素		8~10h	良好	米饭和淀粉类食品
腹泻型	10~12h	+	++++	+	+	致泻毒素		12~36h	良好	肉类和水果蔬菜类
肉毒中毒	6h~15d	-	偶尔	-	-	肉毒神经毒	运动神经		较差	腌制、罐头食品和蜂蜜、外伤感染和蚊虫叮咬
椰毒假单胞菌	5~9h	+	+	+	+	脏器毒			不良	酵米面和变质银耳
李斯特菌 腹泻型	8~24h	+	+	-	+		脑膜炎、败血症、孕妇流产或死胎	1~3d	良好	冷藏乳、肉、禽、水产品和蔬菜水果
侵袭型	2~6周	+	+	+	+		胆囊炎、腹膜炎、腹膜炎、胃肠道大出血、心肌膜炎、关节炎、骨髓炎和格林-巴利综合征		病死率 20%~50%	
空肠弯曲菌	20h~5d	全腹/右下腹绞痛	水样/黏液血便腐臭味	+	38~40			3~7d	良好	禽肉、牛乳和肉制品

注：预后指经救治后的情况；潜伏期为大多数病患的平均时间，不是最短和最长时间；"+"代表阳性，"-"代表阴性

6）救治原则　细菌性食物中毒的一般救治原则可概括为 10 个字：排毒（常用催吐、洗胃和灌肠法迅速彻底地排出毒物）、禁食（避免增加胃肠黏膜的损伤）、补液（纠正酸中毒）、消炎（有发热时使用抗生素治疗）和对症（使用缓解症状的药物治疗）。但肉毒中毒和耶毒假单胞菌食物中毒需要特殊治疗，即肉毒中毒时须尽早使用多价抗毒素血清；耶毒假单胞菌食物中毒时须尽快找到同餐人，无论发病与否均作为患者对待，在催吐和洗胃后，以保护脏器为主。

（2）真菌性食物中毒

1）概念与特点　食用了被真菌毒素污染了的粮食、食品和饲料后，发生的食物中毒，称为真菌毒素食物中毒或真菌性食物中毒。

一般的烹调方法和加热处理不能破坏食品中的真菌毒素。真菌性食物中毒主要损害实质器官，临床表现为脏器损伤症状。可将真菌毒素分为肝脏毒、肾脏毒、神经毒、造血组织毒、细胞毒及生殖系统毒等。一种毒素可作用于多个器官，引发多部位病变和多种症状。

由于真菌繁殖和产毒需要一定的温度和湿度条件，有明显的季节性和地区性。目前尚未发现特效治疗药物。

2）常见真菌性食物中毒　表 2-8 列出常见真菌性食物中毒，目前均无特效解毒治疗药物。

表 2-8　常见真菌性食物中毒

名称	真菌毒素	症状
赤霉病麦中毒（俗称昏迷麦、醉谷病和醉黑麦病）	单端孢霉烯族化合物	颜面潮红醉酒样，呕吐、头痛、腹泻和手足麻，2 小时后恢复正常
霉变甘蔗中毒	节菱孢霉	头痛、呕吐、腹泻和视力障碍，进而阵发性抽搐、眼球向上凝视和四肢强直，最后昏迷，呼吸衰竭而死亡
霉变谷物中毒	黄曲霉毒素	发热、呕吐、厌食和黄疸，重症 2～3 周内出现腹水、下肢浮肿和肝脾肿大，死亡
	脱氧雪腐镰刀菌烯醇	与赤霉病麦中毒相同

（3）化学性食物中毒

1）概念与特点　化学性食物中毒是指由于食用了被有毒和有害化学物质污染的食品，被误认为是食品及食品添加剂或营养强化剂的有毒和有害化学物质，添加了非食品级的或伪造的或禁止使用的化学物质的食品，违规使用了食品添加剂的食品或营养素发生了化学变化的食品等，所引起的食物中毒。

发生率低但病死率高，预后比细菌性食物中毒严重得多。摄入量越大，潜伏期越短。混放误食或误食毒死的家禽或家畜而引发的情况多见，接触有毒化学物质后未严格去除或滥用农药或化肥致使作物残留量高等也是引发化学性食物中毒的主要原因。

2）临床表现和救治原则　除伴有严重的或不明显的胃肠道症状外，其中毒症状与有毒化学物质的毒性作用相关（表 2-9）。

表 2-9 常见化学性食物中毒的临床表现和救治原则

	中毒剂量 （致死剂量）	中毒机制	潜伏期	消化道症状	中毒症状	救治原则	
						一般	特效解毒
亚硝酸盐中毒	0.3~0.5g （1.0~3.0g）	使低铁血红蛋白氧化成高铁血红蛋白	>10min	呕吐、腹痛和腹泻	头晕头痛、无力心悸、嗜睡或烦躁；重者昏迷惊厥、大小便失禁和呼吸衰竭	催吐、洗胃和导泻	亚甲蓝，注意不得过量；补充大量维生素C
砷中毒	5~50mg （60~300mg）	与细胞内酶的巯基结合影响细胞代谢导致脏器缺氧，肠道腐蚀，使血管扩张	>10min	口咽烧灼感、吞咽困难、口中金属味、恶心呕吐至吐出胆汁、甚呕血、稀便和米泔样混血便	黄疸、尿少、蛋白尿；头痛烦躁和抽搐昏迷；呼吸中枢麻痹	催吐、洗胃和导泻；口服氢氧化铁/硫酸亚铁水溶液	二巯基丙磺酸钠，二巯丙醇
有机磷农药中毒		与胆碱酯酶结合使神经处于过度兴奋状态而中毒	2h	少见	瞳孔缩小、肌束震颤、血压升高、肺水肿和多汗；胆碱酯酶活力减少	敌百虫中毒不能用碱性溶液；对硫磷、内吸磷、甲拌磷及乐果中毒不能用酸性溶液	阿托品和胆碱酯酶复能剂（如解磷定，氯磷定）并用
锌中毒	需要剂量10~20mg/d，中毒剂量80~400mg		数分钟~1h	恶心、持续性剧烈呕吐、上腹部绞痛，腹泻；口中烧灼感及麻辣感	眩晕及全身不适		

注：马拉硫磷、敌百虫、对硫磷、伊皮恩、乐果和甲基对硫磷等有机磷农药有迟发性神经毒性，即在急性中毒后的第二周产生神经症状，主要表现为下肢软弱无力、运动失调及神经麻痹等。敌敌畏、敌百虫、乐果或马拉硫磷中毒时，由于胆碱酯酶复能剂的疗效差，治疗应以阿托品为主救治

（4）有毒动植物食物中毒　有毒动植物食物中毒多发生于一家一户、一个人或几个人中，集体食堂或饭店也有暴发发生。发生率虽不及细菌性和化学性食物中毒高，但病死率却高于细菌性和化学性食物中毒。动物性食物中毒有鱼胆中毒、珊瑚鱼所带的雪卡毒素中毒和细菌使鱼腐败产生组胺导致的组胺中毒等；植物性食物中毒有发芽的马铃薯中毒和生豆浆中毒等（表 2-10）。

表 2-10 有毒动植物食物中毒

名称	有毒部位	主要毒素	中毒季节	毒素处理	抢救
河豚中毒	肝脾肾、卵巢卵子睾丸、皮肤、血液及眼球	卵巢毒素（神经毒素）和肝脏毒素	2~5月生殖产卵期	煮沸、盐腌和日晒不能将其破坏	催吐洗胃，无有效解毒药
麻痹性贝类中毒	贝肉	携带的藻类毒素	3~9月	烹调温度不破坏	催吐洗胃，无有效解毒药
毒蕈中毒	毒蘑菇	胃肠、神经、血液原浆和肝肾毒	高温多雨季节	烹调温度不破坏	催吐洗胃，无有效解毒药
苦杏仁等果仁中毒	果仁	氰苷和氢氰酸，窒息毒	四季均可	反复浸泡，充分加热，可去毒	催吐洗胃，无有效解毒药
四季豆中毒	四季豆	植物凝血素	秋季	烹调彻底可去毒	对症

3. 食源性传染病 相对于食物中毒，食源性传染病通常具有三个特征：一是患者的粪便及呕吐物有很强的传染性，可传染给他人，产生第二或第三代患者，常在一个潜伏期内出现多个流行高峰；二是不一定出现明显的急性吐泻症状，而是出现特定的疾病症状，如甲肝主要出现发热和黄疸症状；三是潜伏期较长，因为食源性传染病不是食源性疾病的急性暴发形式。食源性传染病事件持续时间比较长，也很难确定受污染的食品和发生食品污染的场所，也因此而更难于预防和控制。

食源性传染病可散发，也可暴发。大量的食源性传染病是以散发形式出现的，不被人们所重视。人们对病毒引起的食源性疾病了解很少，事实上有许多病因不明的腹泻和感染性的肠炎是由于食物和水污染病毒引起的。

（1）细菌性传染病 食源性细菌性传染病是最常见和最重要的食源性传染病，表2-11例举常见的几种。传统上认为霍乱和其他许多肠道传染病是经水或人与人接触传播的，而事实上，大多数是由食品传播的。夏秋是食源性细菌性传染病的高发季节。

表 2-11 常见食源性细菌性传染病举例

致病菌	所致疾病	人畜共患性	中毒菌	肠外感染
霍乱弧菌	霍乱	否	是	一
志贺菌	痢疾	否	是	一
沙门菌	伤寒和副伤寒	是	是	有
空肠弯曲菌	弯曲菌病	是	是	有
致病性大肠菌	传染性腹泻	是	是	有

细菌污染食品后是引起肠道传染病还是食物中毒，取决于致病菌。同一属中不同种，甚至同一种的不同型都不同，如伤寒和副伤寒沙门菌引起肠道传染病伤寒和副伤寒，而肠炎沙门菌引起食物中毒。

（2）病毒病 病毒经食品介导引起的疾病称作食源性病毒病，所有食源性病毒病均具有传染性，其急性发病形式称作"暴发"，而不称作"中毒"，暴发后通过人传人而引起流行，且暴发和流行常与食用贝类食品有关（朊病毒除外）。这种由食品引起暴发，再由人传人引起流行的现象，是食源性病毒病的普遍现象。

食源性病毒中，甲肝病毒引起甲肝，戊肝病毒引起戊肝，朊病毒引起4种人的感染症（库鲁病、克－雅综合征、格斯特曼综合征及致死性家庭性失眠症），其他食源性病毒（诺如病毒、札幌病毒、星状病毒和轮状病毒）均引起病毒性胃肠炎（病毒性腹泻）。食源性病毒病中，只有朊病毒病为肠外感染症，其余均为肠道感染。

病毒具有耐寒不耐热的特性，因此，病毒性腹泻与细菌性腹泻不同，其高发季节为秋冬季。

许多食源性病毒也是人畜共患病原体，如朊病毒是引起人和动物中枢神经系统变性致死疾病的病原体，可引起牛的海绵状脑病，即疯牛病；通过摄入被朊病毒污染的食物可引起人海绵状脑病，即人类新型克－雅综合征。

4. 食源性感染性疾病 20世纪70年代以来，先后发现了40种新的传染性疾病和多个感染性疾病，由食品介导引发食源性疾病的病原有15种之多。此处介绍两类食源性感染症。

（1）阪崎肠杆菌感染症

1）感染源与传播途径 阪崎肠杆菌的自然宿主尚不清楚，初步认为，家蝇等昆虫叮咬奶牛后使牛奶带菌。环境中也广泛分布，奶粉生产、运输或食用的各个环节均有被污染的可能。

该菌耐热和抗脱水性强，历经奶粉生产过程中的加热、脱水和雾化等过程而存活，在成品中至少可存活 9 个月以上；冲调奶粉的水温低于 70℃，冲调好的奶粉保温时间过长或在室温下长时间搁置时，该菌可大量繁殖。1ml 中 1 个该菌的奶粉溶液，在室温下放置 10 小时，可达到 1ml 10 万个细菌。

2）易感人群 新生儿、早产儿、低出生体重儿和免疫力低下的患病婴幼儿是最主要的易感人群；成人也偶有阪崎肠杆菌感染的病例发生，均为患有严重疾病的继发感染。

3）主要感染疾病与治疗 婴幼儿感染性疾病主要为脑膜炎、败血症及新生儿坏死性小肠结肠炎，病死率 40%~80%。成人感染为脑膜炎，均为神经外科手术后的继发感染。主要是应用敏感性抗生素治疗、对症治疗、并发症治疗和支持疗法。目前耐药菌株的报道还较少。

4）预防和控制 世卫组织／国际粮农组织（WHO/FAO）就婴幼儿配方奶粉含阪崎肠杆菌进行了危险性分析，提出了 4 条降低危险度措施：①降低婴幼儿配方奶粉中各原料的污染程度及污染范围；②冲调制备好的奶粉在食用前应通过加热降低其污染水平；③在准备期间，将冲调的奶粉被污染的可能性降到最低；④冲调好的奶粉尽快食用，防止阪崎肠杆菌繁殖。初步的危险评估表明上述第②条和第④条能最大限度地降低危险度。

（2）先天性弓形虫病 细胞内鼠弓形虫是一种寄生虫，全球都有发病。

1）易感人群与临床表现 易感人群为孕妇和婴儿。多数病婴在出生时，看上去和健康婴儿没什么区别，但在 20 岁以内患严重的眼科疾病和神经系统疾病的几率要比一般孩子高得多；严重者出生后 6 个月内就会出现症状，如脉络视网膜炎、视力损伤、失明、大脑钙化、脑积水、智力迟钝、脑瘫和癫痫等。无论是孕妇或婴儿，感染弓形虫后都应尽快去医院就诊和治疗。

2）感染及其预防 被猫的排泄物污染了的食品是先天性弓形虫病的污染源。孕妇如在怀孕期间感染，就会通过胎盘感染胎儿；但如在怀孕前感染就不会经胎盘感染婴儿。因此，怀孕期间一定要避免吃喝不安全的食物和水，包括任何有可能被猫的粪便等排泄物和土壤污染了的食物和水，避免吃没有彻底加热的食物、未彻底煮过的海鲜、肉类和蛋类，以免感染上弓形虫。

（3）食源性寄生虫病 在寄生与被寄生关系中，以其机体给寄生虫提供居住空间和营养物质的生物称为宿主，寄生虫侵入人体并能生活一段时间，这种现象称为寄生虫感染，有明显临床表现的寄生虫感染称为寄生虫病。摄入污染寄生虫或其虫卵的食物而感染的寄生虫病称为食源性寄生虫病。

1）种类 目前我国常见的食源性寄生虫病根据病原体的宿主不同，大体可分为肉源性（常见的有弓形虫病、旋毛虫病、绦虫病和囊虫病）、植物源性（常见的有布氏姜片虫病）、螺源性（常见广州管圆线虫病）、淡水甲壳动物源性（肺吸虫病、斯式狸殖吸虫病、棘颚口线虫病）和鱼源性寄生虫病（肝吸虫病）等 5 类。

2）常见疾病 表 2-12 列出我国常见的食源性寄生虫病。

表 2-12　常见食源性寄生虫病

种类	寄生虫名称	感染阶段	污染食物	寄生阶段	寄生部位	疾病名称
线虫	旋毛型线虫	囊胞幼虫	猪牛羊鼠肉等	成虫 幼虫	小肠、横纹肌细胞	肌炎
	广州管圆线虫	幼虫	福寿螺 褐云玛瑙螺	幼虫	脑	脑膜炎和脑炎
	异尖线虫	幼虫	海鱼及鱼肝、鱼籽、海产软体动物	幼虫	胃肠壁	异尖线虫病 急性腹泻
吸虫	卫氏并殖吸虫	囊幼	溪蟹和蝲蛄，野猪肉	成虫 童虫	肺	肺吸虫病，胸肺型、胃肠型、皮下型和脑型
	斯式狸殖吸虫	囊幼	溪蟹和石蟹	幼虫	皮下和内脏	皮下和内脏幼虫移行症
	姜片虫	囊幼	水生植物	成虫	小肠	小肠炎
	华支睾吸虫	囊幼	淡水鱼虾	成虫	肝胆管	肝吸虫病 肝胆管炎和肝癌等
绦虫	链状带绦虫	猪囊尾蚴	猪肉	成虫	小肠	肠绦虫病
	肥胖带绦虫	牛囊尾蚴	牛肉	成虫	小肠	肠绦虫病
	曼氏迭宫绦虫	裂头蚴	蛙 蛇肉等	裂头蚴	眼、脑和皮下	眼、皮下和脑结节
原虫	刚地弓形虫	包囊 假包囊 滋养体	肉 蛋和奶类	滋养体	有核细胞	先天弓形虫病和后天弓形虫病
	隐孢子虫	卵囊	食物 水	卵囊	小肠上皮细胞	急性腹泻

第二节　食品生产监管

民以食为天，食品是人类赖以生存和发展的最基本的物质条件，享用安全的食品是每个公民的基本权利，食品质量安全状况更是一个国家经济发展水平和人民生活质量高低的重要标志。保障食品安全是尊重人民生命健康权利的基本条件，是惠民生、促和谐的具体体现，是促进食品产业和市场经济有序发展的关键之举，是树立政府公众形象的重要抓手，是扩大对外开放、树立国际形象的有力举措。

一、食品原料安全监督管理

食品原料生产被称为食品加工的第一车间，食品原料安全是食品生产安全的基础。食品原料安全的影响因素存在于从种植、养殖到餐桌这一整个食品链条中的每个环节，其中种植、养殖环节是源头，离开这一环节去谈食品质量安全将事倍功半。我国目前种植、养殖的源头污染对食品安全的危害越来越严重，农兽药滥用、农兽药残留、环境污染物、霉菌毒素和动物疫病疫情等问题较为突出。食品原料安全涉及面广，由于食品原料生产基础条件参差不齐，生产者与管理者管理水平不一致，或者生产人员认识不高，造成了食品原料安全控制不到位，控制效果不显著。加强对目前食品原料安全现状及问题的分析，以便对食品原料安全控制理念有一个全新的认识。

（一）食品原料及分类

食品原料通常有以下几种分类方式，即按来源分类、按生产方式分类、按食品营养的特点分类、按使用目的分类。

1. 按来源分类 根据食品的来源，通常把农产品、林产品、园艺产品（包括谷类、薯类、豆类、蔬菜类、水果类和植物性油料）都算作是植物性食品原料；畜产品和水产品（包括肉、蛋、奶等）则是动物性食品原料。除此之外，还有各种合成的或从自然物中萃取的添加剂类原料。

2. 按生产方式分类 按照生产方式分类，通常分为农产品、园产品、畜产品、林产食品和水产品。

（1）农产品 农产品是指在土地上对农作物进行栽培、收获得到的食品原料，也包括近年来发展起来的无土栽培方式得到的产品，包括谷类、薯类、豆类等。其中谷类主要包括稻米、小麦、玉米、大麦、燕麦、黑麦、高粱等植物的种子；豆类包括大豆、蚕豆、豌豆、绿豆、小豆、豇豆、菜豆、利马豆、黑吉豆、饭豆、扁豆等；薯类主要有马铃薯和甘薯等。

（2）园产品 园产品是指蔬菜、水果、花卉类食品原料。蔬菜是可以做菜食用的草本植物，如白菜、油菜、萝卜、甘蓝、黄瓜、番茄、南瓜等；水果主要包括苹果、梨、桃、杏、李、梅、枣、柑橘、葡萄、枇杷、石榴等；花卉类是指可以食用的花卉类，目前主要有金针菜、菊花、桂花等。

（3）畜产品 畜产品是指在陆地饲养、养殖、放养各种动物所得到的食品原料，包括畜禽肉类、乳类、蛋类和蜂蜜类产品等。

（4）林产食品 林产食品是指取自林木的并且可以用来食用的产品。一般把林区生产的坚果类、食用菌和山野菜都算作林产品，但不包括水果类产品。然而，在我国食用菌和山野菜已经普遍被农民人工栽培，所以也算作蔬菜产品。

（5）水产品 水产品指水中捕捞的产品和水中人工养殖的产品，主要包括鱼类、甲壳类、贝类、头足类、爬行类、两栖类、藻类等淡水和海水产品。

3. 按食品营养的特点分类 许多国家为了加强对人们摄取营养的指导，参照当地人们的饮食习惯，把食品原料按其营养、形态特征分成若干食品群。目前，国际上通用的主要有：日本的三群分类法、六群分类法以及美国的四群分类法等。

（1）三群分类法 食品的功能分为三种：第一功能是保持和修补机体处于正常状态的营养素补给源和维持机体必要运动的补给源，即食品的营养功能；第二功能是对色、香、味、形和质构的享受，从而引起食欲的满足，即食品的感官功能；第三功能是食品调节人体生理活动、增强免疫能力、预防疾病、抗衰老和促进康复等功能。三群分类法就是根据不同颜色的食品能体现食品原料的不同功能的原理，把所有食品大体分为三大群，并由这三大群食品的主要颜色印象来称呼，因此也称为三色食品。其分类如下。

黑色食品：即维持人体生命与人体生长发育所必需的各种营养素，主要包括谷类、坚果、薯类、脂肪和砂糖等。

红色食品：即提供身体成长所需的营养食物，包括动物食品和植物蛋白等。

绿色食品：即维持身体健康、增进肌体免疫力、防止疾病的食物，又称为健康维持源，主要包括水果、蔬菜和海藻类。

（2）六群分类法 六群分类法原是指美国按照人的营养需要，为指导人们对食品摄取而分类。后来日本厚生省又按照东方人的饮食习惯对此做了修正，其分类方法如表2-13所示。

表2-13 基础食品原料六群分类法

分类	食品原料类型	作用与说明
第一类	鱼、肉、卵、大豆	提供蛋白、脂肪等
第二类	乳制品、小鱼，虾、海藻类	提供全面的营养
第三类	黄绿色蔬菜	胡萝卜素的供源，也提供其他的维生素和矿物质
第四类	其他的蔬菜和水果	主要提供维生素C
第五类	粮食、薯和主食类	热量的供源
第六类	油脂类	脂肪性热量的供源

（3）四群分类法 美国农业部为了使膳食指导明确、简化，提出了"四群分类法"。最早提出的四群食品为：乳酪类、肉鱼蛋类、果蔬类和粮谷类，并对这四群提出日膳食摄取指南。近年针对美国普遍营养过剩的倾向，美国农业部、卫生部对膳食指南进行了进一步修订，提出了膳食指南金字塔，形象地把各种食品分为四大类六小群，并按摄取量大小排列成金字塔形状。这四大类食品按其食品原料，可以分为：粮谷类，果蔬类，动物性食品、坚果、豆、花生类，油脂和糖类。

（4）EPMSA法 我国有关学者提出EPMSA法，即以食品原料的营养特性，依《食品成分表》中各食物的主要营养素，将食品原料分为能量原料、蛋白质原料、矿物质维生素原料、特种原料和食品添加剂五大类。

4. 按使用目的分类

（1）按加工或食用要求分类 将食品原料按加工方法和食用要求可以分为加工原料和生鲜原料。加工原料包括粮油原料、畜产品、水产品及糖醋等，其中，粮油原料又可分为原粮、成品粮、油料、油品等；生鲜原料主要指蔬菜水果类。

（2）按烹饪食用习惯分类 在生活中，通常把食品原料按烹饪习惯分为主食和副食。我国主食主要是指以碳水化合物为主体的米麦类、谷类；副食是指蛋白食品、脂肪食品和蔬菜类。

（二）食品原料安全性问题

食品安全性问题包括两个层面的含义：一是食物量的安全；二是食品（原料）生产、加工、包装、运输、销售、食用过程中存在的不安全问题影响人体健康。近年来，我国发生的重大食品安全事件呈现上升势头，给人民生命、财产带来严重损失，如禽流感、口蹄疫、农药残留超标、注水肉、食用油掺假、有毒大米、毒奶粉、苏丹红事件等，严重影响了消费者的身体健康。其中由于食品原料生产带来的食品安全问题占有相当大的比例，而食品原料生产与农业生态密切相关。

1. 生产环境对食品安全的影响 食品原料生产环境对食品安全生产起决定性作用。工业三废的不合理排放和农药的滥用，都会引起大气、水体、土壤及动植物的污染，造成食品原料生产的不安全。环境对食品原料安全的影响，表现为化学性污染。大量研究表明，各种有毒有害物质（包括各种有毒的金属、非金属、有机化合物和无机化合物）对食品原料生产造成的污染，对人体都有毒，即使摄入量小，也能引起人体的急性中毒或慢性中毒。工业三废中的许多有害的化学物质如汞、砷、铅、铬、镉等金属毒物和氟化物等非金属毒物，随着三废的排放，使水、土壤和空气等自然环境受到污染，动物和植物长期生活在这种环境中，这些有毒物质就会在其体内蓄积，成为被污染的畜产品。再如，公路两侧200~300m范围内的农作物和动物会受到汽车尾气中含有的多种有害气体和固体污染物的严重污染。

2. 农业生产资料对食品安全的影响 农业生产资料选择不当或投入过量，也严重影响食品原料安全生产。农业投入包括各种农业生产资料，如化肥、农药、兽药、种子、饲料等。目前，各种农业生产资料，特别是农药、兽药、化肥、饲料的不当使用，是食品原料安全问题产生的重要原因，导致这些化学药品在产品中达到不安全的残留水平。滥用兽药和非法使用违禁药物，会导致动物体内药物的滞留或蓄积，并以残留方式进入人体及生态系统。对人类和环境造成慢性、远期和累积的危害，如致癌、体内蓄积、免疫抑制、致敏和诱导耐药菌株。

除此之外，生产管理的方法及生产者的意识也会对食品原料安全的产生影响。如食品原料生产、经营者不严格按照标准组织生产和加工，生产者对食品原料质量安全意识较差，有意使用违禁药物，造成安全隐患。

（三）食品原料生产的安全保障及生态农业

1. 食品原料生产的安全保障 为了保障食品安全生产，目前，我国已基本形成了农业、质检、工商、卫生等部门分工协作的食品安全监管机制。各有关部门按照标本兼治、着力治本的要求，探索建立了一系列加强食品安全监管的保障制度和措施。实施"无公害食品行动计划"，创建全国农产品标准化综合示范区；实施"绿色工程"，提倡绿色消费，培育绿色时尚，开辟绿色通道；实施食品质量安全市场准入制度，对农产品认证有效性开展专项监督检查；实行场厂挂钩、场地挂钩、连锁经营、直销经营、监控重点食品专营市场；实施"食品安全行动计划"，加快推行食品卫生监督量化分级管理。

围绕我国生态农业共性技术薄弱、产业化关键技术水平低、产业技术集成不配套、森林生态网络不健全这四大难题，国家以农业生态环境安全和食品安全为主线，开展生态农业关键技术和保障体系的科技攻关，是为了建立支撑生态农业产业化发展的集成技术体系并在全国进行示范。

2. 生态农业及生态标志型农产品 保障食品安全，必须大力发展生态农业。生态农业是未来世界农业发展的重要方向，由于具有显著的增产、增收、增效作用和环境保护特征，对改善和优化生态环境、生产出健康优质的安全食品具有重要意义。生态农业在解决当前及今后食品安全问题将发挥重要的和不可替代的作用。

以生态农业为基础，与无公害农产品类似的生态标志型农产品包括绿色食品、有机农产品、生物动力学农产品等。

（1）无公害农产品

1）无公害农产品的定义 无公害农产品是指产地环境、生产过程和产品质量符合国家有关标准和规范的要求，经认证合格获得认证证书并允许使用全国统一的无公害农产品标志的未经加工或初加工的食用农产品。这类产品生产过程中允许限量、限品种、限时间使用人工合成的化学物质。

2）无公害食品必须具备的条件 产品的原料产地符合无公害食品生产基地的生态环境质量标准。农作物种植、畜禽饲养、水产养殖及食品加工符合无公害食品生产技术操作规程。

3）产品符合无公害食品产品标准 产品的包装、储运符合无公害食品包装储运标准；产品生产和质量必须符合国家食品安全法的要求和食品安全国家质量标准。

（2）绿色食品

1）绿色食品的定义 绿色食品是遵循可持续发展原则，按照特定生产方式生产，经专门机构认定，许可使用绿色食品商标标志的无污染的安全、优质、营养类食品。"按照特定的生产方式"是指在生产、加工过程中按照绿色食品的标准，禁用或限制使用化学合成的农药、肥料、添加剂等生产资料及其他有害于人体健康和生态环境的物质，并实施从土地到餐桌的全程质量控制。

2）绿色食品分类　绿色食品根据标准的不同分为 A 级和 AA 级绿色食品。

A 级绿色食品在生态环境质量符合规定标准的产地，允许生产过程中化学合成物质限量限种类使用，按一定的生产操作规程生产、加工、包装，产品质量经检测、检查符合特定标准，并经专门机构认定，许可使用 A 级绿色食品标志的产品。

AA 级绿色食品在生态环境质量符合规定标准的产地，生产过程中不使用任何有害的化学合成物质，按特定的生产操作规程生产、加工、包装，产品质量经检测、检查符合特定标准，并经专门机构认定，许可使用 AA 级绿色食品标志的产品。AA 级绿色食品与有机食品是同一个档次的食品。

3）绿色食品的必备条件　①产地的空气质量、灌溉及渔业水质、畜禽养殖用水和土壤的质量符合特定标准；②生产过程中使用的农药、肥料、食品添加剂、兽药和水产养殖药的种类和用量及使用方法符合特定标准；③产品的外观品质、营养品质及卫生品质符合特定标准，加工品主要原料必须来自绿色食品产地、按绿色食品生产技术操作规程生产出来的产品；④产品的包装、标签及储藏和运输符合特定标准。

（3）有机食品

1）有机食品的定义　有机食品是按照有机农业生产标准，在生产中不使用人工合成的肥料、农药、生长调节剂和畜禽饲料添加剂等物质，不采用基因工程获得的生物及其产物，遵循自然规律和生态学原理，采取一系列可持续发展的农业技术，协调种植业和养殖业的关系，促进生态平衡、物种的多样性和资源的可持续利用。

2）有机食品必备条件　①原产地前 3 年没有使用任何农用化学物质，无任何污染；②生产过程中不使用任何化学合成的农药、肥料、饲料、生长素、兽药、渔药等；③加工过程中不使用任何化学合成的食品防腐剂、色素、添加剂和采用有机溶剂提取等；④储藏、运输过程中未受有害化学物质的污染；⑤必须符合国家食品安全法的要求和食品安全国家质量标准。

（四）食品原料安全控制的发展趋势

1.　国际食品安全卫生监控的共同要求

（1）建立健全食品卫生监控法律法规，制定严格的食品卫生标准，最大限度地降低食源性疫病发生的风险。

（2）建立从农田到餐桌的食品安全卫生监控体系，加强食品安全卫生在生产加工过程中的监控。

（3）加强食品及食品用原料中农兽药残留、毒素及放射性污染的监控。

（4）强制性要求在食品生产过程中建立实施 HACCP 管理体系，并建立有效的食品卫生前提计划与卫生标准操作计划。

（5）对进口食品要求出口国有健全的食品安全卫生监控法律法规体系，有严密的食品安全卫生组织机构与检验检疫监控资源；建立有效的动植物疫病防疫体系；建立并实施食品中农兽药与毒素残留的监控计划。

（6）进口国对出口国出口的食品还要进行严格的进口风险分析。

2.　目前国际食品安全卫生监控的发展趋势

（1）明确政府与食品生产者在食品安全卫生监控上的责任，即政府只负责指定相应的法律法规与食品安全卫生标准，企业必须按政府制定的标准生产安全卫生的食品。

（2）建立科学合理的风险评估基础上的食品安全系统，实施从农田到餐桌的食品安全卫生预防战略。

（3）遵守 CAC 制定发布的食品安全卫生标准，统一监控、检验，并进行食品安全教育培训。

（4）加大对食品安全卫生监控管理部门的法律授权，加强对不法生产者的惩罚与不合格食品的没收处理。

3. 官方管理机构监控 从改进现有的安全卫生体系着手，积极制定相应的食品安全卫生法规、准则和标准，并采取食品风险分析方法作为制定食品安全标准的基础。风险分析的主要内容如下。

（1）风险评估 评估食品风险，建立危害与风险的内在联系。

危害识别：对特定食品中可能存在的生物的、化学的和物理的可对健康产生不良效果的因素进行识别。

危害描述：对食品中可能存在的生物的、化学的和物理的因素造成对健康产生不良效果的本质进行定性或定量的评价。

暴露评估：通过食品渠道可能进入人体的生物的、化学的和物理的因素进行定性或定量的评价。

风险措施：在危害识别、危害描述、暴露评估的基础上，对已知的和潜在的对给定群体健康产生不良效果的可能性及其严重性，在考虑到不确定性的情况下所做的定性或定量的估计。

（2）风险管理 制定和实施控制食品风险的措施，包括制定食品安全标准、公共教育、改进农业、生产规范等。

风险评价：根据风险评估的结果，确定食品安全问题、风险形式分析，确定风险水平的许可值 TLR。

风险管理选择评估：确定有效的管理方案，对最终管理做出决定。

管理规定的执行：对最终管理做出的决定付诸实施。

监控与审查：对实施措施的有效性予以评估，必要时，对风险评估和管理进行审查。

（3）风险交流 是指在风险评估、管理人员、消费者和有关团体之间相关的情况交流。风险交流应包括国际组织（FAO，WHO，CAC，WTO）、政府机构将管理结果告知公众和特定群体，以及消费者可采取的资源保护措施。

4. 食品生产企业安全卫生管理体系 食品生产企业按政府制定的标准生产出安全食品，HACCP 体系已被世界各国认可，有的国家制定成法规，要求食品生产企业实施，即在良好操作规范（GMP）和卫生标准操作程序（SSOP）基础上，采用 HACCP 预防食品的安全卫生危害。

5. 建立食品进出口的控制体系 食品贸易的全球化，使各国为保证本国消费者的利益，对进口食品做出了各种规定，如进口国要求进口的食品等同于国内食品的要求，认可出口国主管当局食品控制体系的规则，确保执行要达到的结果、目的与国内食品相一致等。例如，美国对进口到本国的双壳贝类的要求符合国内对双壳贝类的要求，即符合"美国贝类卫生纲要"（NSSP）的规定，如果出口国也有本国的贝类卫生控制计划，能与 NSSP 等效，则两国可以签署双边谅解备忘录（MOU），出口国的双壳贝类可以进入美国。为便于食品的国际贸易，FAO 和 WHO 的食品进出口检验和认证体系法典委员会（CCFICS）正在制定食品进出口的控制体系和实施对进出口卫生控制等效性的判断。

二、食品添加剂安全管理

（一）食品防腐剂的安全

1. 酸型 酸型防腐剂有许多种，常用有苯甲酸（又称安息香酸）、山梨酸、丙酸及其盐类（包括丙酸、丙酸钾、丙酸钙)等十余种;其抑制菌的效果主要取决于它们未离解的酸分子,其效力随 pH 而定,酸性越大效果越好,而在碱性环境中则几乎无效。常用防腐剂如表 2-14 所示。

表 2-14 常用防腐剂

名称和结构式		特点
己二烯酸 己二烯酸钠 己二烯酸钙	$CH_3CH{=}CH{-}CH{=}CHCOOH$ $CH_3CH{=}CH{-}CH{=}CHCOONa$ $CH_3CH{=}CH{-}CH{=}CHCOO \cdot \frac{1}{2}Ca$	酸型防腐剂在酸性较大时有效,人体内与脂肪受同样的代谢,生成 CO_2 及 H_2O;抗菌力不强,对防酵母有效
脱氢醋酸与 脱氢醋酸钠	脱氢醋酸　　脱氢醋酸钠	酸型防腐剂,对多数腐败细菌、霉菌、酵母菌有效
丙酸 丙酸钠 丙酸钾	C_2H_5COOH C_2H_5COONa C_2H_5COOK	酸型防腐剂,人体内与脂肪受同样的代谢,对霉菌、细菌有效
苯甲酸与 苯甲酸钠	苯甲酸　　苯甲酸钠	对细菌、霉菌、酵母菌有抑制作用,与甘氨酸结合生成马尿酸在尿中排泄
山梨酸与 山梨酸钾	山梨酸　　山梨酸钾	对细菌、霉菌、酵母菌有抑制作用,人体内与脂肪受同样的代谢

(1)苯甲酸及其盐类 在酸性环境中,苯甲酸对多种细菌、霉菌、酵母菌有明显的抑制作用,但对产酸菌作用较弱,在 pH 5.5 以上时,对很多霉菌及酵母的效果也较差。它的作用 pH 在 4.5~5.0 为宜,在高酸性食品中抑菌效力为微碱性食品的 100 倍;苯甲酸抑制微生物的机制是它的分子能抑制微生物呼吸酶系统的活性,特别对乙酰辅酶 A 合成反应具有较强的抑制作用。苯甲酸通过抑制微生物的呼吸酶系统,使微生物的生长繁殖处于停滞状态,而达到抑菌效果。

苯甲酸在生物转化过程中,与甘氨酸结合形成马尿酸或与葡萄糖醛酸结合形成葡萄糖苷酸,并由尿排出体外。但苯甲酸可能会引起叠加中毒现象,在使用上有争议,各国虽仍允许使用,但应用范围较窄。如在日本的进口食品中受到限制,甚至部分禁止使用。由于本品价格低廉,在中国仍作为防腐剂广泛使用。中国规定最大使用量 0.2~1.0g/kg。ADI 值 0~5mg/(kg·d)(苯甲酸及盐的总量,以苯甲酸计;FAO/WHO,1994)。小鼠摄入苯甲酸及其钠盐,会导致体重下降、腹泻、内出血、肝肾肥大、过敏、瘫痪甚至死亡。若持续给小鼠饲以 80mg/kg 的苯甲酸,可导致 32% 的小鼠死亡。对大鼠经口 LD_{50} 为 2530mg/kg。苯甲酸钠盐的急性毒性 LD_{50} 值见表 2-15。

表 2-15　苯甲酸钠盐的急性毒性 LD_{50}

动物	方法	LD_{50} (mg/kg)	动物	方法	LD_{50} (mg/kg)
小鼠	口服	2700	兔	皮下注射	2000
小鼠	静脉注射	1714	狗	口服	2000
兔	口服	2000			

（2）山梨酸及其盐类　山梨酸和山梨酸钾为无色、无味、无臭的化学物质。山梨酸难溶于水（600:1），易溶于乙醇（7:1），山梨酸钾易溶于水。山梨酸分子能与微生物细胞酶系统中的 –SH 结合，从而达到抑制微生物生长和防腐的目的，抗菌力强，当溶液 pH 小于 4 时，抑制活性最强，而 pH 大于 6 时，抑制活性降低。能抑制细菌、霉菌和酵母的生长，防腐效果好，对食品风味亦无不良影响。山梨酸是一种不饱和脂肪酸，可参与体内正常代谢，并被同化而产生 CO_2 和水，故对人体无害，是目前国际上公认较安全的防腐剂，已为所有国家和地区允许使用。山梨酸最大的缺点是溶解度小，故常用其钾盐，价格较贵。中国规定最大使用量为 0.2~2g/kg。ADI 值 0~25mg/（kg·d）（FAO/WHO，1994）。山梨酸对大鼠经口 LD_{50} 为 7360mg/kg，其钾盐对大鼠经口 LD_{50} 为 4920mg/kg。

（3）丙酸及其盐类　丙酸及其盐类是广泛用于食品防腐的三大品种之一，常用的是丙酸钙。丙酸钙为白色结晶性粉末，熔点 400℃以上，无臭或具轻微特异臭，可溶于水（30%），微溶于甲醇、乙醇，不溶于苯或丙酮，10% 水溶液 pH 为 7.4。主要用于面包、糕点类食品，对 pH 较高的面包制品有较好的抑制霉菌作用，但对酵母菌无效，故不致影响面包的正常发酵且价格价廉。丙酸钙的产气时间短，应用于面包时可缩短生产周期，但与膨松剂碳酸氢钠作用生成不溶性盐类而影响口感，故只能改用钠盐或钾盐。丙酸是具有类似醋酸刺激酸香的液体，由于它是人体新陈代谢的正常中间物，故无毒性。丙酸钙大鼠经口 LD_{50} 为 3340mg/kg，丙酸钠大鼠经口 LD_{50} 为 6300mg/kg。其 ADI 值不加限制（FAO/WHO，1994）。

（4）脱氢醋酸及其钠盐　脱氢醋酸用作食品防腐剂主要用其钠盐，脱氢醋酸钠为白色或淡黄色，无臭、无味、易溶于水、难溶于乙醇等有机物，水溶液显中性或微碱性，熔点为 190℃，耐光、耐热性好，溶液 120℃加热 2 小时保持稳定。脱氢醋酸钠是广谱防腐剂，特别对霉菌和酵母的抑制能力强，为苯甲酸钠的 2~10 倍，脱氢醋酸钠在 pH 小于 5 的条件下，对酵母菌的抑制效果比苯甲酸钠大 2 倍，对灰绿青霉菌的抑制效果比苯甲酸钠大 25 倍。本品能迅速而完全地被人体组织吸收，进入人体后即分散于血浆和组织器官中，有抑制体内多种氧化酶的作用。此外，日本 1973 年报道可导致肾结石等问题，且其有效用量比山梨酸大 1 倍，而毒性比山梨酸大 10 倍，因此安全受到怀疑，故已逐步被山梨酸取代。欧盟已禁止使用，日本在 1991 年 3 月也禁止使用。中国主要用于饲料，但也用于袋装酱菜，其最大使用量为 0.30g/kg。脱氢醋酸的 ADI 值未规定。大鼠经口 LD_{50} 为 1000mg/kg，小鼠经口 LD_{50} 为 790mg/kg。

2. **酯型防腐剂**　酯型防腐剂主要是指对羟基苯甲酸酯类又称尼泊金酯（nipagin A），其特点是在 pH4~8 范围内均有较好效果，酯型防腐剂与酸性防腐剂不同，一般不受 pH 影响，故可被用于代替酸型防腐剂，且毒性低于苯甲酸，但高于山梨酸。对羟基苯甲酸酯类在胃肠中能被完全吸收，在体内水解成对羟基苯甲酸并从尿中排出，不易在体内蓄积。羟基苯甲酸丙酯对小鼠经口 LD_{50} 为 6700mg/kg，对羟基苯甲酸乙酯与丙酯 ADI 值均为 0~10mg/（kg·d）（FAO/WHO，1996）。

对羟基苯甲酸酯类防腐作用机制是抑制微生物呼吸酶与电子传递酶系的活性，破坏微生物的细胞膜结构，其抑菌的能力随烷基链的增长而增强。对霉菌、酵母有较强作用，但对细菌特别是革兰阴性菌和乳酸菌的作用较弱。其缺点是有特殊味觉，在水中溶解度差，其溶解度随酯基碳链长度的增加而下降，因此为达到较好的效果往往将两种酯型防腐剂配合使用。

《食品添加剂使用卫生标准》（GB 2760）规定，对羟基苯甲酸酯类用于果蔬保鲜，最大使用量为 12mg/kg；用于食醋，最大使用量为 100mg/kg；用于蛋黄馅、碳酸饮料，最大使用量为 200mg/kg；酱油、酱料、果汁型饮料等最大使用量为 250mg/kg；糕点馅最大使用量为 500mg/kg。

3. 生物型防腐剂　生物食品防腐剂乳酸链球菌肽（Nisin），又称乳酸链球菌素。最早由 Mattick 等于 1947 年制得，1951 年成功地用于防止由肉毒梭状芽孢杆菌所引起的干酪膨胀腐败，是目前唯一允许作为防腐剂在食品中使用的细菌素。

Nisin 的抑制机制是作用于细菌细胞的细胞膜，可以抑制细菌细胞壁中肽聚糖的生物合成，使细胞膜和磷脂化合物的合成受阻，从而导致细胞内物质的外泄，甚至引起细胞裂解。也有的学者认为 Nisin 是一个疏水带正电荷的小肽，能与细胞膜结合形成管道结构，使小分子和离子通过管道流失，造成细胞膜渗漏。

Nisin 使用时应先用 0.02mol/L 的盐酸溶液溶解，然后再加到食品中。Nisin 的作用范围相对较窄，仅对大多数革兰阳性菌具有抑制作用，如金黄色葡萄球菌、链球菌、乳酸杆菌、微球菌、单核细胞增生李斯特菌、丁酸梭菌等。Nisin 对肉毒梭状芽孢杆菌等厌氧芽孢杆菌有很强抑制作用，但对霉菌和酵母的影响很弱。Nisin 在酸性条件下呈现最大的稳定性，随着 pH 的升高其稳定性大大降低。在 pH 为 2.0 或更低的稀盐酸中，经 115.6℃ 高压灭菌，仍能稳定存在，在 pH 为 5 时，其活力损失 40%；在 pH 为 9.8 时其活力损失超过 90%。在一定温度范围内，随着温度的升高，它的活性丧失增加。乳酸链球菌素是多肽，食用后在消化道中很快被蛋白水解酶消化吸收成氨基酸，不会改变消化道内正常菌群，也不会引起常用其他抗生素出现的抗药性，更不会与其他抗生素出现交叉抗性。对 Nisin 的微生物毒性研究表明，其安全性很高。Nisin 急性毒性 LD_{50}：小鼠经口，雄性 9260mg/kg，雌性 6810mg/kg；大鼠经口，雄性 14700mg/kg，雌性 6810mg/kg。ADI 值 0~33000IU/（kg·d）（FAO/WHO，1994）。

Nisin 一般应用于乳制品、罐装食品、植物蛋白食品的防腐。《食品添加剂使用卫生标准》（GB 2760）规定：用于罐头、植物蛋白饮料，最大使用量为 0.2g/kg；用于乳制品、肉制品，最大使用量为 0.5g/kg。

（二）食品抗氧化剂的安全

含有油脂的食品在空气中可能会引起变色、变味等变化，不仅影响食品的风味，而且产生有毒的氧化物或致癌物质、心脑血管疾病诱发因子等有害物质。目前世界各国用于食品的食品抗氧化剂的物质有十余种，可分为水溶性和脂溶性两大类。另有些物质自身并没有抗氧化作用，但是可协同抗氧化剂显著提高抗氧化效果，这类物质被称为抗氧化促进剂，最常见的有柠檬酸、酒石酸、抗坏血酸（维生素 C）等。

抗氧化剂是一类能与自由基反应从而中止自动氧化过程的物质。油脂的自动氧化有一段相当长的诱导期，它取决于许多因素，主要是氧的活化度，抗氧化剂可降低介质中的含氧量。一旦越过自动氧化的诱导期，就会生成能自行催化的过氧化物，从而使氧化反应迅速进行。抗氧化剂只能阻碍氧化作用的进程，以延缓油脂开始氧化变质的时间，不可能使已氧化的产物复原。因此，只有在诱导期之前加入抗氧化剂，才能及时切断自动氧化过程，故抗氧化剂加入越早越好。

目前常用的抗氧化剂有 BHA、BHT、PG、TBHQ 以及茶多酚均属于酚类化合物，它们都是氢的供体。

1. 丁基羟基茴香醚

（1）抗氧化作用　丁基羟基茴香醚（butylated hydroxyl anisole，BHA）对热较稳定，在弱碱性条件下不容易被破坏，因此是一种良好的抗氧化剂。其用量在 0.02％时比 0.01％的抗氧化效果约增强 10％左右，但增加到超过 0.02％以上时，其抗氧化效果反而下降，相对来说，BHA 对动物性脂肪的抗氧化作用较对不饱和植物油更有效。尤其适用于使用动物脂肪的焙烤制品。BHA 因有与碱土金属离子作用而变色的特性，所以在使用时应避免使用铁、铜容器。将有整合作用的柠檬酸或酒石酸等与本品混用，不仅起增效作用，而且可以防止由金属离子引起的呈色作用。

BHA 具有一定的挥发性和能被水蒸气蒸馏，故在高温制品中，尤其是在煮炸制品中易损失。BHA 也可用于食品的包装材料。

（2）对食品安全的影响　一般认为 BHA 毒性很小，较为安全。对小鼠（雄）经口 LD_{50} 为 1.1g/kg，对大鼠经口 LD_{50} 为 2.0g/kg。日本于 1981 年用含 2％ BHA 料喂大白鼠 2 年，发现其前胃发生扁平上皮癌，故自 1982 年 5 月限令只准用于棕榈油和棕榈仁油中，其他食品禁用。美国将 BHA 从 GRAS（公认安全）类食品添加剂的名单中删除。

1986 年 FAO/WHO 曾报告 BHA 对大鼠前胃的致癌作用取决于其剂量，而对狗无致癌作用，对猪可以引起食管增生，故规定其 ADI 值由暂定 0~6mg/（kg·d）降至 0~0.3mg/（kg·d）。1989 年 FAO/WHO 再次评价时，认为只有在大剂量（20g/kg）时才会使大鼠前胃致癌，1.0g/（kg·d）剂量未见有增生现象，考虑到对狗无有害作用，人类无前胃靶组织，故正式制定 ADI 值为 0~0.5mg/（kg·d）（FAO/WHO，1996）。

（3）使用　《食品添加剂使用卫生标准》（GB 2760）规定用量：BHA 用于食用油脂、油炸食品、干鱼制品、方便面等最大使用量为 0.2g/kg；BHA 与 BHT 混用时总量不超过 0.2g/kg；BHA、BHT 与 PG 混用时，BHA、BHT 的总量不超过 0.1g/kg，PG 不超过 0.05g/kg。

2. 二丁基羟基甲苯

（1）抗氧化作用　二丁基羟基甲苯（butylated hydroxyl toluene，BHT）与其他抗氧化剂相比，稳定性较高，抗氧化效果较好，无与金属离子反应着色的缺点，也没有特异臭，而且价格低廉，故被不少国家所采用。BHT 耐热性较好，在普通烹调温度下影响不大，用于长期保存的食品，但在焙烤食品中的效果略差于 BHA。

（2）对食品安全的影响　美国曾报道 BHT 有致癌作用，并可能有抑制人体呼吸酶活性作用，故为希腊、土耳其、印度尼西亚等国家所禁用，但美国 FDA 一度禁用后，因证明安全性还是可以得到保证的，故而重新允许使用。对大鼠经口 LD_{50} 为 2.0g/kg，FAO/WHO 于 1996 年重新将 ADI 值定为 0~0.3mg/（kg·d）。

（3）使用　中国食品添加剂使用标准规定，本品多与 BHA 并用，并以柠檬酸或其他有机酸为增效剂，如在植物油中 BHT∶BHA∶柠檬酸 =2∶2∶1。对精炼油添加 BHT 时必须在碱炼、脱色、脱臭后，在真空下将油冷却到 12℃时添加，可充分发挥其抗氧化作用，此外应注意保持设备与容器的清洁，在添加时应事先用少量油脂与 BHT 溶解，柠檬酸用水或乙醇溶解再借真空吸入油中搅拌混匀，以充分发挥抗氧化效能。

BHT 也可加于包装焙烤食品、速冻食品及其他方便食品的纸或塑料薄膜等材料中，其用量为 0.2g/kg。

3. 没食子酸丙酯

（1）抗氧化作用　没食子酸丙酯（propyl gallate，PG）对植物油有良好的稳定性，对猪油的抗氧化效果比 BHA 和 BHT 更好，PG 与 BHA 和 BHT 合用有良好的增效作用，混用时加增效剂柠檬酸则抗氧化作用最好，若 PG+BHA+BHT+CA（抗坏血酸钙）其抗氧化作用更明显。

（2）对食品安全的影响　用含 5％与 1％没食子酸丙酯的饲料喂饲大鼠 2 年，均未呈现毒性作用。PG 在机体内被水解，没食子酸丙酯大部分变成 4-O- 甲基没食子酸，内聚成葡萄糖醛酸，随尿排出体外。大鼠经口 LD_{50} 为 3.8g/kg，属低毒物质。ADI 值 0~1.4mg/（kg·d）（FAO/WHO，1994）。

（3）使用　PG 对热敏感，达 148℃熔点时会分解，故不宜用于煮炸及焙烤类制品。对制成品的持久抗氧化能力也很差。而适用于食用油脂、起酥油类食品、干鱼制品、饼干、方便面、腌腊肉制品等。PG 单独用量为 0.1g/kg；PG 与 BHA、BHT 混用时，PG 不得超过 0.05g/kg，BHA 和 BHT 总量不得超过 0.1g/kg。

4. 叔丁基对苯二酚

（1）抗氧化作用　叔丁基对苯二酚（tertiary butylhydroquinonoe，TBHQ）是较新的一种酚类抗氧化剂，添加于任何油脂和含油食品中也不发生异味和异臭。对煮炸食品具有良好持久抗氧化能力，因此适用于土豆片之类的生产，但它在焙烤制品中的持久力不强，除非与 BHA 合用。与 BHT 相比，它在各种食用油脂中都有很好的溶解性，对植物油较其他抗氧化剂有更为有效的抗氧化稳定性。

（2）对食品安全的影响　由于发现 TBHQ 可能有致癌作用，2004 年日本禁止使用。2004 年中国出口到日本的食品有 7 批被检出叔丁基对苯二酚，相关货物被退运或销毁。TBHQ 大鼠经口 LD_{50} 为 0.7~1.0g/kg，FAO/WHO（1995）对其 ADI 值定为 0~0.2mg/（kg·d）。

（3）使用　美国在 1972 年批准使用，允许在 26 种食品中使用，最大用量为 200mg/kg。中国于 1991 年批准使用，按《食品添加剂使用卫生标准》（GB 2760）规定，允许在食用油脂、油炸食品、饼干、干果罐头等 9 种食品中作为抗氧化剂使用，最大使用限量为 0.2g/kg。TBHQ 最大特点是在铜、铁离子存在下不发生着色和风味方面的变化，在植物油内用量为 0.01% ~0.03%。其抗氧化效果均优于 BHA、BHT、PG。

5. 茶多酚

（1）抗氧化作用　茶多酚可防止食品氧化而导致的营养素破坏、色变，同时还能有效地抑制各类细菌的生长繁殖。茶叶中一般含有 20% ~30% 的多酚类化合物，包括儿茶素类、黄酮及其衍生物、花青素等。其中儿茶素类约占总量的 80%，其提取混合物称茶多酚（tea polyphenols），包括几种形式，其共同特点是它们在 B 环和 C 环上的酸性羟基具有很强的供氢能力，能中断自动氧化成氢过氧化物的连锁反应，从而阻断氧化过程。茶多酚的抗氧化效果与 BHT 和维生素 E 进行比较，抗氧化效果相当于添加 0.02%BHT 的 1.3~2 倍，是添加 0.02%维生素 E 的 4 倍，并且抗氧化效果稳定性高，测定炸鱼虾的豆油中茶多酚对 POV（过氧化值）的影响，结果与对照组相比，18 小时后对 POV 上升的抑制率为 88.9%，说明本品是一种性能优异的抗氧化剂。

（2）对食品安全的影响　茶多酚是较为安全的抗氧化剂，目前没有发现其有特殊的毒性作用。小鼠经口 LD_{50} 为 2.86g/kg。

（3）使用　茶多酚不仅能防止动植物油脂的氧化和食品的褪色，并能稳定食品中的维生素，同时对葡萄球菌、大肠埃希菌、枯草杆菌等有抑制作用。它对酸和热是稳定的，与维生素 E 合用，则抗氧化效果更佳。

在使用中与 BHA、BHT、PG 相比具有更强的抗氧化效力，在肉类食品中添加量相等时，抗氧化作用为 BHA 的 2.6 倍，为维生素 E 的 3.2 倍。《食品添加剂使用卫生标准》（GB 2760）规定不同食品中的用量以油脂中儿茶素计为 0.1~0.4g/kg。

（三）食品着色剂的安全

为满足人们审美观及促进食欲，对于无色或颜色不美的食品，或虽然食品原本具有鲜丽颜色，但因加工或熟制时间等原因使之变为不美观，往往在加工过程中加入一些着色剂，以增加美观、食欲和经济价值。食用着色剂可分为天然色素和合成色素两大类。前者一般较为安全（个别除外，如藤黄），后者有些可具有毒性，但由于后者的成本低廉、色泽鲜艳、着色力强、色调多样，故仍然被广泛应用。美国 1970 年合成色素的消费量为 2005000kg，1990 年增至 3844000kg。德国每年消费食用色素约 150000kg，其中合成色素约占 70%。日本天然色素的发展速度与应用远快于合成色素，1987 年天然色素用量达 23313000kg，而合成色素为 203000kg。中国至 1996 年批准使用着色剂共 55 个品种，而合成色素仅为 12 个品种，至 1998 年又增补了两个品种胭脂树橙和胭脂虫红。目前国际上允许使用的食用合成色素有 40 余种。2005 年 2 月 18 日，英国食品标准局就某些食品检出苏丹红色素向消费者发出警告，并在其网站上公布了亨氏、联合利华等 30 家企业生产的可能含有苏丹红色素的 600 余个品牌的食品。这些产品包括虾色拉、泡面、熟肉、馅饼、辣椒粉、调味酱等，引起世界各国食品安全管理当局和消费者的广泛关注。苏丹红是工业染料，禁止用于食品的染色。2005 年中国在对涉红相关食品的检测也发现有违禁使用苏丹红的案件。

1. **食用合成色素** 食用合成色素主要是指用人工合成方法所制得的有机色素，多以苯、甲苯、萘等化工产品为原料，经过磺化、硝化、卤化、偶氮化等一系列有机反应化合而成。按其化学结构又可分为偶氮类和非偶氮类两类。前者有苋菜红、柠檬黄等，后者有赤藓红和亮蓝等。目前世界各国允许使用的合成色素几乎全是水溶性色素，不溶于油脂、醚，在乙醇中微溶或不溶。为了改善合成色素的溶解性，在许可使用的食用合成色素中，还包括它们各自的色淀。色淀是由水溶性色素沉淀在许可使用的不溶性基质（通常为氧化铝）上所制备的特殊着色剂。

食用人工合成色素对人体的毒性作用可能有三个方面，即致泻性、脏器功能损害与致癌性，特别是致癌性应引起注意。如奶油黄、苏丹红、橙黄 SS 及碱性槐黄由于可使动物致癌而被禁用。它们的致癌机制一般认为可能与其多属偶氮化合物有关。由于偶氮化合物在体内进行生物转化过程中，可形成两种芳香胺化合物。芳香胺在体内经代谢活化，即经 $N-$ 羟化和酯化后可以转变成易与大分子亲核中心结合的终致癌物。许多合成色素除本身具有一定的毒性外，还可能混有其他被称为杂质化合物和有害金属，而形成一些有毒的副产物。因此必须对着色剂，特别是合成色素进行严格卫生管理，生产企业所生产的产品纯度、规格、用量以及允许使用的食品种类等都必须符合卫生安全标准。然而，某些食品企业采用不正当竞争手段，超出规定使用范围，在某些食品中违法添加合成色素。1994 年哈尔滨市调查结果显示，约 37% 的肉制品生产厂向原料肉中添加合成色素，2000 年中国卫生部抽检的 189 份蜜饯产品中，色素违法使用或过量使用的不合格产品有 24 份，38 种果冻食品，色素指标合格率仅为 23.7%。

人工合成色素在 20 世纪 90 年代被批准应用的约有 40 余种，自 2005 年英国苏丹红事件发生以来，许多国家已禁止在食品中使用人工合成色素。在出口涉红产品时，生产企业被要求出具保函，承诺产品不含有任何人工色素。一些国家则更严格地限制某些色素，特别是偶氮类色素在食品中的使用。现在可以合法使用的食用合成色素品种已经大为减少。在世界各国使用合成色素最多时，品种多达 100 余种，日本曾批准使用的合成色素有 27 种，现已禁止使用其中的 16 种。美国 1960 年允许使用的合成色素有 35 种，现仅剩下 7 种。瑞典、芬兰、挪威、印度、丹麦、法国等早已禁止使用偶氮类色素，其中挪威等一些国家还完全禁止使用任何化学合成色素。此外还有一些国家已禁止在肉类、鱼类及其加工品、水果及其制品、调味品、婴儿食品、糕点等食品中添加合成色素。《食品添加剂使用卫生标准》（GB 2760）规定，许可使用的食用合成色素有苋菜红、胭脂红、赤藓红、新红、诱惑红、柠檬黄、日落黄、亮蓝、靛蓝和它们各自的铝色淀以及合成的

β – 胡萝卜素、叶绿素铜钠盐和二氧化钛等 55 种。其中人工合成 β – 胡萝卜素与天然的 β – 胡萝卜素是完全相同的色素。叶绿素铜钠则是由天然色素叶绿素经一定化学处理所得的叶绿素衍生物。二氧化钛是由矿物材料进一步加工制成。允许使用的食品种类有果味水、果味粉、果子露、汽水、配制酒、糖果、糕点上的彩装、罐头等,使用量一般不得超过 1/10000。凡是肉类及其加工品、鱼类及其加工品、醋、酱油、腐乳等调味品、水果及其制品、乳类及乳制品、婴儿食品、饼干、糕点都不能使用人工合成色素。

2. 食用天然色素 食用天然色素来自于天然植物、动物、微生物,且大多来自可食资源,是利用一定的加工方法所获得的有机着色剂和少量的无机色素。它们主要是由植物组织中提取,品种甚多,但它们的色素含量和稳定性等一般不如人工合成品。由于人们对其安全感比合成色素高,尤其是对来自水果、蔬菜等食物的天然色素,则更是如此,所以近年来发展很快,各国许可使用的品种和用量均在不断增加。此外,还有人将人工化学合成,在化学结构上与自然发现的色素完全相同的有机色素如 β – 胡萝卜素等归为第三类食用色素,即天然等同的色素(nature-identical-colours)。目前全世界已开发的天然色素达 100 余种,中国生产天然色素的工厂有百余家,年总产量 1 万吨以上,其中焦糖色素 6000 多吨,其次红曲红、辣椒红、栀子黄、叶绿素及其衍生物、姜黄、红花黄、高粱红、紫胶红、可可壳色等都有可观的产量。中国特别加强了新天然色素报批审定,报批材料要求应包括原料名称、种属、取用部位、主要成分、化学结构、测试方法、稳定性试验、毒理试验、残留量以及在食品中使用效果等,这些都对保证食品安全起到控制作用。

中国允许使用的天然色素主要有:越橘红、萝卜红、红米红、黑豆红、玫瑰茄红、甜红、辣椒红、辣椒橙、红花黄、栀子黄、菊花黄、玉米黄、姜黄、β – 胡萝卜素、叶绿素铜盐、可可色素、焦糖色、紫胶红、红曲米等。

3. 一些食用色素的 ADI 值 目前准用人工合成色素都通过十分严格的毒性试验,食品添加剂联合专家委员会(JECFA)加强了安全性审查,并制订它们的 ADI 值向各国政府建议,现将有关食用合成色素 ADI 列入表 2-16 中。食用天然色素除了少数如藤黄有剧毒不允许使用外,其余对人体健康一般无害,中国允许使用并制订国家标准的有 40 多种。FAO/WHO(1994)对其 ADI 值规定的品种有姜黄素 0~0.1mg/(kg·d),葡萄红 0~2.5mg/(kg·d),焦糖(氨法生产)0~200mg/(kg·d),其他均无需规定。

表 2-16 食用合成色素的 ADI(FAO/WHO,1994) 单位:mg/(kg·d)

名称	ADI	名称	ADI
苋菜红、苋菜红铝色淀	0~0.5	亮蓝、亮蓝铝色淀	0~12.5
β - 胡萝卜素	0~5	赤藓红、赤藓红铝色淀	0~0.1
诱惑红,诱惑红铝色淀	0~7	靛蓝,靛蓝铝色淀	0~5
新红、新红铝色淀	0~0.1	胭脂红、胭脂红铝色淀	0~4
叶绿素铜钠盐	0~15	日落黄、日落黄铝色淀	0~2.5
柠檬黄、柠檬黄铝色淀	0~7.5	二氧化钛	——

4. 部分化学合成着色剂简介

(1)苋菜红 苋菜红(amaranth)又名蓝光酸性红,化学名称为 1-(4'-磺酸基 -1- 萘偶氮)-2-萘酚 -3,7- 二磺酸三钠盐,属于偶氮磺酸型水溶性红色色素,为红色颗粒或粉末状,无臭味,可溶于甘油及丙二醇,微溶于乙醇,不溶于脂类。0.01% 苋菜红水溶液呈红紫色。对光、热和盐类较稳定,且耐酸性很好,但在碱性条件下容易变为暗红色。此外,这种色素对氧化还原作用较为敏感，不宜用于有氧化剂或还原剂存在的食品（例如发酵食品）的着色。世界上许多国家都把苋菜红作为食用色素。

苋菜红小鼠经口 LD_{50} 大于 10g/kg，曾被认为是安全性很高的一种食用色素。但前苏联在 1968~1970 年曾对苋菜红这种食用色素进行了长期动物试验，结果发现致癌率高达 22%，从而引起了对苋菜红毒性的长期争论，并导致其 ADI 多次更改，1972 年 JECFA 将 ADI 从 0~1.5mg/（kg·d）修改，暂定 ADI 为 0~0.75mg/（kg·d）。1978 和 1982 年 JECFA 两次评定，没有发现致癌的证据，将其暂定 ADI 延期。1984 年再次评价时制定本 ADI 值向各国政府建议。委员会根据长期研究结果，判定大鼠的最大无作用剂量为 50mg/（kg·d），并最后确定苋菜红的 ADI 为 0~0.5mg/（kg·d）。

《食品添加剂使用卫生标准》（GB 2760）规定苋菜红的使用范围和使用量：可用于果汁（味）饮料类、碳酸饮料、配制酒、糖果、糕点上彩妆、青梅、山楂制品、腌制小菜，最大使用量为 0.05g/kg；用于红绿丝、染色樱桃，最大使用量为 0.1g/kg；1976 年美国、挪威禁用，欧盟不准用于儿童食品。

（2）亮蓝 亮蓝（brillant blue）又名蓝色 1 号，为三苯代甲烷衍生物，其化学名称为 4–[N–乙基 –N–（3'–磺基苯甲基）–氨基] 苯基 –（2'–磺基苯基）–亚甲基 –（2，5–亚环己二烯基）–（3'–磺基苯甲基）–乙基胺二钠盐，亮蓝是紫红色均匀粉末或颗粒，有金属光泽，有较好的耐光性、耐热性、耐酸性和耐碱性，溶于乙醇、甘油。

亮蓝经长期试验，认为安全性高。大鼠经口 LD_{50} 大于 2g/kg。FAO/WHO 于 1994 年把亮蓝的 ADI 定为 0~12.5mg/（kg·d）。

《食品添加剂使用卫生标准》（GB 2760）规定亮蓝的使用范围和使用量：可用于果汁（味）饮料类、碳酸饮料、配制酒、糖果、糕点上彩妆、染色樱桃、冰淇淋，最大使用量为 0.025g/kg；用于红绿丝，最大使用量为 0.1g/kg；2005 年增补标准，可用于半固体调味料，用量 0.5g/kg；但澳大利亚、比利时、丹麦、法国、意大利、西班牙、瑞士、挪威、德国不准用于食品。

（3）柠檬黄 柠檬黄（tartrazine）又名酒石黄肼，化学名称为 3–羧基 –5–羧基 –2–（对磺苯基)–4–(对磺苯基偶氮)– 邻氮茂的三钠盐，柠檬黄即食用黄色 5 号，为水溶性色素，也溶于甘油、丙二醇，微溶于乙醇，不溶于油脂，对热、酸、光及盐均稳定，耐氧性差，遇碱变红色，还原时褪色。

柠檬黄从 1916 年起已被用作食品添加剂。柠檬黄虽然属于偶氮染料，但被认为是合成色素中毒性最弱的，其 LD_{50} 为 12.7g/kg。猫和狗食用含 2% 柠檬黄的食物持续 2 年，没有发现不良反应。以 1.5% 的剂量饲喂 64 周或以 5% 的剂量持续饲喂 2 年，未发现肿瘤。柠檬黄的主要问题是其致敏性，据统计，每万人中就有一人对柠檬黄敏感，尤其是阿司匹林过敏者发病率更高。柠檬黄的过敏症状包括风疹、哮喘和血管性浮肿等，具有潜在的生命危险。人体每日允许摄入量 ADI<7.5mg/（kg·d）。

2005 年增补标准柠檬黄在蛋黄、沙拉酱中用量 0.5g/kg。

（四）食品甜味剂的安全

甜味剂（sweetener）是指赋予食品甜味的食品添加剂。甜味剂是世界各国使用最多的一类添加剂，在食品工业中具有十分重要的地位。按其来源可分两类：天然甜味剂和人工甜味剂；按其营养价值可分为营养性甜味剂和非营养性甜味剂。天然甜味剂又可分为糖和糖的衍生物，以及非糖天然甜味剂两类。通常所说的甜味剂是指人工合成的非营养甜味剂、糖醇类甜味剂和非糖天然甜味剂三类。至于营养型甜味剂如蔗糖、葡萄糖、果糖、麦芽糖等，虽然也是甜味剂，由于是天然的，且长期被人们食用，又是重要的营养素，所以通常视为食品原料，不作食品添加剂对待。

人工合成甜味剂主要是指一些具有甜味的化学物质，甜度一般比蔗糖高数倍甚至百倍；但是没有任何营养价值。近年来陆续发现人工合成甜味剂对人体健康具有潜在的危害性。理想的甜味剂应具有以下特点：①安全性好；②味觉良好；③稳定性好；④水溶性好；⑤价格低廉。

1. 糖精

（1）作用及对食品安全的影响　糖精是世界各国广泛使用的一种人工合成甜味剂，糖精化学名称为邻苯甲酰磺酰亚胺，制造糖精的原料主要有甲苯、氯磺酸、邻甲苯胺等，均为石化产品。糖精在水中的溶解度低，市场销售的商品糖精实际上是易溶性的邻苯甲酰磺酰亚胺的钠盐，简称糖精钠，为无色结晶或稍带白色的结晶粉末，无臭或微有香气，甜度是蔗糖的 300~500 倍。一般认为在体内不能被利用，大部分从尿中排出但不损害肾功能，不改变体内酶系统的活性，全世界广泛使用数十年，尚未发现对人体有直接的毒害表现。其小鼠口服 LD_{50} 为 17.5g/kg，兔口服 LD_{50} 为 4g/kg。20 世纪 70 年代美国 FDA 对糖精动物试验发现有致膀胱癌作用。但是大规模的流行病学调查表明，在被调查的数千名人群中未观察到使用人工甜味剂有增高膀胱癌发病率的趋势。1993 年 JECFA 重新对糖精的毒性进行评价，在流行病调查资料中，不支持食用糖精与膀胱癌之间可能存在联系。故在 1997 年 FAO/WHO 颁布的糖精 ADI 值定为 0~5mg/（kg·d）。在美国，1969 年 FDA 已将糖精钠从 GRAS（公认安全）食品添加剂名单中取消，并规定凡是添加糖精钠作甜味剂的食品，均要求标有"糖精钠能引起动物肿瘤"的警告语。在中国有一些极端的病例也说明糖精存在一定的毒性。

（2）使用　《食品添加剂使用卫生标准》（GB 2760）规定：糖精钠可用于饮料、酱菜类、复合调味料、蜜饯、配制酒、雪糕、冰淇淋、冰棍、糕点、饼干和面包，最大使用量为 0.15g/kg（以糖精计）；用于瓜子，最大使用量为 1.2g/kg；用于话梅、陈皮类为 5.0g/kg；婴幼儿食品不得使用糖精；果酒、露酒、黄酒、啤酒、白酒、肉类、水产类、水果蔬菜类罐头中禁止使用糖精。1999年 9 月又对糖精使用做出新规定，允许使用糖精的食品，必须按照《食品标签通用标准》（GB 7718）的有关规定，在标签上注明用糖精等字样。婴儿食品严禁用糖精。凡不使用糖精等化学合成甜味剂的食品，可在标签上注明"不含化学合成甜味剂"的字样。

美国香味和萃取物制造者协会规定，糖精最高参考用量为：软饮料 72mg/kg；冷饮 150mg/kg；糖果 2100~2600mg/kg；焙烤食品 12mg/kg。

2. 甜蜜素

（1）作用及对食品安全的影响　甜蜜素（sodium cyclamate）其化学名称为环己基氨基磺酸钠，1950 年开始生产应用，是食品生产中常用的添加剂。甜蜜素的甜度是蔗糖的 30~40 倍。甜蜜素食用后 40% 经尿，60% 由粪便排出体外。其毒性较低，小鼠口服 LD_{50} 为 15.25g/kg，大鼠口服 LD_{50} 为 17.0g/kg，饲料中添加 1.0% 喂养 2 年，未见异常现象。但有研究认为，甜蜜素对于动物有致癌作用，美国 FDA 及英国于 1970 年相继禁用，但有些国家仍继续使用。从化学结构的角度分析，甜蜜素经水解后能形成有致癌威胁的环己胺，虽然单胃动物的消化系统中的酶不会产生环己胺，但肠道微生物可导致这一反应的发生。1980 年报道证明无致癌、致畸作用，故 FAO/WHO 于 1982 年重新制订 ADI 为 0~11mg/（kg·d）。美国 FDA 经长期试验也于 1984 年宣布其无致癌性，但因美国国家科学委员和国家科学院（NRC/NAS）1986 年报道有促进和可能致癌性问题，故至今在美国联邦法中仍规定甜蜜素不得加入或用于食品。目前世界上有美国、英国、日本等 40 多个国家禁止在食品中使用。中国对甜蜜素的使用有严格的限量规定。FAO/WHO 于 1994 年公布的甜蜜素 ADI 仍为 0~11mg/（kg·d）。

（2）使用　《食品添加剂使用卫生标准》（GB 2760）规定：甜蜜素可用于饮料和果冻、酱菜类、调味酱汁、配制酒、雪糕、冰淇淋、冰棍、糕点、饼干和面包，最大使用量（以环己基氨基磺酸钠计）为 0.65g/kg；引用于蜜饯，最大使用量为 1.0g/kg；用于话梅、陈皮、杨梅干，最大使用量为 8.0g/kg。

3. 阿斯巴甜

（1）作用及对食品安全的影响 阿斯巴甜（aspartame）又名甜味素，化学名称为天冬酰苯丙氨酸甲酯，简称 APM，分子式为 $C_{14}H_{18}N_2O_5$，阿斯巴甜是一种新型的氨基酸甜味剂，外观为白色晶体或结晶粉末，pH 为 4.5~6.0。只有在长时间、高温加热且 pH 较高时才会分解。阿斯巴甜具有砂糖似的纯净甜味，甜度为蔗糖的 200 倍，没有异味，对食品风味有增效作用，目前已有 80 个国家批准使用。在安全性上，阿斯巴甜被证明是安全的，曾有报道阿斯巴甜可经分子内缩合可形成有害的二羟基哌嗪，以后证明在可能摄入浓度下是安全的。小鼠口服 LD_{50} 大于 10g/kg，FAO/WHO 于 1997 年公布的阿斯巴甜 ADI 为 0~40mg/（kg·d）。

（2）使用 《食品添加剂使用卫生标准》（GB 2760）规定：阿斯巴甜可用于甜食，最大使用量为 0.3%；用于胶姆糖，最大使用量为 1%；用于饮料，最大使用量为 0.1%；用于早餐谷物，最大使用量为 0.5%；配制糖尿病、高血压、肥胖病、心血管病患者的低糖、低热保健食品，用量按需要添加。阿斯巴甜对患有苯丙酮酸尿症病者不能使用；须于使用食品的标签上标明苯丙氨酸的含量。

4. 安赛蜜

（1）作用及对食品安全的影响 安赛蜜（acesulfame-K），又称 A-K 糖，化学名称为乙酰磺胺酸钾，分子式为 $C_4H_4KNO_4S$。安赛蜜是白色结晶状粉末，具有高甜度，其甜度约是 3% 溶液蔗糖的 200 倍，对热和酸性质稳定，不吸潮，热分解温度 225℃，在一般食品加工中所处的 pH 环境和所用热处理都很稳定。1967 年研究成功，1970 年开始进行各种动物毒性试验，证明本品是安全的，FAO/WHO 于 1984 年将 ADI 定为 0~9mg/（kg·d），1991 年改为 0~15mg/（kg·d），1997 年 ADI 值仍为此值。1983 年在英国、法国、意大利首先批准使用，至 1990 年已有荷兰、瑞士、比利时、丹麦以及包括中国内地和香港特别行政区在内的超过 40 个国家批准使用。

（2）使用 《食品添加剂使用卫生标准》（GB 2760）规定：安赛蜜可用于饮料、冰淇淋、糕点、糖果、果酱、酱菜、蜜饯、胶姆糖，最大使用量为 0.3g/kg；明令禁止使用在罐头里。但 2005 年公告扩大其使用范围，什锦水果罐头里可以使用安赛蜜，并规定其最大使用量为 0.30g/kg。

（五）食品漂白剂的安全

漂白剂是破坏或抑制食品的发色因素，使其褪色或使食品免于褐变的物质，分为氧化型漂白剂和还原型漂白剂两类。漂白剂具有一定的毒性，添加过量将残留在食品中对人体造成危害，其用途及用量应该严格控制。近几年，有一些不法商贩在食品生产中违法使用禁止用于食品的漂白剂甲醛次硫酸氢钠（俗称吊白块），不仅危害了人的健康，也严重地破坏了中国食品在世界市场中的形象，直接影响了中国的经济利益。

《食品添加剂使用卫生标准》（GB 2760）批准使用的漂白剂主要有：二氧化硫、焦亚硫酸钾、焦亚硫酸钠、亚硫酸钠、低亚硫酸钠（保险粉）、亚硫酸钾、硫黄和过氧化苯甲酰。

1. 还原型漂白剂

（1）在食品中的作用 还原型漂白剂具有一定的还原能力，主要是亚硫酸及其盐类，它们通过其所产生的二氧化硫而发挥漂白、抑菌、防腐和抗氧化作用。其作用机制是：二氧化硫溶于水形成亚硫酸，亚硫酸被氧化时可将着色物质还原褪色；植物褐变多与食品中氧化酶有关，亚硫酸可以抑制氧化酶的活性，从而抑制酶性褐变。由于二氧化硫在应用中可使果干、果脯、干菜等具有美好的外观，所以有人称它为化妆品性的添加剂。二氧化硫在发挥"化妆"作用的同时，还能抑制细菌中还原酶必需的双硫结合键，生成亚硫酸键加成化合物，而影响微生物的呼吸作用，起到抑菌防腐的作用，这对保持食品的营养价值和质量有一定的作用。

（2）对食品安全的影响　长期以来，人们一直认为二氧化硫对人体是无害的，但自 Baker 等在 1981 年发现亚硫酸盐可以诱使一部分哮喘患者哮喘复发后，各国又重新审视二氧化硫的安全性。经长期毒理研究认为，亚硫酸盐的安全问题主要是诱发过敏性疾病和哮喘，破坏维生素 B_1，有致癌的危险性，可使肝脏、食管等发生癌肿。尽管仍然允许在食品中使用，总体上按规定剂量的二氧化硫对多数消费者无害，但是应严格规范使用行为并明确标识，以提醒和保护那些对亚硫酸盐过敏者。对此物质过敏者，特别是哮喘患者，可导致的症状包括胃痛、呼吸困难甚至休克。二氧化硫随着食品进入体内后生成亚硫酸盐，并由组织细胞中的亚硫酸氧化酶将其氧化为硫酸盐，通过正常解毒后最终由尿排出体外。少量的二氧化硫进入机体可以认为是安全无害的，但超量则会对人体健康造成危害。急性二氧化硫中毒可引起眼、鼻黏膜刺激症状，严重时产生喉头痉挛、喉头水肿、支气管痉挛，大量吸入可引起肺水肿、窒息、昏迷甚至死亡。经口摄入二氧化硫的主要毒性表现为胃肠道反应，如恶心、呕吐。此外，可影响钙吸收，致使机体钙丢失。长期食用二氧化硫超标的食品，可造成人体肠胃功能紊乱，血液酸碱度平衡失调，严重危害身体健康。FAO/WHO（1994）规定亚硫酸盐的 ADI 为 0~0.7mg/kg。在使用该类食品漂白剂时要在控制用量的同时严格控制 SO_2 的残留量。

（3）使用　只有当食品中存在还原型漂白剂时才能发挥漂白作用，还原型漂白剂一旦消失，则可因空气中存在氧而再次显色。但亚硫酸盐若过多会产生不良气味；硫黄可用于蜜饯、干果、干菜、粉丝的熏蒸。目前世界各国对食品中二氧化硫的残留普遍制定了严格的限量标准。部分漂白剂的使用范围、使用量、LD_{50} 及 SO_2 残留限量见表 2-17。

表 2-17　部分漂白剂的使用范围、使用量、LD_{50} 及 SO_2 残留限量

添加剂名称（代码）	使用范围	最大使用量（g/kg）	LD_{50}（mg/kg）	SO_2 残留限量（mg/kg）
二氧化硫（05.001）	葡萄酒、果酒	0.25		≤ 0.05
	黄花菜	0.2		只限用于熏蒸
焦亚硫酸钾（05.002）	啤酒	0.01	兔经口，600~700	
	黄花菜	0.2		
亚硫酸钠（05.004）	葡萄糖、食糖、冰糖、饴糖、液体葡萄糖、竹笋、蘑菇及蘑菇罐头、葡萄，黑加仑浓缩汁	0.60	兔经口，600~700	蜜饯、葡萄、竹笋、蘑菇及蘑菇罐头、黑加仑浓缩汁 ≤ 0.05
	蜜饯	2.0		饼干、食糖、粉丝及其他 ≤ 0.1
低亚硫酸钠（05.005）	蜜饯、干果、干菜、粉丝、葡萄糖、食糖、冰糖、饴糖、液体葡萄糖、竹笋、蘑菇及蘑菇罐头	0.40	兔经口，600~700	液体葡萄糖 ≤ 0.2　薯类淀粉 ≤ 0.03
亚硫酸氢钠（05.006）	薯类淀粉	0.20	大鼠经口，2000	

2. 氧化型漂白剂　目前中国允许使用的氧化型漂白剂只有过氧化苯甲酰。过氧化苯甲酰主要

用作面粉的处理剂。小麦粉中的色素是类胡萝卜素，其中主要成分 β-胡萝卜素含有不稳定的共轭双键，具有一定的颜色特征，由于过氧化苯甲酰具有氧化性，可氧化破坏 β-胡萝卜素的共轭双键，从而增加了小麦粉的白度，同时也破坏小麦粉中维生素 A、维生素 B、维生素 E 等营养成分，而且过氧化苯甲酰水解后产生的苯甲酸残留在面粉中，并随制成的食品进入人体内，一部分与甘氨酸化合成马尿酸从尿中排出体外，另一部分与葡萄糖醛酸化合而解毒。上述两种化合解毒均是在肝脏内进行的，无疑加重了肝脏的负担，可引发多种疾病；短期过量食用会使人产生恶心、头晕、神经衰弱等中毒现象，长期食用含有大量增白剂的食品还会导致大脑失聪、四肢麻木或颤抖。另外，过氧化苯甲酰中含有微量砷和铅等杂质，对人体也有一定的毒副作用。

因过氧化苯甲酰有一定的毒性，欧盟不允许在小麦粉中使用过氧化苯甲酰，国际食品法典委员会的标准《食品添加剂通用标准》CODEX STAN 192-1995（Rev.5-2004）规定的可以添加到小麦粉中的添加剂不包括过氧化苯甲酰。美国最多允许添加 50mg/kg，联合国粮农组织规定不大于 75mg/kg，联合国粮农组织和世界卫生组织公布的数据表明，每人每天摄入 40mg/kg 的过氧化苯甲酰即可使人中毒，中国在 1997 年规定面粉中添加量不超过 60mg/kg。2010 年 9 月中国食品添加剂标准委员会同意注销面粉增白剂。

三、食品生产安全监管

食品生产安全监管的监管对象为食品、食品添加剂生产加工企业和小作坊。监管内容主要包括食品生产许可、监督检查、监督抽查和行政执法等。

（一）监督检查工作

1. 工作机制　食品生产安全监管工作机制简单地说就是"三员、四定、三进、四图、两书一报告"。

（1）"三员"即专业监督员、政府协管员、企业检验员协同监管模式。县级质监部门要派出监管员，到乡村、街道的最基层，负责食品生产加工企业的具体监管工作；要在乡镇聘请协管员，协调政府帮助监管部门开展食品质量安全工作；要联合企业的检验员，及时掌握企业的产品质量状况。

（2）"四定"即分片划定监督范围，即定人、定责、定区域、定企业，明确"四定"职责。定人，就是要确定监管区域、企业的具体负责人和工作人员；定责，就是要确定具体职责、任务，做好了要奖励，没有履行职责要承担责任；定区域，就是要确定所要监管的区域；定企业，就是要确定所要监管的企业。

（3）"三进"即进村、进户、进企业，要挨家挨户进行调查摸底，摸清产品、条件、质量安全等底数，以信息化管理网络为载体，建立企业档案，清楚地掌握食品生产加工企业的第一手材料，并实行动态监管。要将在企业调查中发现的无卫生许可证、无营业执照等证照不全的小企业、小作坊登记造册。

（4）"四图"即根据掌握本行政区域内食品生产加工企业的情况，画好企业变化动态图、食品行业分布图、监管责任落实图和食品安全警示图，对食品加工企业动态监管。也可四图合一。

（5）"两书一报告"即质量安全责任书、质量安全承诺书、质量分析报告。

2. 检查内容

（1）人员　包括企业负责人、专业技术人员、生产操作人员、食品安全管理员和检验人员。

（2）生产资源　包括生产工艺及设备设施。

（3）原辅材料及成品　包括原料、辅料（含食品添加剂）验收台账和成品销售台账。

（4）检验 包括原辅料验收检验、过程控制检验、出厂检验和包装、贮运及标签标识。

（5）环境卫生 包括有害气体、烟尘、灰尘、放射性物质及其他扩散性污染源。

3. 检查程序

（1）准备工作 一是掌握基本信息，在监督检查前要查阅被检查企业监管档案，掌握企业人员、产品、标准、计量设备、检验能力、生产条件等；二是熟悉生产工艺流程；三是备齐监督检查记录表格。

（2）监督检查 监管人员进入企业后，一是召集企业人员，召集企业负责人、食品安全管理员、生产管理人员和检验员到场，告知将对该企业实施监督检查，应予以配合；二是进行检查，按照监督检查内容，进行逐项检查，有必要抽样检验时，通知检验机构具备抽样资格人员进行抽样；三是填写监督检查记录，根据检查情况认真填写监督检查记录。

（3）检查结果告知 监督检查完成后应将检查结果通知被检查企业，由监督检查人员和企业负责人在监督检查记录上签字确认，如企业要求留存监督检查记录，可复印留存。

（4）检查结果处理 一是对存在问题责令整改，对监督检查中发现的问题，能现场整改的要求企业立即进行整改，不能现场整改的要依法发出责令限期整改通知，并跟踪整改情况；二是对违法行为进行查处，对检查中发现的违法行为要立即进入行政执法程序。

（5）记录并归档 一是归档，所有监督检查记录应归档保存，并及时录入企业电子质量档案，要求在监督检查次日前完成录入和存档；二是信用档案记录，记录整改、违法行为查处情况，确定是否增加监督检查频次。

4. 企业容易出现的问题

（1）企业可能存在的问题

1）生产车间洗手、更衣等设施不符合要求或形同虚设。

2）生产操作人员未经洗手、穿戴工作衣帽进入生产车间。

3）食品生产设备、设施、工具和容器等没有定期维护保养，及时进行清洗、消毒；直接接触食品及原料的工具和容器不能有效证明无毒、无害。

4）企业负责人不明确自身产品质量责任和义务，不熟悉食品质量安全知识。

5）关键加工工序操作人员对操作要求不明确，关键控制点不能有效控制和正确记录。

6）加工过程中减少加工程序。

7）检验人员未经培训、未持证上岗。

8）企业现行有效相关标准收集不齐，使用过期作废标准。

9）出厂检验不按规定进行。

10）产品标签标识不正确。

11）食品添加剂未按要求进行管理，超量、超范围使用食品添加剂。

12）仓库物品存放混堆混放，不满足先进先出的原则。

13）原料验收台账、成品销售台账内容记录不全，没有妥善保存。

14）不合格处理、不安全食品召回、岗位质量责任等制度未健全和有效执行。

（2）企业可能存在的违法行为

1）未经许可从事食品或者食品添加剂生产。

2）用非食品原料生产食品或者在食品中添加食品添加剂以外的化学物质和其他可能危害人体健康的物质，或者用回收食品作为原料生产食品；食品生产者在食品中添加药品。

3）利用新的食品原料从事食品生产或者从事食品添加剂新品种、食品相关产品新品种生产，未经过安全性评估。

4）生产致病性微生物、农药残留、兽药残留、重金属、污染物质以及其他危害人体健康的物质含量超过食品安全标准限量的食品。

5）生产营养成分不符合食品安全标准的专供婴幼儿和其他特定人群的主辅食品。

6）食品生产者在有关主管部门责令其召回或者停止经营不符合食品安全标准的食品后，仍拒不召回的。

7）生产无标签的预包装食品、食品添加剂或者标签、说明书不符合《食品安全法》规定的食品、食品添加剂；生产的食品、食品添加剂的标签、说明书涉及疾病预防、治疗功能。

8）食品生产者采购、使用不符合食品安全标准的食品原料、食品添加剂、食品相关产品；未对采购的食品原料和生产的食品、食品添加剂、食品相关产品进行检验或查验许可证和相关证明文件。

9）未建立并遵守查验记录制度、出厂检验记录制度。

10）制定食品安全企业标准未依照相关规定备案。

11）未按规定要求贮存食品或者清理库存食品。

12）安排有碍食品安全的患病人员从事接触直接入口食品的工作。

13）食品生产者聘用不得从事食品生产管理工作的人员从事管理工作的。

14）事故单位在发生食品安全事故后未进行处置、报告的。

（二）食品生产行政许可工作

食品生产许可程序包括企业申报、申请受理、现场核查、发证检验、材料审核、审批发证和社会公告等工作程序及要求。

1. 企业网上申报　食品生产企业按照《食品生产许可审查通则》的要求，填写《食品生产许可证申请书》，向食品药品监管部门提出许可申请。

2. 申请受理

（1）申请企业携打印好的《食品生产许可证申请书》和企业法定代表人身份证到政府政务服务中心食品药品监管部门窗口（以下简称"省政务中心食品药监窗口"）提出申请。

（2）政府政务中心食品药监窗口工作人员按照《食品生产许可审查通则》的要求，做出准予受理或不予受理的决定。对申请材料齐全并符合要求的应予以受理，并开具《ＸＸＸ政府政务服务中心部门服务事项受理通知书》；对申请事项不符合要求的，应一次性告知申请人补正；对不属于食品生产许可相关细则规定内容的事项或不符合法律法规要求的，应当场告知申请人不予受理，并开具《食品生产许可申请不予受理决定书》。

（3）政府政务中心食品药监窗口工作人员应在第2日将前日《ＸＸＸ政府政务服务中心食品及食品添加剂受理清单》及申请企业《食品生产许可证申请书》送交资料审查及现场核查机构（以下简称"资料审查及现场核查机构"）。

3. 现场核查

（1）现场核查机构制定《对设立食品生产企业的申请人规定条件审查工作计划表》，选择审查组长并沟通，确定现场核查的具体日期，并向企业送达《食品生产许可现场核查通知书》。

（2）审查组应在《食品生产许可现场核查通知书》规定时间内完成现场核查。

（3）企业需整改的，除不可抗力外，应自现场核查结束之日起10日内完成，并向企业所在地县级食品药品监管部门提出验收申请。

（4）由于企业原因导致现场核查在规定期限内无法完成的，除不可抗力或企业事先向食品药品监管部门提出延期申请外，按现场核查不合格处理，审查组长应作书面记录。但延期审查不得超过规定期限 30 日。

4. 发证检验 对资料审查和现场核查结论符合规定条件要求的食品生产企业，由审查组按《审查通则》要求实施抽样，送交发证检验机构检验。发证检验机构应在收到样品后 15 个工作日内完成发证检验工作，并将检验报告送交现场核查机构。

5. 材料汇总 审查组长按照《审查通则》的要求，负责对审批材料进行汇总，在收到发证检验报告后 5 个工作日内进行审查资料汇总并报送现场核查组织机构。

6. 资料审核 资料审查及现场核查机构接收审批材料后，应及时完成对企业申请材料、审查材料（包括现场核查材料、整改验收材料、检验报告以及证前抽查情况、食品生产许可的品种范围等）等的审核，并现场核查合格与否意见。

7. 审批 对经审查合格企业，统一编号后，汇总《符合发证企业名单》，并填写《生产许可证审批单》，向企业发送《准予生产许可通知书》；对经审查不合格企业，企业发送《不准予生产许可通知书》。

8. 制证、发证 政府政务中心自收到分管局领导签字同意的《符合发证企业名单》后 5 个工作日内，完成证书打印并发放生产许可证书。

第三节　食品流通监管

一、食品流通相关主体基本概念

1. 食品经营者 食品经营主体是指以营利为目的，依法取得食品流通许可证，领取营业执照从事食品销售活动的个体工商户、企业或其他经济组织。食品经营主体类型主要有商场、超市、食杂店等。

2. 食品市场开办者 食品市场开办者是指设立各类食品有形集中交易场所的市场主体。食品市场类型主要有食品（含食用农产品）批发市场、零售市场等有形集中交易场所。

3. 食品展销会举办者 食品展销会举办者是指举办食品集中展销活动的相关市场主体。

4. 食品柜台出租者 柜台出租者是指将柜台租赁给食品经营者的相关市场主体。

5. 食品互联网销售者 获得相关注册，通过互联网从事食品销售的个人和组织。

二、食品流通许可管理

（一）定义

食品流通许可是《食品安全法》规定的行政许可，是有关行政机关对申请人（被许可人）依法提出的在流通环节开展食品经营活动的申请，作出批准与否的特定行为。食品流通许可事项包括经营场所、负责人、许可范围等。许可范围包括经营项目和经营方式。经营项目按照预包装食品、散装食品、预包装兼散装食品、乳制品（含婴幼儿配方乳粉）、乳制品（不含婴幼儿配方乳粉）五种类别核定。经营方式按照批发、零售、批发兼零售三种类别核定。

（二）原则

食品流通许可应当遵循依法、公开、公平、公正、便民、高效的原则。

1. 依法的原则 在实施食品流通许可的过程中必须遵守法律的规定（包括权限规定、实体和程序规定）而不得与法律相违背，违法行为应无效或应撤销，违法者必须承担相应的法律责任。

2. 公开的原则　食品流通许可的设定过程要公开；实施食品流通许可的法定依据要公开；食品流通许可的实施过程和结果应当公开。

3. 公平的原则　行政机关应当遵循公平原则确定食品经营者的权利和义务，任何经营者从事食品流通活动的机会应当平等，既不享用任何特权，也不履行任何不公平的义务。

4. 公正的原则　行政机关及其工作人员应当办事公道，不徇私情，在实施许可过程中，平等对待不同身份、民族、性别和不同宗教信仰的行政相对人。

5. 便民的原则　实施食品流通许可工作应方便公民、法人或者其他组织申请和获得食品流通许可，降低食品流通许可的成本。

6. 高效的原则　行政机关应当依法高效率、高效益地行使职权，以较少的行政资源投入实现行政管理目标。

（三）申请受理

受理人员应当依照《食品流通许可证管理办法》第十条的规定，逐项审查申请人应当提交的材料是否符合下列要求。

1.《食品流通许可申请书》　申请人提交的《食品流通许可申请书》是否载明申请人、经营场所、负责人、经营项目（预包装食品或散装食品或预包装食品、散装食品）和经营方式（批发或零售或批发、零售）等《食品流通许可申请书》要求的全部内容。

2.《名称预先核准通知书》复印件　申请人提交的《名称预先核准通知书》复印件是否清晰，名称与申请人是否一致。

3. 与食品经营相适应的经营场所的使用证明　申请人提交的经营场所证明的复印件是否齐全、加盖确认属实的印章是否清晰。

4. 负责人及食品安全管理人员的身份证明　申请人提交的负责人及食品安全管理人员的姓名、性别、民族、户籍登记住址、身份证件名称及号码、职务、联系电话等内容是否齐全、清晰。

5. 与食品经营相适应的经营设备、工具清单　申请人经营预包装食品或者散装食品的经营设备、工具清单是否清晰载明其名称、数量等。

6. 与食品经营相适应的经营设施空间布局和操作流程的文件　申请人应当提交与所经营的预包装食品、散装食品相适应的经营设施空间布局平面示意图（从事零售预包装食品的个体工商户可以不提供）并标明其名称和位置，包含对可能影响食品安全的有毒、有害场所以及其他污染源一并标明名称、位置和距离；提供预包装食品的存放、陈列等设施和散装食品的分装、添加、选取以及容器、工具的清洗消毒，废弃物和垃圾的处理等管理资料，明确防止预包装食品、散装食品接触有毒物、不洁物的措施。受理人员应当审查申请人提交的上述资料是否齐全、清晰。

7. 食品安全管理制度文本　申请人应当按照《中华人民共和国食品安全法》《中华人民共和国食品安全法实施条例》《食品流通许可证管理办法》《流通环节食品安全监督管理办法》等有关法律法规规章，结合申请人的实际，制定并提交食品安全管理制度文本，受理人员应当审查其是否符合法律法规规章的要求，文本是否清晰、整洁。

受理人员应当一次告知申请人申请材料需要补正的全部内容，具体方式和要求由市（州）食品药品监管部门统一规定。申请人不能当场补充材料或更正材料错误的，应当按照相关要求补正申请材料后重新提交。已经受理或者自动受理的许可，申请人自知道应当补正材料之日起至重新提交申请材料的次日的时间不计入许可审批时间。

受理人员应当按照《食品流通许可证管理办法》第十三条、第十四条的规定审查处理许可申请。决定受理的，应当出具《食品流通许可申请受理通知书》，在《食品流通许可申请审核意见表》上签署相关意见，录入管理系统，不予受理的，应当出具《食品流通许可不予受理通知书》，说明不予受理的理由，并告知申请人享有依法申请行政复议或者提起行政诉讼的权力。许可机关作出准予许可决定的，应当出具《准予许可通知书》，告知申请人自决定之日起10日内，领取《食品流通许可证》。

（四）现场核查

执法人员应当按照与申请人提前预约好的时间前往核查现场，按照经营场所的场地要求和设施要求进行现场核查。许可机关应当指派2名以上执法人员参加并出示有效证件，申请人和食品经营者应当予以配合。现场核查应当填写《食品流通许可现场核查表》。

1. 经营场所的场地要求

（1）具有与经营的预包装食品或者散装食品及其数量相适应的销售、贮存场所和货架（台、板、盒等）或者容器（瓶、坛、罐、盒等）。

（2）保持经营、贮存场所整洁，与生活区分（隔）开。

（3）非食品商品与食品分区（架）销售、贮存，有防止食品被污染的措施。

（4）零售预包装食品，批发、批发兼零售预包装食品，其他方式经营预包装食品和散装食品的与食品经营、贮存场所周边的有毒、有害场所以及其他污染源分别保持10、20、30m以上的距离，或者有阻隔、清除有毒、有害物质的设施、用品、用具。

2. 经营场所的设施要求

（1）具有与经营、贮存的预包装食品或者散装食品数量相适应的消毒、采光、照明、通风、防腐、防尘、防蝇、防鼠、防虫、洗涤以及处理废水、存放垃圾和废弃物的设备或者设施。

（2）具有合理的设备布局，防止预包装食品、散装食品被污染，接触有毒物、不洁物。

（五）审批决定

市（州）、县（市、区）食品药品监管部门负责人根据许可材料是否符合要求和受理、现场核查的意见，及时作出相应决定，并在《食品流通许可申请审核意见表》上签署相关意见。

（六）变更与延续

1. 食品流通许可的变更　是指根据被许可人的请求，行政机关对许可事项的具体内容在许可被批准后加以变更的行为。食品经营者改变许可事项，应当向原许可机关申请变更食品流通许可。未经许可，不得擅自改变许可事项。

食品经营者向原许可机关申请变更食品流通许可的，应当提交《食品流通变更许可申请书》《食品流通许可证》正、副本及与变更食品流通许可事项相关的材料。

2. 食品流通许可的延续　食品流通许可的有效期为3年。食品经营者需要延续食品流通许可的有效期的，应当在《食品流通许可证》有效期届满30日前向原许可机关提出申请，换发《食品流通许可证》。办理许可证延续的，换发后的《食品流通许可证》编号不变，但发证年份按照实际情况填写，有效期重新计算。

食品经营者遗失《食品流通许可证》的，应当在报刊上公开声明作废，并持相关证明向原许可机关申请补办。经批准后，由原许可机关在20日内补发《食品流通许可证》。

（七）撤销、注销和吊销

1. 食品流通许可的撤销　是指由行政机关撤销有瑕疵的食品流通许可。这些许可在实施过程中就存在违法因素，属于无效行政许可。

可以撤销食品流通许可的法定情形如下。

（1）许可机关工作人员滥用职权，玩忽职守，给不符合条件的申请人发放《食品流通许可证》的。

（2）许可机关工作人员超越法定权限发放《食品流通许可证》的。

（3）许可机关工作人员违反法定程序发放《食品流通许可证》的。

（4）依法可以撤销食品流通许可的其他情形。

食品经营者以欺骗、贿赂等不正当手段和隐瞒真实情况或者提交虚假材料取得食品流通许可，应当予以撤销。

2. 食品流通许可的注销　是指行政机关注明取消食品流通许可，是食品流通许可结束后由行政机关办理的手续。

食品流通许可注销的具体情形如下。

（1）《食品流通许可证》有效期届满且食品经营者未申请延续的。

（2）食品经营者没有在法定期限内取得合法主体资格或者主体资格依法终止的。

（3）食品流通许可被依法撤销，或者《食品流通许可证》依法被吊销的。

（4）因不可抗力导致食品流通许可事项无法实施的。

（5）依法应当注销《食品流通许可证》的其他情形。

食品经营者申请注销《食品流通许可证》的，应当向原许可机关提交《食品流通注销许可申请书》《食品流通许可证》正、副本及与注销《食品流通许可证》相关的证明文件。

许可机关受理注销申请后，经审核依法注销《食品流通许可证》。

3. 食品流通许可证的吊销　是指食品流通经营者存在严重违法行为，由行政机关依法依职权强制终止其经营资格的行政处罚。

（八）许可公告

许可机关负责人作出核准许可决定后，复核机构按照《食品流通许可证》应当载明的名称、经营场所、许可范围、主体类型、负责人、许可证编号、有效期限、发证机关及发证日期的内容，通过适当方式及时公布准予许可的信息。

（九）许可档案管理

许可机关负责食品流通许可档案管理工作。复核机构应当及时收集整理许可申请、现场核查、审批决定等材料，并按规定时间移交档案管理机构。凡需要借阅、抄录、携带、复制许可档案资料的，依照法律、法规及国家工商行政管理总局有关规定执行；任何单位和个人不得修改、涂抹、标注、损毁档案资料。

三、食品流通监管内容

（一）食品流通经营主体监管

食品经营者是否持有有效的《食品流通许可证》并悬挂在经营场所明显位置；食品经营者的经营条件是否变化；对经营条件发生变化、不符合经营标准和要求的，食品经营者的整改措施和相关情况；有发生食品安全事故潜在风险的，经营者是否立即停止经营活动，并向辖区食品药品监督管理部门报告；需要重新办理许可手续的，食品经营者是否依法办理；食品流通许可事项发生变化，食品经营者是否依法变更许可或者重新办理《食品流通许可证》；有无伪造、涂改、倒卖、出租、出借或者以其他形式非法转让《食品流通许可证》的行为；聘用的从业人员有无有效身体健康证明；食品经营者在食品储存、运输和销售过程中有无确保食品质量和控制污染的措施等。对食品经营者从事食品经营活动进行监督检查时，应当将监督检查的情况和处理结果予以记录，由监督检查人员和食品经营者签字确认后归档。

（二）食品流通质量监管

1. 对食品外观质量的监管　流通环节食品外观质量是指通过感官识别或通过检验机构判定的食品质量问题，主要包括：食品标签标识是否规范、食品包装等是否符合要求、食品质量感官是否正常等。食品标签是指食品包装上的文字、图形、符号及一切说明物。食品包装是指为识别商品以及方便携带、储运而使用在商品上的辅助物和容器。食品质量感官是指依靠视觉、嗅觉、味觉、触觉和听觉等对食品的外观形态、色泽、气味、滋味和硬度（稠度）的鉴别和评价。

2. 对食品内在质量的监管　食品的内在质量是指需要依据检验检测手段加以识别和判定食品对食品安全标准等技术性特征要求的符合性。为了确保食品质量与安全，必须采取科学的检验技术和方法，对流通环节的食品质量进行依法抽样检验，从中发现质量问题。

（三）食品流通经营行为监管

依照《中华人民共和国食品安全法》规定，依法查处经营以下食品的违法行为。

（1）用非食品原料生产的食品或者添加食品添加剂以外的化学物质和其他可能危害人体健康物质的食品，或者用回收食品作为原料生产的食品。

（2）致病性微生物、农药残留、兽药残留、重金属、污染物质以及其他危害人体健康的物质含量超过食品安全标准限量的食品。

（3）营养成分不符合食品安全标准的专供婴幼儿和其他特定人群的主辅食品。

（4）腐败变质、油脂酸败、霉变生虫、污秽不洁、混有异物、掺假掺杂或者感官性状异常的食品。

（5）病死、毒死或者死因不明的禽、畜、兽、水产动物肉类及其制品。

（6）未经动物卫生监督机构检疫或者检疫不合格的肉类，或者未经检验或者检验不合格的肉类制品。

（7）被包装材料、容器、运输工具等污染的食品。

（8）超过保质期的食品。

（9）无标签的预包装食品。

（10）国家为防病等特殊需要明令禁止生产经营的食品。

（11）其他不符合食品安全标准或者要求的食品。

（四）流通环节食品从业人员及其经营行为的监管

《流通环节食品安全监督管理办法》第十一条规定："食品经营企业应当建立健全本单位的食品安全管理制度，组织职工参加食品安全知识培训，学习食品安全法律、法规、规章、标准和其他食品安全知识，并建立培训档案；配备专职或者兼职食品安全管理人员，做好对所经营食品的检验工作，依法从事食品经营活动。"第十二条规定："食品经营者应当建立并执行从业人员健康检查制度和健康档案制度。食品经营从业人员每年应当进行健康检查，取得健康证明后方可从事食品经营，其检查项目等事项应当符合所在地省、自治区、直辖市的规定。患有《中华人民共和国食品安全法》《中华人民共和国食品安全法实施条例》规定的不得从事接触直接入口食品工作疾病的从业人员，不得从事接触直接入口食品的工作。"

所以，对于流通环节食品从业人员及其行为的监管，主要是指食品药品监管部门依照相关法律法规的规定，对流通环节食品经营从业人员的资质、受培训情况以及在食品经营过程中所采取的经营行为的监督管理。主要包括以下方面。

（1）检查食品经营企业是否配置了专（兼）职食品经营人员。

（2）检查相关从业人员是否拥有符合食品经营的健康证明，食品经营企业是否建立了从业人员健康证明档案。

（3）检查相关食品从业人员是否接受了法律法规和食品安全知识的培训，食品经营企业是否就培训情况建立档案。

（4）检查食品经营从业人员在进行实际经营活动中，是否严格执行相关法律法规和食品安全标准。

（5）对于监督检查结果应进行记录，发现从业人员没有健康证明或者从业人员在具体食品经营活动中未按相关要求进行操作等情况，应及时要求食品经营主体进行整改，并对相应情况依法依规进行处置。

（五）流通环节食品经营诚信自律行为监管

监督食品经营者诚信自律既是落实食品经营者法定责任和义务的必然要求，又是食品药品监管部门依法监管的重要任务。所以需要推进食品经营者诚信自律体系建设，切实监督食品经营者把好食品的进货关、销售关和退市关，并建立健全十项自律制度，即：食品进货查验制度；食品进货查验记录制度；食品质量承诺制度；食品协议挂钩制度；市场开办者食品安全责任制度；食品安全管理制度；食品退市或销毁制度；食品运输、贮存及销售安全管理制度；食品经营从业人员健康管理制度；食品安全事故应急处置管理制度。

对食品经营者在经营过程中自律行为监管的主要内容如下。

（1）强化对经营者实施食品进货查验和查验记录制度的监督检查，监督食品经营者查验供货者的许可证和食品合格的证明文件，监督食品经营企业建立食品进货查验记录制度，如实记录食品的名称、规格、数量、生产批号、保质期、供货者名称及联系方式、进货日期等内容。

（2）强化监督食品经营者建立健全内部食品安全管理制度，加强从业人员食品安全知识培训、配备专（兼）职食品安全管理人员，监督食品经营者对自身经营食品的运输、贮存和销售条件的自查自纠，定期对所经营的食品情况进行检查，特别是散装食品经营情况检查，检查散装食品是否配备盛放的容器等专门贮存、销售工具。

（3）强化监督食品经营者对不符合食品安全标准和过期变质食品的处置，应按照《食品安全法》的相关规定，对于发现的过期变质和不符合食品安全标准的食品应立即停止经营，下架封存，并进行处置或销毁。对于食品生产者的召回行为，食品经营者应予以配合，并做好记录工作。对于生产者不予召回的食品，经营者应履行报告制度，并依照相关规定和要求进行处置或销毁。

四、食品流通监管方式

（一）食品流通专项整治

1. 食品流通专项整治的主要内容　食品药品监管部门依据职能，结合流通环节食品安全特点，开展的食品安全专项整治执法行动，主要包括以下几个方面内容。

（1）对重点食品品种的专项整治　以消费者申诉举报多和与人民群众生活密切相关的食品品种为重点，如粮食制品、肉制品、乳制品、食用油、豆制品、饮料、膨化及油炸食品、酱腌菜、罐头、速冻食品、酱油、食醋、糕点、老年人食品、儿童食品等品种，开展专项整治，打击销售假冒伪劣食品、过期霉变食品、"三无"食品和有毒有害食品等违法行为。

（2）对重点区域的专项整治　以农村地区、城乡接合部、乡（村）镇、旅游景区景点、车站码头、学校周边等区域为重点，开展专项整治，依法取缔无证无照经营，打击销售假冒伪劣食品等违法行为。

（3）对重点时段的专项整治　针对一些季节性、节日性消费的特点，以"五一"、中秋、"十一"、元旦、春节为重点，突出冷冻食品、饮料饮品、月饼、糕点、儿童食品、酒类，特别是白酒等季节性和节日性食品，重点整治价实不符、过度包装、搭售商品、虚假宣传及欺诈消费者等问题，依法查处无证无照以及经销过期、有毒有害和其他不合格食品等行为。

（4）对重点对象的专项整治　以商场、超市、批发市场、集贸市场和食品店为重点，开展专项整治，监督食品经营者落实食品安全法定责任和义务，监督经营者自查和整改食品安全方面的问题，切实做到不进、不存、不销假冒伪劣食品和不合格食品，严格规范食品经营者的经营行为。

在不同时段，流通环节食品安全专项整治的任务、重点、措施、要求等会有不同侧重。如专门针对农村食品市场、乳制品市场、酒类市场、违法添加非食用物质和滥用食品添加剂行为、食用油市场以及打击非法经营"地沟油"行为等开展专项整治。通过开展专项整治，严厉打击流通环节食品违法经营行为，提高食品质量安全水平，有效规范食品市场秩序，切实保护消费者合法权益。

2. 食品流通专项整治的要求

（1）加强组织领导　切实做到主要负责人亲自抓，主要领导具体抓，各内设职能机构按职责分工协作抓，形成齐抓共管的局面。

（2）明确工作目标　根据专项执法检查的目的，明确具体的工作目标，制定可行的实施方案。

（3）突出工作重点　根据专项执法检查的任务，结合当地实际，明确重点对象、重点品种、重点区域等工作重点，分清轻重缓急，合理安排工作进度。

（4）落实工作责任　建立健全食品药品监管部门对流通环节食品安全属地监管两道责任、职能机构指导监督检查责任制和食品安全基层监管岗位责任制及其责任追究制。

（5）强化综合治理　专项执法检查要与行政许可、宣传教育、质量抽检、年检验照、取缔无照、案件查办等常规监管措施相结合，注重综合治理，构建长效机制，巩固专项执法检查效果。

（二）食品流通日常监管

1. 食品流通环节日常监管"六查六看"　食品流通是连接食品生产和食品消费，从农田到餐桌的重要中间环节。食品流通环节的日常监管总结为"六查六看"。

一查主体资格，看食品经营者证照是否齐全有效、是否上墙悬挂、许可和经营范围与实际经营情况是否一致，是否有不符合法律、法规和规章规定食品经营要求的情形，以及食品从业人员是否具有有效的健康证明。

二查经销食品，看食品的来源与供货方的相关合法资质证明是否一致，食品是否超过保质期，食品经营者是否按照食品标签标注的条件贮存食品，是否及时清理变质或者超过保质期的食品，是否发生涂改生产日期、保质期等违法行为。

三查包装标识，看预包装食品标签标明的事项是否符合法律、标准的规定，散装食品在贮存位置、容器、外包装上是否标明食品的名称、生产日期、保质期、生产经营者名称及联系方式等内容，进口食品是否有中文标签、中文说明书。

四查市场开办者责任，看食品集中交易市场的开办者、食品经营柜台的出租者、食品展销会的举办者是否履行食品安全管理法定义务，是否落实食品安全管理责任。

五查经营者管理责任，看食品经营者在进货时是否履行了查验义务，是否进行查验记录；看是否对不符合食品安全标准的食品、引发食品安全事故的食品、食品安全风险评估结果得出食品不安全结论的食品以及其他违法食品及时采取停止经营和退市措施；看食品经营企业是否建立员工学习培训制度和档案，对新员工是否做到"先培训、后上岗"；看是否配备专职或者兼职食品安全管理人员。

六查食品经营隐患防范措施落实情况，看食品经营企业是否制定食品安全事故处置方案，是否定期自查本企业各项食品安全防范措施的落实情况，是否存在有毒有害物质与食品混存混放情况，是否及时消除食品安全事故隐患。

2. 食用农产品流通环节日常监管"四查四看"　在食品流通环节基层监管中，还需要掌握市场销售食用农产品质量安全监管的重点内容。

一查食用农产品批发市场，看市场开办方是否设立农产品质量安全自检机构，或者委托农产品质量安全检测机构开展检测工作，是否有抽查检测记录、停止销售记录。

二查食用农产品质量，运用快速检测和抽样检验手段，定期不定期开展筛查和监督抽检工作，看入市销售的食用农产品重点品种有无使用国家禁止使用的农药兽药、非法添加、农残超标和滥用食品添加剂等质量安全情况。

三查食用农产品经营行为，看销售者有无使用有毒有害物质或其他可能危害人体健康的物质，对食用农产品进行清洗、喷洒、浸泡、催熟、保鲜等行为。

四查入市销售食用农产品重点品种，看猪肉是否具备检疫和检验"两证两章"，看猪肉肉质、色泽、气味有无异常情况，是否涉嫌销售注水肉、病害肉；看市场内其他食用农产品重点品种的相关手续是否合法有效，看手续载明的内容与销售的产品是否相符。

（三）食品流通经营者信用分类监管

1. 经营者信用分类监管的主要内容　《食品安全法》规定，县级以上质量监督、工商行政管理、食品药品监督管理部门应当建立食品生产经营者食品安全信用档案，记录许可颁发、日常监督检查结果、违法行为查处等情况；根据食品安全信用档案的记录，对有不良信用记录的食品生产经营者增加监督检查频次。

2. 食品经营者信用分类监管的要求

（1）加强信用信息的收集整理　按照"谁登记、谁录入，谁检查、谁录入，谁处罚、谁录入"的要求，在食品流通许可、食品经营者登记注册、日常检查、消费者食品申诉处理、食品违法案件查处等工作中及时、准确、完整地收集整理食品经营者履行法定责任义务情况、违法违规情况、侵犯消费者权益情况等经营信用信息，建立健全食品经营者信用信息档案。

（2）加强食品经营者信用分类监管　建立健全守信激励、失信惩戒机制，对不同信用等级的食品经营者按照激励守信、惩戒失信的要求，充分运用食品监管的职能和手段，有针对性地实施分类监管，引导经营者诚信守法，强化责任意识，充分发挥好信用分类监管对食品安全工作的规范、引导和督促作用。

（3）加强信用信息的管理和利用　加强信用信息档案的管理，专人负责，严格按照规定程序发布信用信息。加强信用信息的利用，作为开展违法案件排查、设定监督检查重点及调整巡查监管频次的依据，为上级机关研判本地区流通环节食品安全状况以及制定区域性食品安全风险应对策略等提供依据。

（四）市场清查

对抽样检验发现、舆情监测或通报的不合格食品（食用农产品）信息，采取下架、退市、召回、销毁等相应监管措施，开展市场清查，及时清除市场食品安全隐患。

（五）流通环节食品安全案件查办

流通环节食品安全案件查办是食品药品监管部门依法履行流通环节食品市场监管职责，按照法律规定的条件和程序，查处食品违法经营行为，有效规范流通环节食品经营秩序的行为。

（六）食品（食用农产品）抽样检验

流通环节食品抽样检验，是食品检验在流通环节食品质量安全监管中的具体体现，是食品质量监管的重要手段。流通环节食品抽样检验应当依据食品安全国家标准，没有食品安全国家标准的，依据食品安全地方标准，没有食品安全国家标准或者地方标准的，依据经省级卫生行政部门备案的企业标准。

1. 开展流通环节食品抽样检验的主要内容

（1）对本辖区范围内流通环节的食品组织开展抽样检验，包括定期和不定期的抽样检验。定期检验主要是指行政机关根据职责范围和监管工作的需要，作出明确规定和安排，在确定的时间对食品进行抽样检验。不定期检验主要是针对特定时期的食品安全形势、消费者和有关组织反映的情况，或者因其他原因需要在定期检验的基础上，不定期地对某一类食品、某一食品经营者的食品或某一区域的食品进行抽样检验。定期检验和不定期检验的最大区别是实施抽样检验的时间是否确定，定期检验一般是常规的工作安排，不定期检验具有一定的灵活性，有利于迅速检查发现问题，及时排除食品安全隐患。

（2）流通环节食品抽样检验由委托的食品检验机构根据委托书的约定和相关工作方案的要求完成。

（3）食品经营者或生产者对抽样检验结果提出异议并申请复检的，不影响行政机关依法针对经初检认定的不合格食品采取处置措施；复检结果显示被检食品合格的，应及时通知经营者恢复与被检食品同品种、同批次食品的销售。

2. 开展食用农产品抽样检验的主要内容

（1）县级以上食品药品监督管理部门应当委托符合法定条件的食用农产品质量安全检测机构对市场上销售的食用农产品进行监督抽查，不得向被抽查人收取费用，不得重复抽查。

（2）农产品销售者对监督抽查检测结果有异议的，参照食品抽样检验规定执行。

（七）食品（食用农产品）快速检测

开展流通环节食品（食用农产品）快速检测工作的要点如下。

（1）实施流通环节快速检测的重点食品（食用农产品）应当是辖区内消费量大、消费者申诉举报多、监管中发现问题比较集中的食品和指标项目。

（2）快速检测作为抽样检验工作的重要补充，在快速筛查不符合食品安全标准食品（食用农产品）工作中发挥着重要作用。

（3）对快速检测发现可能不符合食品安全标准的食品（食用农产品），应当将样本送符合法定资质的检验机构检验，并依据检验结果依法处理。

（4）实施快速检测的行政机关不得对外提供和公布流通环节食品（食用农产品）快速检测结果等信息。

五、食品流通市场主体责任

（一）食品流通经营主体责任

1. 食品流通经营者应当建立并执行食品进货查验制度　具有合法主体资格的食品经营者在

采购食品时应当建立并执行食品进货查验制度。食品经营者直接从生产者进货，应当查验其生产许可证和营业执照；从食品经营者进货，应当查验其食品流通许可证和营业执照。同时，食品经营者应当按所购食品品种和批次，查验食品出厂检验合格证或质量检验合格报告或进口食品的商检证明等法律法规规定的证明文件。供货者应当主动提供许可证和食品合格的证明文件，并为食品经营者查验相关证明文件提供方便。食品经营者应当通过复印、记录、拍照等多种方式，记载留存查验情况资料备查。

2. **食品流通经营者应当建立并执行经营人员健康管理制度** 具有合法主体资格的食品经营者应当要求经营人员出具有效的个人健康证明才能上岗；食品经营人员（含食品经营者本人）每年应当进行健康检查，食品经营人员取得健康证明后方可继续从事食品经营活动。食品经营者还应当建立并执行经营人员健康档案制度，凡食品经营人员患有痢疾、伤寒、病毒性肝炎等消化道传染病的，以及患有活动性肺结核、化脓性或者渗出性皮肤病等有碍食品安全的疾病的，不得从事接触直接入口食品的工作，应当将其调整到不影响食品安全的其他工作岗位上。食品经营者应当按照人员档案管理有关规定，收集、整理和装订食品经营人员健康状况档案资料，存放在经营场所备查，并保存至食品经营人员解除劳动合同关系或自行离岗或歇业之时。

3. **食品流通经营者应当建立并执行食品召回制度** 具有合法主体资格的食品经营者在收到食品生产者召回不符合食品安全标准食品的通知、检验机构、复检机构出具的不符合食品安全标准食品的检验报告、自行检验、直接发现法律法规禁止经营的食品，应当立即停止经营，从柜台下架，清查库存，登记造册，妥善封存；通知相关生产经营者和消费者，并记录停止经营和通知情况。

4. **食品流通经营企业应当建立并执行食品进货查验记录制度** 具有合法经营主体资格的食品经营企业在采购食品时应当要求供货者按照一式两联的食品进、销货台账中的内容如实填写所销售食品，向供货者索取由其加盖印章的《食品进货凭证》，供货者留存《食品销货凭证》，并保留至规定时限。

（1）从事食品批发或批发兼零售的食品经营企业在购进食品时，按照前款要求办理。当向食品零售者、餐饮服务经营者、学校、建筑工地、机关、企事业等集体单位食堂销售食品时，应当按照所销售食品如实填写一式两联的食品进、销货台账，向购货方出具加盖其印章的《食品进货凭证》，自行留存《食品销货凭证》备查。购货方的名称，应当按照其营业执照上的名称或者单位的名称填写；经营者和餐饮服务经营者名称中未含区域名称的，应当按照食品核发食品流通许可证的食品药品监管部门名称中的区域名称填写。

（2）从事食品零售的经营企业购进食品，应当向供货者索取由其如实填写并加盖其印章的《食品进货凭证》。

（3）实行统一配送经营方式的食品经营企业可由企业总部参照上述规定建立并执行食品进货查验记录制度，其分销点凭企业总部签发的食品配送单销售食品；统一配送之外自行采购的食品，应当按照上述规定建立并执行进货查验记录制度。鼓励企业总部采用高科技手段，如实记录购、销食品的信息并保存至规定时限。

（4）食品进口商在进口食品时应当按照食品进、销货台账的样式，向出口商索取有效的食品进货凭证；当其在销售进口食品时，应当如实填写一式两联的食品进、销货台账，向购货的食品经营者出具《食品进货凭证》，自行留存《食品销货凭证》并保留至规定时限。

5. **食品流通个体工商户、农民专业合作社应当建立食品进、销货台账** 从事食品经营的个体工商户、农民专业合作社应当履行保障食品安全法定义务，为了切实保护其合法权益，完善食品安全追溯机制，凡个体工商户、农民专业合作社在购进食品时应当向供货方索取有效的《食品进货凭证》并保存至规定时限。凡从事食品批发的个体工商户、农民专业合作社在向其他食品经营者或餐饮服务经营者销售食品或直接向学校、建筑工地、机关、企事业等集体单位食堂销售食品时，应当如实填写一式两联的食品进、销货台账，并向购货方出具有效的《食品进货凭证》，自行保存《食品销货凭证》至规定时限。

（二）市场开办者、柜台出租者和展销会举办者的安全管理制度

食品批发市场、集贸市场的开办者、柜台出租者和展销会举办者应当履行《流通环节食品安全监督管理办法》第二十二条所列管理义务，如实填写《入场食品经营者食品安全管理台账》并妥善保存备查。凡发现食品经营者不具备经营资格的，应当禁止其入场经营；发现食品经营者不具备与所经营食品相适应的经营环境和条件的，可以暂停或者取消其入场经营资格；发现经营不符合食品安全标准的食品或者有其他违法行为的，应当及时制止，并立即将有关情况报告辖区食品药品监管部门。

（三）食品添加剂经营者的安全管理制度

《中华人民共和国食品安全法》规定，国家对食品添加剂的生产实行许可制度。申请食品添加剂生产许可的条件、程序，按照国家有关工业产品生产许可证管理的规定执行。《国务院关于加强食品等产品安全监督管理的特别规定》（国务院令第 503 号）第三条规定："生产经营者应当对其生产、销售的产品安全负责，不得生产、销售不符合法定要求的产品。"《食品添加剂新品种管理办法》（卫生部令第 73 号）等规定，流通环节食品添加剂经营者不得销售未取得生产许可的食品食品添加剂、未列入食品安全国家标准的食品添加剂品种、未列入国家卫生计生委公告允许使用的食品添加剂品种等食品添加剂新品种，并建立并执行食品添加剂进货检查验收制度，审验供货商的经营资格，查验食品添加剂合格证明和标识，按照食品添加剂生产批次向供货商索要符合法定条件的检验机构出具的检验报告原件或者由供货商签字或者盖章的检验报告复印件；不得销售未能提供检验报告原件或者检验报告复印件的食品添加剂。从事食品添加剂批发业务的销售企业在销售食品添加剂时，不能出具符合法律法规的销售凭证的应当如实填写一式两联的食品添加剂进、销货台账，自行留存《食品添加剂销货凭证》，以建立销货台账。同时，应当向购货方出具有效的《食品添加剂进货凭证》，以便食品添加剂零售者建立其进货台账。

第四节　餐饮服务监管

一、餐饮服务食品安全重要制度

《中华人民共和国食品安全法》及《中华人民共和国食品安全法实施条例》确立了餐饮服务食品安全管理制度的基本框架。食品药品监督管理部门履行餐饮服务食品安全监管职责以来，高度重视餐饮服务食品安全监管制度建设，着力提高监管工作的科学化、法制化水平，建立健全了餐饮服务食品安全管理制度。

（一）餐饮服务许可制度

《中华人民共和国食品安全法》及《中华人民共和国食品安全法实施条例》明确规定了国家对餐饮服务活动实行许可制度，从事餐饮服务，应当依法取得餐饮服务许可，并办理工商登记，餐饮服务许可的有效期为 3 年。取得餐饮服务许可的餐饮服务提供者在其餐饮服务场所出售其制作加工的食品，不需要取得食品生产和流通的许可。

《餐饮服务许可管理办法》《餐饮服务食品安全监督管理办法》规定，餐饮服务提供者必须依法取得《餐饮服务许可证》，按照许可范围依法经营，并在就餐场所醒目位置悬挂或者摆放《餐饮服务许可证》。食品药品监督管理部门依法对申请人提交的相关资料进行审核并对生产经营场所进行现场核查，对符合规定条件的准予许可；对不符合规定条件的不予许可并书面说明理由。

（二）从业人员健康管理制度

《中华人民共和国食品安全法》《中华人民共和国食品安全法实施条例》和《餐饮服务食品安全监督管理办法》规定，餐饮服务提供者应当建立并执行从业人员健康管理制度，建立从业人员健康档案。从业人员每年应当进行健康检查，取得健康证明后方可参加工作。

《餐饮服务食品安全操作规范》规定，餐饮服务提供者应建立每日晨检制度。有发热、腹泻、皮肤伤口感染、咽部炎症等有碍食品安全病症的人员，应立即离开工作岗位，待查明原因并将有碍食品安全的病症治愈后，方可重新上岗。

（三）食品采购查验和索证索票制度

《中华人民共和国食品安全法》《中华人民共和国食品安全法实施条例》《餐饮服务食品安全监督管理办法》规定，餐饮服务提供者应当建立食品、食品原料、食品添加剂和食品相关产品的采购查验和索证索票管理制度。《餐饮服务食品采购索证索票管理规定》进一步规范了餐饮服务环节食品采购索证索票、进货查验和采购记录行为。餐饮服务提供者应当建立并落实食品、食品添加剂及食品相关产品采购索证索票、进货查验和采购记录制度，不得采购没有相关许可证、营业执照、产品合格证明文件、动物产品检疫合格证明等证明材料的食品、食品添加剂及食品相关产品。应当到证照齐全的食品生产经营单位或批发市场采购，并索取、留存有供货方盖章（或签字）的购物凭证。

（四）食品抽样检验制度

《中华人民共和国食品安全法》及《中华人民共和国食品安全法实施条例》对食品检验作出规定，食品安全监督管理部门对食品不得实施免检。

《餐饮服务食品安全监督管理办法》规定，县级以上食品药品监督管理部门负责组织实施本辖区餐饮服务环节的抽样检验工作，所需经费由地方财政列支；食品安全监督检查人员可以使用经认定的食品安全快速检测技术进行快速检测，及时发现和筛查不符合食品安全标准及有关要求的食品、食品添加剂及食品相关产品。

食品药品监督管理部门依法开展抽样检验时，被抽样检验的餐饮服务提供者应当配合抽样检验工作，如实提供被抽检样品的货源、数量、存货地点、存货量、相关票证等信息。

检验结果表明存在安全隐患的，食品药品监督管理部门依据职责采取相应措施，确保该餐饮服务单位加工的食品停止经营，并告知消费者停止食用。餐饮服务单位应对不合格的食品进行综合分析，制定整改措施，切实加强餐饮食品安全管理。

（五）食品安全监督检查制度

《中华人民共和国食品安全法》规定，食品安全监管部门履行食品安全监管职责时，有权进入生产经营场所实施现场检查和对生产经营的食品进行抽样检验；有权查阅、复制票据、账簿等有关资料；有权查封、扣押涉嫌违法的产品及用于违法生产经营或者被污染的工具、设备；有权查封违法从事食品生产经营活动的场所等。同时规定，县级以上食品药品监督管理部门对食品生产经营者进行监督检查，应当记录监督检查的情况和处理结果。检查记录经监督检查人员和食品生产经营者签字后归档。县级以上食品药品监督管理部门应当建立餐饮服务单位食品安全信用档案，记录许可颁发、日常监督检查结果、违法行为查处等情况；根据食品安全信用档案记录，对有不良信用记录的食品生产经营者增加监督检查频次。

（六）餐饮服务食品安全责任人约谈制度

原国家食品药品监督管理局印发了《关于建立餐饮服务食品安全责任人约谈制度的通知》，要求对发生食品安全事故、存在严重违法违规行为、存在严重食品安全隐患、监督管理部门认为需要约谈的餐饮服务提供者进行约谈。约谈要通报违法违规事实及其行为的严重性，剖析发生违法违规行为的原因，告知整改的内容和期限，督促履行食品安全主体责任及其他应约谈的内容。

凡被约谈的餐饮服务提供者，将被列入重点监管对象，其约谈记录载入被约谈单位诚信档案，作为不良记录，与监督量化分级管理和企业信誉等级评定挂钩；并且2年内不得承担重大活动餐饮服务接待任务；凡因发生食品安全事故的餐饮服务提供者，应依法从重处罚，直至吊销餐饮服务许可证，并向社会通报。

二、餐饮服务许可管理

为进一步规范餐饮服务许可，原国家食品药品监督管理局制定了《餐饮服务许可管理办法》和《餐饮服务许可审查规范》。

（一）《餐饮服务许可管理办法》的主要内容

《餐饮服务许可管理办法》适用于从事餐饮服务的单位和个人（以下简称餐饮服务提供者），不适用于食品摊贩和为餐饮服务提供者提供食品半成品的单位和个人，集体用餐配送单位纳入餐饮服务许可管理的范围。根据《关于明确中央厨房和甜品站食品安全监管职责有关问题的通知》要求，明确中央厨房和甜品站纳入餐饮服务环节，由食品药品监督管理部门统一监管。对其他与中央厨房和甜品站属于同类情况的食品安全监管问题，参照上述原则处理，以确保食品安全各环节监管工作无缝衔接和相关部门监管职责落实到位。

餐饮服务许可审批必须符合法律、法规和规章规定的权限、范围、条件与程序，依据餐饮服务提供者的业态和规模实施分类管理，审批的全过程要坚持公开、公平、公正、便民原则。

《餐饮服务许可管理办法》规定《餐饮服务许可证》受理和审批的机关由各省、自治区、直辖市食品药品监督管理部门具体规定。《餐饮服务许可管理办法》设定了餐饮服务许可的基本条件；规定了申请人应具备的基本条件和必须提交的材料，特别强调申请人提交的材料应当真实、完整，并对材料的真实性负责。

《餐饮服务许可管理办法》确定了申请人申请、食品药品监督管理部门受理、审核申请资料、进行现场核查、做出准予许可或者不予许可的决定、颁发《餐饮服务许可证》的许可程序，要求餐饮服务提供者应当按照许可证规定的内容从事餐饮服务活动，同时对《餐饮服务许可证》的变更、延续、补发和注销等做出了具体规定。

《餐饮服务许可管理办法》规定食品药品监督管理部门自受理申请之日起20个工作日内应当做出行政许可决定，因特殊原因需要延长许可期限的，经本机关负责人批准，可以延长10个工作日，并应当将延长期限的理由告知申请人。食品药品监督管理部门做出准予行政许可决定的，应当自做出决定之日起10个工作日内向申请人颁发《餐饮服务许可证》。

《餐饮服务许可证》必须载明单位名称、地址、法定代表（负责人或者业主）、类别、备注、许可证号、发证机关（加盖公章）、发证日期、有效期限等内容。《餐饮服务许可证》有限期为3年，临时从事餐饮服务活动的，《餐饮服务许可证》有效期不超过6个月。同一餐饮服务提供者在不同地点或场所从事餐饮服务活动的，应当分别办理《餐饮服务许可证》；餐饮服务提供者应当在消费者明显可见处悬挂或者摆放《餐饮服务许可证》；餐饮服务经营地点或场所改变的，应当重新申请办理《餐饮服务许可证》；餐饮服务提供者取得《餐饮服务许可证》后，不得转让、涂改、出借、倒卖、出租。

申请人隐瞒有关情况或者提供虚假材料的，食品药品监督管理部门发现后不予受理或不予许可，并给予警告，该申请人在1年内不得再次申请餐饮服务许可；申请人以欺骗、贿赂等不正当手段取得《餐饮服务许可证》的，食品药品监督管理部门应当予以撤销，该申请人在3年内不得再次申请餐饮服务许可。

（二）《餐饮服务许可审查规范》的主要内容

《餐饮服务许可审查规范》将餐饮服务许可审查按照五大类别（后将中央厨房设为第六类）分别进行，餐饮服务许可审查包括对申请材料的书面审查和对经营现场核查，规定2名以上监督人员在现场填写《餐饮服务许可现场核查表》，制作现场核查记录，经申请人核对无误后，核查人员和申请人员在核查表和记录上签字或者盖章。

《餐饮服务许可审查规范》根据各类餐饮服务单位的特点，对餐饮服务单位选址、场所布局、设备设施、工具容器的处理、制度的建立等内容，按照其对食品安全的影响程度，分为关键项、重点项和一般项。现场核查结果实行综合判定。关键项是对食品安全有重大影响的项目，必须全部合格，属于否决项；重点项是对食品安全有较大影响的项目；其余项目为一般项。各类别分别制定了《餐饮服务许可现场核查表》，不同类型的餐饮服务单位，重点项和一般项分别设置了不合格数量的最高限值。

原国家食品药品监督管理局《关于加强餐饮服务单位附设甜品站食品安全监管工作的通知》和《关于印发中央厨房许可审查规范的通知》，明确了甜品站是指餐饮服务提供者在其餐饮主店经营场所内或附近开设，具有固定经营场所，直接销售或经简单加工制作后销售由餐饮主店配送的以冰淇淋、饮料、甜品为主食品的附属店面；甜品站纳入饮品店餐饮服务许可管理范围。中央厨房是指由餐饮连锁企业建立的，具有独立场所及设施设备，集中完成食品成品、半成品加工制作，并直接配送给餐饮服务单位的单位；将中央厨房作为第六类餐饮服务单位进行管理。

（三）餐饮服务许可分类

依据《中华人民共和国食品安全法》《中华人民共和国食品安全法实施条例》等法律法规的规定，餐饮服务是指通过即时制作加工、商业销售和服务性劳动等，向消费者提供食品和消费场所及设施的服务活动。

1. 按餐饮服务经营者的业态和规模分类

（1）餐馆（含酒家、酒楼、酒店、饭庄等） 指以饭菜（包括中餐、西餐、日餐、韩餐等）为主要经营项目的提供者，包括火锅店、烧烤店等。

特大型餐馆：是指经营场所使用面积在3000m² 以上（不含3000m²），或者就餐座位在1000座以上（不含1000座）的餐馆。

大型餐馆：是指经营场所使用面积在500~3000m² 以上（不含500m²，不含3000m²），或者就餐座位在250~1000座以上（不含250座，不含1000座）的餐馆。

中型餐馆：是指经营场所使用面积在150~500m² 以上（不含150m²，不含500m²），或者就餐座位在75~250座以上（不含75座，不含250座）的餐馆。

小型餐馆：是指经营场所使用面积在150m² 以下（含150m²，），或者就餐座位在75座以下（含75座）的餐馆。

如面积与就餐座位数分属两类的，餐馆类别以其中规模较大者计。

（2）快餐店 指以集中加工配送、当场分餐食用并快速提供就餐服务为主要加工供应形式的提供者。

（3）小吃店 指以点心、小吃为主要经营项目的提供者。

（4）饮品店 指以供应酒类、咖啡、茶水或者饮料为主的提供者。甜品站不单独作为一个业态，纳入饮品店餐饮服务许可管理范围。

（5）食堂 指设于机关、学校（含幼托机构）、企事业单位、工地等地点（场所），供内部职工、学生等就餐的提供者。

（6）集体用餐配送单位 指根据服务对象的订购要求，集中加工、分送食品但不提供就餐场所的提供者。

（7）中央厨房 指由餐饮连锁企业建立的，具有独立场所及设施设备，集中完成食品成品或半成品加工制作，并直接配送给餐饮服务单位的提供者。

2. 按照餐饮服务许可现场审查规范分类

第一类：特大型餐馆，大型餐馆，供餐人数300人以上的学校（含托幼机构）食堂，供餐人数500人以上的机关、企事业单位食堂。

第二类：中型餐馆，快餐店，供餐人数300人以下的学校食堂，供餐人数50~500人的机关、企事业单位食堂。

第三类：小型餐馆，小吃店，饮品店（含饮品站），供餐人数50人以下的机关、企事业单位食堂。

第四类：建筑工地食堂。

第五类：集体用餐配送单位。

第六类：中央厨房。

（四）申请餐饮服务许可的必备条件

（1）餐饮服务单位的法人（负责人或业主）有下列情况的，不得申请餐饮服务许可证。

①因隐瞒有关情况或者提供虚假材料，被食品药品监督管理部门发现后不予受理或者不予许可，并给予警告，在1年内的申请人。

②因以欺骗、贿赂等不正当手段取得《餐饮服务许可证》，被食品药品监督管理部门予以撤销，在3年内的申请人。

③在5年内被吊销《餐饮服务许可证》的餐饮服务单位直接负责的主管人员。

（2）具有与制作供应的食品品种、数量相适应的食品原料处理和食品加工、贮存等场所，保持该场所环境整洁，并与有毒、有害场所以及其他污染源保持规定的距离。

（3）具有与制作供应的食品品种、数量相适应的经营设备或者设施，有相应的消毒、更衣、洗手、采光、照明、通风、冷冻冷藏、防尘、防蝇、防鼠、防虫、洗涤以及处理废水、存放垃圾和废弃物的设备或者设施。

（4）具有经食品安全培训、符合相关条件的食品安全管理人员，以及与本单位实际相适应的保证食品安全的规章制度。

（5）具有合理的布局和加工流程，防止待加工食品与直接入口食品、原料与成品交叉污染，避免食品接触有毒物、不洁物。

（6）国家食品药品监督管理部门或者省、自治区、直辖市食品药品监督管理部门规定的其他条件。

（五）餐饮服务许可申请

（1）餐饮服务许可申请人应当到所在地的食品药品监督管理局的审批部门提出申请。

（2）餐饮服务提供者申请餐饮服务许可时必须提交的材料如下。

①《餐饮服务许可证》申请书，并按照要求逐项填写。

②工商部门出具的名称预先核准证明（已从事其他经营的可提供营业执照复印件）。

③餐饮服务经营场所和设备布局、加工流程、卫生设施等示意图。

④法定代表人（负责人或业主）的身份证明（复印件），以及不属于《餐饮服务许可管理办法》第三十六、三十七条情形的说明材料。

⑤食品安全管理人员培训等相关条件证明材料。

⑥各环节岗位保证食品安全的规章制度。

⑦国家食品药品监督管理部门或者省、自治区、直辖市食品药品监督管理部门规定的其他材料。

（3）申请人所有提交的申请材料必须真实、完整，申请人要签字或盖章确认；申请人委托代理人办理申请时，必须提交委托代理证明。

（4）申请事项依法不需要取得餐饮服务许可，或者依法不属于食品药品监督管理部门职权范围的，应当即时告知申请人不接受申请的原因；允许申请人当场更正可以当场更正的错误申请材料，申请人应当对更正内容签章确认；对申请材料不齐全或者不符合法定形式的，应当当场或者在5个工作日内一次性告知申请人需要补正的全部内容，逾期不告知的，自收到申请材料之日起即为受理；申请事项属于食品药品监督管理部门职权范围，申请材料齐全且符合法定形式的，应当做出受理决定。

（六）餐饮服务许可审核

1. 形式性审查（材料审核）　食品药品监督管理部门对申请人提交的申请材料进行审查，审查其材料是否齐全，内容是否符合规定要求，申请是否符合法定形式。

2. 实质性审查（现场审核）　审查人员在书面审查的基础上，根据餐饮服务提供者的业态和规模分类，按照审查规范进行现场审查，现场填写《餐饮服务许可现场核查表》和现场核查记录。

3. 特别审查　对一些涉及公共利益和安全以及公民生命健康等重大事项的行为许可，举行听证核查程序，可由食品药品监督管理部门主动提出，并召集申请人及其他利害关系人听证；也可由申请人提出，由食品药品监督管理部门举行听证。

（七）餐饮服务许可的许可

食品药品监督管理部门应当根据申请材料和现场核查的情况，对符合条件的，做出准予行政许可的决定；对不符合规定条件的，做出不予行政许可的决定并书面说明理由，同时告知申请人享有依法申请行政复议或者提起行政诉讼的权利。

（八）餐饮服务许可证的填写规范

1. 单位名称栏　与工商行政管理等部门核准的一致。

2. 法定代表人（负责人或业主）栏　根据餐饮服务经营者的性质，在"法定代表人（负责人或业主）"栏后填写法定代表人、负责人或业主姓名，其中属法人的，填写法定代表人姓名；属个体经营户的，填写业主姓名；属法人分支机构或者其他组织的，填写负责人姓名。姓名后用括弧加注相应的身份性质。例如某餐饮企业法人分支机构餐饮店的负责人×××，该栏应填写为"×××（负责人）"。

3. 地址栏　按经营场所的详细地址填写。

4. 类别栏　按照特大型餐馆、大型餐馆、中型餐馆、小型餐馆、快餐店、小吃店、饮品店、食堂、集体用餐配送单位、中央厨房等填写。

省级食品药品监督管理部门可根据本地区习惯和特点，对经营项目的描述方式进行调整（如将"餐馆"调整为"饭店"）。

5. **许可证号栏**　按省、自治区、直辖市简称＋餐证字＋4位年份数＋6位行政区域代码＋6位行政区域发证顺序编号。许可证号中的数字如不足相应位数，应在数字前加零补足。

6. **发证机关栏**　加盖发证机关印章；新发和延续的，填写签发日期；变更的，填写变更后新的许可证的签发日期，并在签发日期后注明"变更"字样；补发的，填写补发后新的许可证的签发日期，并在签发日期后注明"补发"字样。

7. **有效期限栏**

（1）起始日期　新发、延续的，填写签发日期；变更、补发的，填写原证的签发日期。

（2）到期日期　新发、延续的，填写签发日期3年后对应日的前1天；变更、补发的，填写原证的到期日期。

8. **备注栏**

（1）各类餐馆　单纯经营火锅或者烧烤的，加注"单纯火锅"或者"单纯烧烤"；全部使用半成品加工的，加注"全部使用半成品加工"。

（2）各类食堂　属于工地食堂、学校食堂等的，加注"工地食堂"、"学校食堂"等。

（3）其他　除饮品店外，其他餐饮服务单位供应凉菜的加注"含凉菜"，不供应的加注"不含凉菜"；供应自制裱花蛋糕的加注"含裱花蛋糕"，不供应的加注"不含裱花蛋糕"；供应生食海产品的加注"含生食海产品"不供应的加注"不含生食海产品"。

9. **甜品站的许可**　甜品站纳入饮品店餐饮服务许可管理范围，甜品站餐饮服务许可申请的受理和审批机关为餐饮主店餐饮服务许可受理和审批机关。在餐饮主店附近开设甜品站的，由餐饮主店提出甜品站餐饮服务许可申请及餐饮主店餐饮服务许可变更申请。核发的甜品站《餐饮服务许可证》类别栏中标注"饮品店（甜品站）"，备注栏中标注"餐饮主店位于×××（具体地址）"。核发变更的餐饮主店《餐饮服务许可证》备注栏中标注"含×个甜品站"。在餐饮主店内开设的甜品站，不另行发放《餐饮服务许可证》。甜品站与餐饮主店的距离原则上不得超过800m。

（九）餐饮服务许可的管理

1. **变更**　餐饮服务提供者的名称、法定代表人（负责人或业主）或者地址门牌号改变（实际经营场所未改变）、许可类别、备注项目以及布局流程、主要卫生设施需要改变的，应当向原发证部门申请办理《餐饮服务许可证》变更手续。

餐饮服务提供者在领取变更后的新《餐饮服务许可证》时，应当将原《餐饮服务许可证》交回发证部门。

2. **延续**　餐饮服务提供者需要延续《餐饮服务许可证》的，应当在《餐饮服务许可证》有效期届满30日前向原发证部门书面提出延续申请。逾期提出延续申请的，按照新申请《餐饮服务许可证》办理。

（1）申请延续《餐饮服务许可证》应当提供以下材料。

《餐饮服务许可证》延续申请书；原《餐饮服务许可证》复印件；原《餐饮服务许可证》的经营场所、布局流程、卫生设施等内容有变化或者无变化的说明材料；省、自治区、直辖市食品药品监督管理部门规定的其他材料。

（2）原发证部门受理《餐饮服务许可证》延续申请后，应当重点对原许可的经营场所、布局流程、卫生设施等是否有变化，以及是否符合申请条件等内容，按照许可审批材料及现场审查内容进行审核。准予延续的，颁发新的《餐饮服务许可证》，原《餐饮服务许可证》证号不变。

（3）餐饮服务提供者在领取延续后的新《餐饮服务许可证》时，应当将原《餐饮服务许可证》交回发证部门。

3. 补发 餐饮服务提供者遗失《餐饮服务许可证》的，应当于遗失后60日内公开声明《餐饮服务许可证》遗失，向原发证部门申请补发。《餐饮服务许可证》毁损的，凭毁损的原证向原发证部门申请补发。

4. 注销

（1）餐饮服务提供者有下列情形之一的，发证部门应当依法注销《餐饮服务许可证》。

①《餐饮服务许可证》有效期届满未申请延续的，或者延续申请未被批准的。

②餐饮服务提供者依法终止的。

③《餐饮服务许可证》依法被撤销、撤回或者被吊销的。

④餐饮服务提供者主动申请注销的。

⑤依法应当注销《餐饮服务许可证》的其他情形。

（2）《餐饮服务许可证》被注销的，原持证者应当及时将《餐饮服务许可证》原件交回食品药品监督管理部门。

（3）食品药品监督管理部门应当及时做好注销《餐饮服务许可证》的有关登记工作。

5. 撤销 有下列情形之一的，作出发放《餐服务许可证》决定的食品药品监督管理部门或者其上级食品药品监督管理部门，可以撤销《餐饮服务许可证》。

（1）食品药品监督管理部门工作人员滥用职权，玩忽职守，给不符合条件的申请人发放《餐饮服务许可证》的。

（2）食品药品监督管理部门工作人员超越法定职权发放《餐饮服务许可证》的。

（3）食品药品监督管理部门工作人员违反法定程序发放《餐饮服务许可证》的。

（4）食品药品监督管理部门发现已取得《餐饮服务许可证》的餐饮服务提供者不符合餐饮经营要求的，应当责令立即纠正，并依法予以处理；不再符合餐饮服务许可条件的，应当依法撤销《餐饮服务许可证》。

（5）依法可以撤销《餐饮服务许可证》的其他情形。

6. 吊销 餐饮服务提供者发生严重违反《食品安全法》规定的行为时，或聘用不得从事餐饮服务管理工作的人员从事管理工作的，由原发证部门吊销许可证。

（十）中央厨房许可审查规范

开设中央厨房应当取得《餐饮服务许可证》，由餐饮连锁企业向食品药品监督管理部门提出中央厨房餐饮服务许可申请。作为新增的第六类许可审查类别，《中央厨房许可审查规范》特别强调了对食品安全管理人员、食品安全管理制度、配送食品品种、食品检验等方面的审查要求，中央厨房应当设置专职食品安全管理人员。

申请人在申请中央厨房餐饮服务许可时，应提交食品安全管理人员培训合格证明。申请人必须建立健全中央厨房食品安全管理制度，在申请中央厨房餐饮服务许可时，应提交以下规章制度：从业人员健康管理制度和培训管理制度；专职食品安全管理人员岗位职责规定；食品供应商遴选制度；加工制作场所环境及设施设备卫生管理制度；关键环节操作规程，包括采购、贮存、烹调温度控制、专间操作、包装、留样、运输、清洗消毒等；食品、食品添加剂、食品相关产品采购索证索票，进货查验和台账记录制度；食品添加剂使用管理制度；食品检验制度；问题食品召回和处理方案；食品安全突发事件应急处置方案；食品药品监督管理部门规定的其他制度。

中央厨房配送的食品品种应当报食品药品监督管理部门审核备案。禁止配送的高风险食品目录由省级食品药品监督管理部门确定。

中央厨房应当设置与加工制作的食品品种相适应的检验室，配备与检验项目相适应的检验设施和检验人员。

三、餐饮服务食品安全监督管理

原国家食品药品监督管理局根据《中华人民共和国食品安全法》及《中华人民共和国食品安全法实施条例》，本着"继承与创新相结合、综合提升统一"的原则，制定了《餐饮服务食品安全监督管理办法》。

（一）《餐饮服务食品安全监督管理办法》的主要内容

《餐饮服务食品安全监督管理办法》适用于我国境内一切从事餐饮服务的单位和个人，从法律层面上对餐饮服务单位经营行为和监督管理部门的监督行为提出了强制性的要求。明确了餐饮服务单位保证食品安全的基本要求和食品安全事故处理措施；明确了监管人员的监督检查程序、内容和可采取的措施；细化了食品监督抽检与复检的相关要求；细化了餐饮服务提供与监管人员的法律责任。

《餐饮服务食品安全监督管理办法》同时还鼓励和支持相关单位开展餐饮服务食品安全知识的普及，促进餐饮服务提供者提高食品安全管理水平，加强行业自律；鼓励和支持餐饮服务提供者为提高食品安全水平而采用先进技术和先进的管理规范，配备先进的食品安全检测设备，对食品进行自行检测或者向具有法定资质的机构送检。

（二）餐饮服务提供者的主要法律义务

1. 取得《餐饮服务许可证》 餐饮服务提供者必须按规定申请并取得《餐饮服务许可证》，按照许可范围依法经营，并在就餐场所醒目位置悬挂或者摆放《餐饮服务许可证》。学校食堂从事餐饮服务应当以学校校长为法定人申办学校食堂《餐饮服务许可证》。

2. 人员管理

（1）不聘用被限定人员 被吊销《餐饮服务许可证》的单位，其直接负责的主管人员自处罚决定作出之日起 5 年内不得从事餐饮服务管理工作。餐饮服务提供者不得聘用禁止从业人员从事管理工作。

（2）配备食品安全管理人员 餐饮服务提供者应当建立健全食品安全管理制度，配备专职或者兼职食品安全管理人员。

（3）人员健康管理 餐饮服务提供者应当建立并执行从业人员健康检查制度和健康档案制度。从事接触直接入口食品工作的人员患有痢疾、伤寒、甲型病毒性肝炎、戊型病毒性肝炎等消化道传染病，以及患有活动性肺结核、化脓性或者渗出性皮肤病等有碍食品安全的疾病的，食品生产经营者应当将其调整到其他不影响食品安全的工作岗位。餐饮服务从业人员应当每年进行健康检查，取得健康合格证明后方可参加工作。

（4）人员培训 餐饮服务提供者应当组织从业人员参加食品安全培训，学习食品安全法律、法规、标准和食品安全知识，明确食品安全责任，并建立培训档案；应当加强专（兼）职食品安全管理人员食品安全法律法规和相关食品安全管理知识的培训。

3. 采购查验和索证索票 原国家食品药品监督管理局印发了《餐饮服务食品采购索证索票管理规定》，规定了餐饮服务单位从不同的采购渠道采购时应索证索票的种类，并对采购台账记录提出了要求。

（1）采购渠道

①从生产加工单位或生产基地直接采购时，应当查验、索取并留存加盖有供货方公章的许可证、营业执照和产品合格证明文件复印件；留存盖有供货方公章（和签字）的每笔购物凭证或每笔送货单。

②从流通经营单位（商场、超市、批发零售市场等）批量或长期采购时，应当查验并留存加盖有公章的营业执照和食品流通许可证等复印件；留存盖有供货方公章（或签字）的每笔购物凭证或每笔送货单。

③从流通经营单位（商场、超市、批发零售市场等）少量或临时采购时，应当确认其是否有营业执照和食品流通许可证，留存盖有供货方公章（或签字）的每笔购物凭证或每笔送货单。

④从农贸市场采购的，应当索取并留存市场管理部门或经营户出具的加盖公章（或签字）的购物凭证；从个体工商户采购的，应当查验并留存供应者盖章（或签字）的许可证、营业执照和复印件、购物凭证和每笔供应清单。

⑤从食品流通经营单位（商场、超市、批发零售市场等）和农贸市场采购畜禽肉类的，应当查验动物产品检疫合格证明原件；从屠宰企业直接采购的，应当索取并留存供货方盖章（或签字）的许可证、营业执照复印件和动物产品检疫合格证明原件。

⑥实行统一配送经营方式的，可以由餐饮服务企业总部统一查验、索取并留存供货方盖章（或签字）的许可证、营业执照、产品合格证明文件，建立采购记录；各门店应当建立并留存日常采购记录；门店自行采购的产品，应当严格落实索证索票、进货查验和采购记录制度。

（2）特别物品

①采购乳制品的，应当查验、索取并留存供货方盖章（或签字）的许可证、营业执照、产品合格证明文件复印件。

②批量采购进口食品、食品添加剂的，应当索取口岸进口食品法定检验机构出具的与所购食品、食品添加剂相同批次的食品检验合格证明的复印件。

③采购集中消毒企业供应的餐饮具的，应当查验、索取并留存集中消毒企业盖章（或签字）的营业执照复印件、盖章的批次出厂检验报告（或复印件）。

（3）台账记录 食品、食品添加剂及食品相关产品采购入库前，餐饮服务提供者应当查验所购产品外包装、包装标志是否符合规定，与购物凭证是否相符，并建立采购记录。鼓励餐饮服务提供者建立电子记录。采购记录应当如实记录产品的名称、规格、数量、生产批号、保质期、供应单位名称及联系方式、进货日期等。

从固定供应基地或供应商采购的，应当留存每笔供应清单，上述信息齐全的，可不再重新登记记录。

（4）票证及台账记录保存期限 餐饮服务提供者应当按产品类别或供应商、进货时间顺序整理、妥善保管索取的相关证照、产品合格证明文件和进货记录，不得涂改、伪造，其保存期限不得少于2年。

4. 禁止采购、使用和经营下列食品

（1）《中华人民共和国食品安全法》第二十八条规定禁止生产经营的食品。

（2）违反《中华人民共和国食品安全法》第四十八条规定的食品。

（3）违反《中华人民共和国食品安全法》第五十条规定的食品。

（4）违反《中华人民共和国食品安全法》第六十六条规定的进口预包装食品。

5. 食品添加剂管理 餐饮服务提供者应当按照国家有关规定和食品安全标准采购、保存和使用食品添加剂。应当将食品添加剂存放于专用橱柜等设施中，标示"食品添加剂"字样，实行"专人采购、专人保管、专人领用、专柜保存、专人登记、专用称具"的"六专"管理，并建立使用台账。

6. **遵守食品安全操作规范**　餐饮服务提供者应当严格遵守餐饮服务食品安全操作规范。原国家食品药品监督管理局印发了《餐饮服务食品安全操作规范》，对餐馆、快餐店、小吃店、饮品店、食堂、集体用餐配送单位和中央厨房的食品安全管理提出了明确、具体要求。《餐饮服务食品安全操作规范》分为主体和附件两部分内容。主体部分为总则、机构及人员管理、场所与设施设备、过程控制和附则等5个章节。附件部分是餐饮服务提供者场所布局要求等6个附件。

7. **配合监管部门抽检**　食品药品监督管理部门依法开展抽样检验时，被抽样检验的餐饮服务提供者应当配合抽样检验工作，如实提供被抽检样品的货源、数量、存货地点、存货量、销售量、相关票据证等信息。

（三）餐饮服务食品安全事故处理

《餐饮服务食品安全监督管理办法》对食品安全事故中餐饮服务提供者的职责、食品药品监督管理部门的职责及应采取的措施做出明确规定。发生食品安全事故时，事发地点食品药品监督管理部门在本级人民政府领导下，及时做出反应，采取措施控制事态发展，依法处置，有权向有关餐饮服务提供者了解与食品安全事故有关的情况，要求餐饮服务提供者提供相关资料和样品，并采取以下措施。

（1）封存造成食品安全事故或者可能导致食品安全事故的食品及其原料，并立即进行检验。

（2）封存被污染的食品工具及用具，并责令进行清洗消毒。

（3）经检验，属于被污染的食品，予以监督销毁；未被污染的食品，予以解封。

（4）依法对食品安全事故及其处理情况进行发布，并对可能产生的危害加以解释、说明。

餐饮服务提供者应当制定食品安全事故处置方案，定期检查各项食品安全防范措施的落实情况，及时消除食品安全事故隐患。发生食品安全事故，应当立即封存导致或者可能导致食品安全事故的食品及其原料、工具及用具、设备设施和现场，在2小时之内向所在地县级人民政府卫生部门和食品药品监督管理部门报告，并按照相关监管部门的要求采取控制措施。餐饮服务提供者应当配合食品安全监督管理部门进行食品安全事故调查处理，按照要求提供相关资料和样品。

（四）餐饮服务食品安全日常监督管理

日常监督是指餐饮服务提供者取得餐饮服务许可证后，食品药品监督管理部门对其进行的监督活动。主要有：巡回监督、食品安全事件调查、行政控制、食品监测、投诉举报调查，行政处罚等。巡回监督是日常监督的主要内容，本节所指的日常监督主要指巡回监督，巡回监督的目的是发现被检查单位的违法行为和食品安全隐患、宣传食品安全知识、督促餐饮服务单位改进食品安全控制措施，保证食品安全。监督检查的方式包括听取情况介绍，查阅有关资料、现场检查、询问有关人员、现场测量或检验等。

1. **量化分级、分类管理**　国家食品药品监督管理部门根据餐饮服务经营规模及信誉度，建立并实施餐饮服务食品安全监督管理量化分级、分类管理制度，根据分级结果，把存在问题较多的餐饮服务单位列为监督检查的重点对象。确定监督检查对象后，对这些单位的档案资料进行了解，如前次检查时发现的问题、监测结果等，以便有针对性地开展监督检查。

2. **监督检查程序**

（1）食品安全监督检查人员进行监督检查时，应当有2名以上人员共同参加。

（2）到达被监督餐饮服务单位后，主动出示执法证件，说明来意。

（3）在相关人员的陪同下进行全面检查，或者根据实际情况选择重点部位、重点环节检查、并依法收集相关证据。

（4）监督检查完毕后，制作现场监督检查笔录，并经陪同人员确认签字。如拒绝签字，应在笔录上注明拒签理由，同时记录在场人员的姓名、职务。

（5）对餐饮服务单位存在的问题，应了解其原因，进行必要的业务指导，提出改进措施。如发现重大问题应及时汇报，并立即采取控制措施。发现重大问题，除及时向监管机构负责人汇报外，还应向餐饮服务单位的主管部门反映，争取协同管理。

（6）需要给予行政处罚的，应按行政处罚程序办理。

3. 监督检查的主要内容　每次监督检查的内容既要全面，又要重点突出。全面是指对照《餐饮服务食品安全操作规范》要求的各个环节进行监督检查。重点是指对可能引发食品安全事故的关键环节（如高风险操作），进行重点检查。检查的主要内容如下。

（1）餐饮服务许可情况。

（2）从业人员健康证明、食品安全知识培训和建立档案情况。

（3）环境卫生、个人卫生、食品用工具及设备、食品容器及包装材料、卫生设施、工艺流程情况。

（4）餐饮加工制作、销售、服务过程的食品安全情况。

（5）食品、食品添加剂、食品相关产品进货查验和索票索证制度及执行情况、制定食品安全事故应急处置制度及执行情况。

（6）食品原料、半成品、成品、食品添加剂等的感官性状、产品标签、说明书及储存条件。

（7）餐具、饮具、食品用工具及盛放直接入口食品的容器的清洗、消毒和保洁情况。

（8）用水的卫生情况。

（9）其他需要重点检查的情况。

4. 监督检查可以采取的措施

（1）进入加工经营场所实施现场监督检查。

（2）对加工和销售的食品进行抽样检验。

（3）查阅、复制餐饮服务提供者的有关合同、票据、账簿以及其他有关资料。

（4）查封、扣押有证据证明不符合食品安全标准的食品，违法使用的食品原料、食品添加剂、食品相关产品，以及用于违法经营或者被污染的工具、设备。

（5）查封违法从事餐饮服务经营活动的场所。

监督检查完毕后，对查出的问题要督促改进，对存在违法行为的餐饮服务提供者进行处罚，对重要的食品安全隐患更要依法处理、密切关注，对整改的情况进行复查。监督检查的过程还应成为宣传食品安全法律法规知识的过程，针对存在的问题在现场对从业人员进行指导。

（五）餐饮服务食品安全技术支撑

1. 快速检测技术的应用　在日常监督检查过程中，监督人员可以使用经国家食品药品监督管理部门认定的食品安全快速检测技术开展快速检测工作，及时发现和初步筛查不符合食品安全标准及有关要求的食品、食品添加剂及食品相关产品。使用现场快速检测技术发现和筛查的结果不得直接作为行政处罚的依据。对初步结果表明可能不符合食品安全标准及有关要求的，应当进行实验室检验，进一步确认检验结果。餐饮服务提供者应当根据现场情况采取措施，有效保障食品安全。

鼓励餐饮服务提供者使用经国家食品药品监督管理部门认定的食品安全快速检测技术，开展对食品、食品添加剂及食品相关产品质量的筛查，及时消除食品安全隐患。

2. **监督抽检**　《餐饮服务食品安全监督管理办法》规定县级以上食品药品监督管理部门负责组织实施本辖区餐饮服务环节的抽样检验工作，食品安全监督检查人员抽样时必须按照抽样计划和抽样程序进行，并及时将样品送达有资质的检验机构，按照食品安全相关标准和规定的检验方法进行检验，按时出具合法的检验报告。抽样检验应当购买产品样品，不得收取检验费和其他任何费用，所需经费由地方财政列支。

3. **复检**　餐饮服务提供者对检验结论有异议的，异议人有权自收到检验结果告知书之日起10日内，向组织实施抽样检验的食品药品监督管理部门提出书面复检申请，逾期未提出申请的，视为放弃该项权利。复检机构由复检申请人自行选择，应当选择有关部门共同公布的承担复检工作的食品检验机构，复检机构与初检机构不得为同一机构。复检机构出具的复检结论为最终检验结论。复检结论表明食品合格的，复检费用由抽样检验的部门承担；复检结论表明食品不合格的，复检费用由食品生产经营者承担。

（六）依法公布监督管理信息

县级以上食品药品监督管理部门依法公布以下监督管理信息。

（1）餐饮服务行政许可情况。

（2）餐饮服务食品安全监督检查和抽检的结果。

（3）查处餐饮服务提供者违法行为的情况。

（4）餐饮服务食品安全专项检查工作情况。

（5）其他餐饮服务食品安全监督管理信息。

（七）相关的法律责任

《中华人民共和国食品安全法》及《中华人民共和国食品安全法实施条例》规定了餐饮服务提供者违法违规应承担的行政责任,《餐饮服务食品安全管理办法》根据餐饮服务行业特点，对以下违法行为应承担的法律责任进行了细化。

（1）未经许可从事餐饮服务。

（2）食品存在安全隐患。

（3）未按规定处置食品安全事故。

（4）未按规定运输食品。

（5）聘用限定人员。

（6）违反从业人员健康要求。

（7）违反采购查验和索证索票要求。

（8）违反餐饮服务食品安全操作规范等。

四、重大活动餐饮服务食品安全保障

（一）适用范围和基本原则

1. **适用范围**　重大活动餐饮服务食品安全保障（以下简称重大活动保障）适用于对各级政府确定的具有特定规模和影响的政治、经济、文化、体育以及其他重大活动开展的餐饮服务食品安全监督管理。通过对重大活动进行食品安全保障，督促有关单位做好食品安全工作，防止食品污染和有害因素对人体健康的危害，确保重大活动期间不发生食品安全事故。

2. **基本原则**　根据《重大活动餐饮服务食品安全监督管理规范》的要求，重大活动保障应坚持预防为主、科学管理、属地负责、分级监督的原则。

（1）预防为主 重大活动保障的重点是预防食品安全事故的发生。餐饮服务提供者在食品采购、加工、供应等各环节应采取各种措施，防止食品受到污染。

（2）科学管理 重大活动保障是以科学的管理为基础，餐饮服务提供者必须采取各项技术措施保障食品安全。监督管理部门也应督促指导其采取科学和正确的方法。

（3）属地负责 根据监督保障任务的来源，重大活动保障工作分为省级任务和地区任务。省级任务原则上由省级食品药品监督管理部门或会同相关地区食品药品监督管理部门共同承担，必要时可调用其他地区食品药品监督管理部门共同参加；地区级任务由相关地区食品药品监督管理部门承担，必要时可报请省级食品药品监督管理部门协助承担。

（4）分级监督 重大活动保障分为全程保障和重点监督两种方式，依据重大活动的性质和规模，确定实施保障的方式。

（二）重大活动的餐饮服务食品安全责任

在重大活动的举办过程中，需要食品药品监督管理部门、重大活动主办单位、餐饮服务提供者（承办方）相互配合，共同做好餐饮服务食品安全保障工作。

1. 食品药品监督管理部门责任 对餐饮服务提供者实施监督管理，督促其符合食品安全相关要求。具体工作包括以下内容。

（1）制定重大活动食品安全监督保障工作的实施预案。

（2）做好餐饮服务提供者食品安全相关法律法规的宣传培训和监督工作。

（3）负责相关食谱的审查、确认工作。

（4）负责自制食品、饮用水等的抽检工作。

（5）必要时，派监督人员进驻加工现场进行保障。

（6）负责食品安全突发事件的现场调查处理工作。

2. 重大活动主办单位责任 重大活动主办单位应当建立健全餐饮服务食品安全管理机构，负责重大活动餐饮服务食品安全管理，对重大活动餐饮服务食品安全管理负责。同时，应为监督管理部门的保障人员提供必要的工作条件和有关资料，包括提供重大活动的背景、详细供餐方案、供餐地点及涉及供餐人数，商讨、确定需要食品安全监督保障的内容和要求，选择符合下列条件的单位作为重大活动接待单位，并配合监督管理部门开展食品安全监督管理。

（1）持有效的餐饮服务许可证。

（2）具备与重大活动供餐人数、规模相适应的接待服务能力。

（3）食品安全监督量化分级管理达到 A 级标准（或具备与 A 级标准相当的食品安全条件）。

3. 餐饮服务提供者的责任 根据食品安全法律法规的相关要求从事食品生产经营活动，承担食品安全第一责任人的职责，接受重大活动主办单位的管理和食品药品监督管理部门的监督，积极配合监督管理部门及其派驻工作人员的监督管理，对监督管理部门及其工作人员所提出的意见认真整改。

（1）在重大活动开展前，与监督管理部门签订责任承诺书。

（2）建立重大活动餐饮服务食品安全管理工作机构，制定重大活动餐饮服务食品安全实施方案和食品安全事故应急预案，加强从业人员培训，满足重大活动的特殊要求。

（3）制定重大活动食谱。落实食品、食品添加剂及食品原料的索证索票、进货查验和台账记录制度。

（4）做好食品留样和记录。

（三）保障工作重点

1. 保障前

（1）明确工作任务、内容，了解、掌握重大活动的具体安排、时间、餐次、人数、用餐方式等，对保障任务进行登记备案。

（2）根据保障任务，制定具体监督保障工作方案和突发事件应急预案。

（3）对主办方确定的餐饮服务提供者开展全面食品安全检查和抽检，对其承办能力进行评估。

（4）审查供餐菜单，提出审查意见。

（5）了解从业人员近期健康状况，并要求餐饮服务提供者对员工近期健康状况密切观察。

（6）对参与接待的从业人员，进行食品安全相关培训。

（7）提前对餐饮服务提供者的进货渠道、供货者的许可情况以及食品检验合格证明等进行检查。

（8）督促餐饮服务提供者在活动前进行全面清洁。

（9）督促接待单位配备留样的相关设备设施。

2. 保障期间

（1）保障人员应提前进入接待单位，对其食品安全情况进行复查，并对清洁、卫生消毒工作的落实情况进行检查。

（2）对食品加工制作过程进行现场监督，检查中发现问题及时督促整改。

（3）督促做好留样工作。

（4）对相关操作环节和供应的食品进行抽检。

（四）重大活动保障工作措施

1. 了解活动情况 重大活动主办单位原则上应于活动举办前 20 个工作日将相关信息及资料，书面通报食品药品监督管理部门。食品药品监督管理部门接到书面通报后，应及时了解以下相关信息及资料。

（1）重大活动名称、级别、举办时间、举办地点、参加人数。

（2）主办单位名称、联系人、联系方式。

（3）餐饮服务提供者名称、数量、地址、联系人及联系方式。

（4）参与重大活动人员驻地分布和餐饮、住宿情况。

（5）供餐方式、供餐地点及重要宴会、旅游活动、重大活动期间指定或赞助食品等相关情况。

（6）其他需要了解的情况。

2. 保障人员培训 食品药品监督管理部门应组织相关人员进行保障工作培训，进一步明确工作任务、内容，了解、掌握接待任务的具体安排、时间、餐次、人数、用餐方式和有关要求等。

3. 接待能力评估 食品药品监督管理部门在重大活动前，应对餐饮服务提供者的供餐资质、接待能力、卫生状况和拟定食谱进行综合评估，并以书面评估报告的方式送交活动主办方、餐饮服务提供者。餐饮服务提供者应按照要求提供相关资料，配合监督管理部门的现场检查评估工作。评估按以下几方面进行。

（1）管理资料 餐饮服务提供者餐饮服务许可情况；餐饮服务提供者食品安全管理机构、管理人员、管理制度设立情况；从业人员身体健康证明及目前的健康状况。

（2）加工供应现场 餐饮服务提供者是否达到食品安全监督量化分级管理A级标准（或具有相应条件）；加工经营场所布局设置、相关设备设施运行情况；加工制作过程中的监督检查情况；餐饮服务提供者是否具备相适应的接待服务能力。

（3）食品、饮用水、食品工用具 监督管理部门对餐饮服务提供者加工的直接入口食品、饮用水及食品工具容器等样品进行抽样检测。

（4）食谱设计 食谱中各种食品的加工制作过程应可杀死或破坏食品中有毒有害物质，保证食品安全。食谱设计的原则包括：食谱中供应菜肴的品种、数量应与加工制作场所、加工条件相适应，并符合相应的安全要求；不得供应违禁生食水产品和其他禁止生产经营的食品；不宜供应改刀熟食、色拉、刺身及含水分较高且容易变质的食品；操作工艺应保证成品制作完成至食用间隔时间在2小时内；原则上不得加工供应参加活动者的自带食品，必须要供应的，安全问题由活动参加者自负。餐饮服务提供者尽可能留取自带食品的样品。

如有下列情形之一的食品，应在食谱中剔除：①食谱审查认定可能引发食物中毒的食品；②抽样检测异常的食品；③未能出示有效证明文件的食品；④超过保质期限的食品；⑤外购散装直接入口熟食制品；⑥食品安全监督管理部门为预防食物中毒禁止食用的食品；⑦国家、地方法律法规规定的其他禁止生产经营的食品。

4. 活动前准备 餐饮服务提供者在承办重大活动前，应做好如下准备工作。

（1）了解食品从业人员健康动态状况，并要求食品安全管理人员对近期患有各种传染病、重感冒、腹泻等病症的从业人员进行密切观察、登记。

（2）对全体参与接待的从业人员，进行食品安全知识培训。

（3）做好食品和原料的进货渠道证明、供货商相关许可证明、食品检验（检疫）报告等索证工作。

（4）活动前对加工经营场所及接待现场进行清洁。

（5）检查食品留样相关设备设施及器具的准备情况。

5. 开展监督保障 监督管理部门在重大活动过程中，将开展以下监督管理工作，餐饮服务提供者应积极做好配合工作，保障食品安全。

（1）进驻 根据重大活动级别、规模、供餐人数和供餐方法，监督管理部门选派食品安全监督人员进驻活动现场实施食品安全监管。

（2）资料审查 包括食品和原料的索证资料、各类有关记录档案、食品从业人员的健康证明等。

（3）监督加工制作过程

1）开展全程保障的，对食品加工制作环节进行全程监督，包括采购至供餐的所有过程、加工环境、餐饮具清洗消毒、食品留样、自带食品和赞助食品等。

2）开展重点监督的，对食品加工制作关键环节进行重点监督，包括凉菜配置、备餐与供餐时间、食品中心温度、食品留样等。

3）对不符合要求的，立即制止并提出整改意见。

4）对临时或擅自改变供应食品品种、加工工艺、供餐方式或供餐时间的，应重新审核，符合要求后方可供餐；严重的可责令停止供餐，并报告重大活动主办方。

（4）快速检测 通过对供餐食品及食品原料的快速检测，可以在短时间内有效筛查，控制食品烹调的加工时间、中心温度等关键因素，从而达到降低食品安全风险的目的，有效保障重大活动期间的食品安全。这些检测可由监管部门开展，也可由餐饮服务提供者进行。凡快速检测结果异常的，应立即暂停使用，并进一步送检测机构确认。

6. 突发事件的处理 在重大活动期间，如发生食品安全突发事件，监督管理部门应及时按照应急预案开展控制和调查工作。餐饮服务提供者也应当启动相应的应急处置方案：及时汇报，协助医疗部门进行救治，并积极配合相关部门进行调查和控制，查明事故原因，避免事故扩散蔓延。

第五节 食品安全事故应急管理

一、食品安全应急管理概述

（一）基本概念

食品安全应急管理是指因对摄入食品导致的突发食品安全事件所进行的应急处置和有效管理。突发食品安全事件属于公共卫生事件范畴，对突发公共卫生事件的管理主要通过制定预案来实施。预案的主要内容包括两个方面：一是制定突发食品安全事件发生的预防措施，二是对发生的突发食品安全事件能够进行快速响应和有效处置，尽可能地降低损失。

（二）食品安全应急管理面临的挑战

食品安全事件频繁发生的事实表明，食品安全问题并没有因为经济发展和社会进步而得到完全解决。传统型食品安全事件继续发生，新的非传统型食品安全事件不断出现。我国正处于改革不断深化、经济高速发展的阶段，在食品安全方面既有过去贫穷带来的安全问题，又有发展过程中带来的一系列问题，可以说我国的食品安全工作面临着巨大的挑战。

（1）食品安全脆弱性特征决定食品安全防控难度增大。与传统产业链相比，现代食品生产加工的产业链延长，受到自然室内环境和人为接触的污染机会也大大增加，食品安全脆弱性环节增多，给食品安全防控增大了难度。

（2）食物中毒和食源性疾病仍然是困扰公众难题之一。食源性疾病仍然是危害公众健康的最重要因素，也是食品安全长期面临的挑战。致病性微生物引起的食源性疾病现状表明，尽管现代科学技术已经发展到相当水平，但在保证食品安全问题上，食物中毒和食源性疾病仍然是一个困扰世界的难题。

（3）食品中新的生物性和化学性污染物成为潜在健康威胁。一是农药和化肥的使用量继续扩大。农药和化肥滥用情况普遍存在，引起的食物中毒屡屡发生。二是化学药物的泛滥。为了预防和治疗家畜及养殖水产品患病而大量投入的抗生素、磺胺类化学药品，增加了消费者潜在的健康隐患问题。三是重金属污染范围不断扩大。大多数重金属在体内有蓄积性，能产生急性和慢性反应，增加健康隐患。四是各种毒素的污染。贝类毒素和真菌类毒素能够直接或间接的进入食物链导致动植物食品受到污染。五是食品新技术、新资源的推广与应用。近年来以基因工程技术为代表的现代生物技术可能导致的食品安全问题已经成为国际社会关注的焦点。

（4）食品产业基础薄弱给食品安全监管工作带来巨大困难。目前，我国传统生产加工方式与现代集约化生产和规模化大型企业模式并存。根据统计结果，我国约有 70% 以上的食品加工企业是 10 人以下的小企业，或是家庭作坊。这些企业规模小、设施简陋、工艺落后，自身管理水平低，从业人员受教育水平低，给食品安全监管工作带来巨大困难。

（三）食品安全应急管理发展战略

未来食品安全应急管理工作面对的战略任务，就是要充分认识食品安全问题面临的新挑战，潜心研究新的安全危害源，科学制定食品安全标准、食品安全突发事件应对预案，确保食品消费者身心健康。

政府食品安全监管相关职能部门应将工作重心放在食品安全标准、食品安全监管、食品安全应急预案的研究和实施上，并对其潜在的特点和危害规律进行系统研究。近年来发生的"三鹿奶粉"、双汇"瘦肉精"等一系列食品安全事件警示，必须树立食品安全应急理念，做好食品安全管理工作，预防突发食品安全事件的发生，快速应对突发事件，科学实施应急预案是政府部门、企业管理层的必修课。

二、食品安全应急处置策略

（一）食品安全应急处置目标

以最快的速度消除食品安全危害，控制和防止事态扩大，尽快恢复正常的生产、生活与社会秩序，最大限度地减轻食品安全危害。因此，食品安全事故发生后，应急处置应从最大限度地控制事故的范围与影响、保护人民健康与生命安全、维护社会稳定三个方面开展工作，包括：组织医疗救护力量，全力展开对受害病患者的救治、筛查与安抚；组织开展事故中病患者的临床和实验室诊断及流行病学调查，排查、确定造成事故的食品或可疑食品并采取封存等行政控制措施；根据危险评估结论确定不安全食品的召回级别并实施召回措施，向社会公布相关信息，提示公众停止食用该食品；对不安全食品进行追踪溯源，排查、确定造成事故的原因；进行进一步危险性评估，必要时采取进一步的召回措施；监督检查召回措施的落实，评估召回措施的落实效果，监督销毁被控制的和被召回的不安全食品；对食品生产经营过程进行举一反三的整治，消除食品生产经营过程中的安全隐患，防止类似事件再次发生；追究食品生产经营者和食品安全监管者的法律责任；做好病患者的医疗救治等善后处理工作。

《食品安全法》明确规定：食品安全事故指食物中毒、食源性疾病、食品污染等源于食品，对人体健康有危害或者可能有危害的事故。《食品安全法实施条例》《国家食品安全事故应急预案》和《食品安全事故调查处理办法》等法规或规章，要求建立健全食品安全事故的应急应对机制，高效组织应急处理，最大限度地减少重大食品安全事故对公众造成的健康危害，保障公众健康与生命安全，维护正常的社会经济秩序；进一步确立和细化政府、食品安全监管部门和食品生产经营企业及相关部门、机构或单位在食品安全事故应急处置中的职责与要求。国务院有关食品安全监管部门、地方人民政府及其有关部门，参照《国家食品安全事故应急预案》制定本地、本部门或本行业的食品安全事故应急预案。

（二）我国食品安全应急体系概况

新中国成立以来，党和政府高度重视食品安全工作，从《食品卫生管理条例》到《食品卫生法》，都有食物中毒处理的专门条款。随着经济体制的改革和食品工业快速发展，食品安全不断出现新的隐患和问题，直接或间接催生了《国务院关于进一步加强食品安全工作的决定》《食品安全法》等法律文件的出台。到目前为止，我国涉及食品安全事故应急处理的法律法规除《食品安全法》外，还有《中华人民共和国农产品质量安全法》《突发公共卫生事件应急条例》和《乳品质量安全监督管理条例》等；根据相关法律法规还制定了《国家食品安全事故应急预案》《食品安全事故调查处理办法》等配套规章或规范性文件，规范和指导国务院各部门、各级地方政府及各行业的食品安全事故应对活动，提高处置食品安全事故和保障食品安全的能力。从单纯的食物中毒应对到食品安全事故应对，到建立组织机构、应急保障、监测报告与评估、预警与响应及后期处置等多部门、多层次分工和互相配合的食品安全应急体系。

　　《食品安全法》规定：国务院设立食品安全委员会，组织制定国家食品安全事故应急预案。县级以上地方人民政府根据有关法律、法规的规定和上级人民政府的食品安全事故应急预案以及本地区的实际情况，制定本行政区域的食品安全事故应急预案，并报上一级人民政府备案；统一领导、指挥食品安全突发事件应对工作，发生重大食品安全事故时，成立食品安全事故处置指挥机构，启动应急预案进行处置。

　　卫生计生行政部门承担应急医疗救援、食品安全风险评估、食品安全标准制定；县级以上食品药品安全监督管理部门对报告的食品安全事故进行调查处理，并采取应急控制措施，减轻或防止社会危害；县级以上疾病预防控制机构协助卫生计生行政部门和有关部门对发生食品安全事故的现场进行卫生处理，并对与食品安全事故相关的因素开展流行病学调查。

（三）食品安全问题的产生及防控

　　从农田到餐桌，食品要经过种植或养殖、生产与加工、贮存与运输、销售与烹饪和食用过程，整个过程中任何一个环节出了问题均可在食用后影响人体健康，从而导致食品安全问题的产生。因此，要真正保证食品的安全，防止食品安全事故的发生，必须在食品生产过程中对原料的选择、加工、包装以及贮存、运输直到销售进行全过程的预防控制。

1. 食品安全问题的产生

　　（1）种植、养殖过程中的问题　大量农药、化肥、兽药、生长调节剂等科技手段的使用，尤其是滥用国家已禁止的农药，从源头上给食品安全带来极大隐患。如为提早上市，往往施用高激素、高营养素以促进作物快速超常生长；部分养殖者为追求高额利润，在饲料中添加激素类、镇静催眠类等违禁药品；使用含性激素己烯雌酚的"高技术含量"饲料催长，英国的疯牛病及荷兰牛奶的二噁英残留，也是饲料改良过程中导致产生人体危害的明证和代表。还有使用转基因技术生产的农作物，其安全性也有待进一步验证。

　　（2）生产加工过程中的问题

　　1）操作不规范。食品生产加工企业未按卫生规范和工艺要求操作，导致在生产、贮运过程中发生微生物污染，或灭菌不彻底导致食品中残留病原菌。

　　2）使用非法原料。如用工业酒精生产米酒，泔水油提炼加工冒充食用油。

　　3）滥用食品添加剂。存在超量超范围使用食品添加剂现象。如在面制品中使用人工合成色素、在大米加工中使用矿物油等。

　　4）使用非法添加物。如硼砂面条、甲醛泡发海产品、硫黄熏白银耳、三聚氰胺奶粉等。

　　5）应用未经食品安全评估的新技术、新工艺、新原料，可能产生的某些伤害对人体是长期和渐进的过程，存在隐蔽性和未知性。如辐照、益生菌和酶制剂等新兴技术和现代生物技术在食品加工中的应用。

　　（3）流通领域过程中的食品安全问题　流通领域是食品安全保障体系中的薄弱环节，主要存在以下安全问题。

　　1）储运不规范。仓储及储运过程的条件和操作不符合标准规范，使部分出厂合格的产品在流通中腐败变质成为不合格食品。

　　2）非法保鲜。储运过程中为保鲜使用非法化学品，如用硫酸处理荔枝。

　　3）销售管理不善。不严格执行采购索证制度，进货渠道混乱，过期变质和假冒伪劣食品堂而皇之地进入店堂柜台出售。

　　（4）餐饮加工过程中的食品安全问题　作为整个食品链条的末端环节，餐饮加工除了存在与生产和流通环节类似的问题外，还有其本身特点的问题。如原料把关不严，采购"三无"食品和农残超标蔬菜及腐败变质原料；超范围超负荷经营，操作不规范，加工种类和数量超过了自身加工条件与能力，生熟交叉污染，烹调加工温度与时间不足，保存不当等，所以餐饮加工是食物中毒等突发性食源性疾病的易发环节。

2. 我国食品安全事故的防控对策　针对以上问题，我国在应对食品安全事故上需采取多方面的防控措施。①从法律层面强调基因改良技术应以充分考虑和重视对人体的危害性为前提，以深入的研究为基础。②加强对食品与农药及兽药和化学品新品种、生产加工新工艺和新技术在投入使用前的安全性论证和审查，未经论证和审查通过的禁止投入使用，消除出现问题才进行事后补救式纠正。③根据国内外形势与发展动态，及时制定或修订食品安全法规与标准，消除法规标准滞后的现象。④建立从农田到餐桌的食品安全全过程防控体系，建立食品安全事故调查处理制度和机制及应急处置体系。⑤加强普法宣传，加大食品安全法律与规范要求的知识培训力度，提高食品生产经营者守法自律经营的意识，提高食品安全水平。⑥创新监管方式，加强监测及生产过程与源头控制，加大监督执法力度，及时发现存在隐患，打击违法行为，规范食品生产经营市场秩序，确保食品安全。

3. 我国食品安全防控的发展方向　随着食品生产加工工业化技术和贸易的迅猛发展，加之国际化程度越来越高，食品不再只是农业和手工业的产品，社会对加工食品需求的增加与环境的恶化及加工控制的随意性之间的矛盾越来越突出，食品安全防控压力也增大，并成为全球共同面对的问题。传统的监管模式已无法起到有效控制的作用，只有通过体系控制与认证才能从根本上确保食品在生产加工、运输及销售等各个环节的安全性。国际食品法典委员会（CAC）1993 年发布了推行危害分析关键控制点（HACCP）七大原则，我国在 1998 年开始引入推广。经过多年的实践，HACCP 已被国际社会公认为是控制食品安全最经济、最有效的手段，应积极倡导食品生产企业 HACCP 管理体系，降低食品安全风险，不断提高食品安全信誉度，提高在国际市场的竞争力。在政府层面，应建立符合国际标准，特别是 CAC 标准；建立全国性的食品污染、食品危害监测网络和可追溯的食品安全数据库，建立食源性疾病的预警和控制体系，加强预测、预报和发布食品安全信息；整合食品安全科学技术资源和检验检测资源，加强食品安全的科学技术研究，提升食品安全的科学技术水平，按照国际惯例解决食品安全技术进步、食品污染和食品安全问题。

（四）食品安全应急的分级响应与管辖

重大食品安全事故，按《食品安全法》《国家食品安全事故应急预案》和《食品安全事故调查处理办法》的规定，实行分级响应，确定应急响应级别，县级以上人民政府立即成立食品安全事故处置指挥机构，启动应急预案进行处置。对导致传染病传播的食品安全事故，同时执行《中华人民共和国传染病防治法》的有关规定。非重大食品安全事故，按照《食品安全法》和《食品安全事故调查处理办法》的相关规定处理，不需启动应急预案进行处置。消费者投诉举报的尚未构成群体性食物中毒或食源性疾病的个案事件，以及尚未进入流通、消费环节的食品或食用农产品发生污染事件，由负责食品安全监管的部门按照职责分工，依法受理并查处。

（五）食品安全事故应急处置原则

1. 指导思想　以人为本，减少危害。把保障公众健康和生命安全作为应急处置的首要任务，最大限度地减少食品安全事故对公众造成的健康危害。

2. 职能定位　居安思危，预防为主。坚持应急与预防相结合，充分重视预防控制；坚持常态和非常态相结合，做到常抓不懈，开展食品安全风险监测与评估；做好应急准备，落实各项防范措施，提高防控能力，防患于未然。

3. **工作机制** 统一领导、分级负责。按照"统一领导、综合协调、分类管理、分级负责、属地管理"为主的应急管理机制。

4. **应对方法** 科学评估，依法处置。有效使用食品安全风险监测、评估和预警等科学手段；充分发挥专业队伍的作用，提高应对食品安全事故调查处理的原则是：边报告、边调查、边处置，尽快查明事故原因，最大限度地减轻事故危害后果；遵循预防为主、依法科学、迅速正确、综合治理的原则。

三、食品安全应急处置措施与职责分工

突发事件应急管理的终极目标是"无急可应，有急能应"，但从客观现实角度看，"无急可应"尚属理想状态，在采取严密的防范措施之后，仍无法完全避免突发事件的发生，食品安全事故也不例外。针对事故可能产生的危害来说，事故处置的作用是务求降低危害影响，因而食品安全事故的处置成为食品安全事故应急的核心环节。

（一）应急处置措施

1. **采取应急控制措施** 封存可能导致食品安全事故的食品及其原料，并立即对其进行检验；对确认已被污染的食品及其原料，责令食品生产经营者依照《食品安全法》的规定予以召回、停止经营并销毁；封存被污染的食品用工具及用具，并责令负责人对其进行清洗消毒等措施。

2. **开展危害溯源调查** 食品安全事故危害调查的主要内容如下。

（1）是否符合食品安全法律、法规或标准的要求。

（2）是否含有非食品用原辅料、添加非食品用化学物质或者将非食品当作食品。

（3）主要消费人群的构成及比例。

（4）可能存在安全危害的食品的来源、数量、批次/类别及其流通区域和范围。

食品药品安全监管职能部门按职责分工开展相应监督环节的现场卫生学等食品安全危害调查与现场控制工作；责令不安全食品生产经营单位停止生产经营；查明有关产品流向的信息。公安部门对涉嫌刑事犯罪的事故立案侦查，必要时对涉案人员采取控制措施，并根据涉案人员提供的情况配合有关部门追查有毒、有害食品的来源与流向。

3. **查明事故责任** 按照《食品安全法》的相关规定以及食品药品监管体制改革后对食品药品监管部门职能职责的划定，发生重大食品安全事故后，当地食品药品监管部门应当立即会同有关部门进行事故责任调查，并向本级人民政府提出事故责任调查处理报告；重大食品安全事故涉及两个以上省、自治区、直辖市的，由国家食药监总局组织事故责任调查，向国务院提出事故责任调查处理报告。第七十五条规定，调查食品安全事故，除查明事故单位的责任外，同时还应查明负有监督管理和认证职责的监督管理部门、认证机构的工作人员的失职、渎职情况。

（二）应急保障措施

1. **社会治安秩序保障措施** 针对事故的性质、特点和现场情况，事发地政府组织有关部门做好事故现场的安全保卫工作，维护现场秩序；采取必要的强制性措施，防止并严惩哄抢物品、干扰破坏应急处置工作等扰乱社会秩序的行为，确保国家机关等重点单位和执法人员的人身安全，防止和处置群体性治安事件等次生、衍生社会安全事件，维护正常的社会治安秩序；对重大食品安全事故，必要时关闭或限制使用相关的食品生产经营场所和设备，并根据不安全食品扩散的范围划定控制区域，封闭或者封存被污染的公共饮用水源、食品以及相关物品；对拒绝配合调查的有关嫌疑人员必要时依法强制协助执行，采取限制或中止可能导致危害扩大的生产经营活动

等紧急措施及其他保护措施。

2. 信息保障措施 建立统一管理、信息共享的包含食品安全监测、事故报告与通报、食品安全事故隐患预警等功能的食品安全信息网络体系和健全的医疗救治信息网络。设立信息报告和举报电话，建立多条畅通的信息报告渠道，确保食品安全事故的及时报告与相关信息的及时收集。搭建信息沟通平台，加强食品安全信息管理和综合利用。

3. 演练与宣教培训措施 定期或不定期组织和指导有关部门开展重大食品安全事故应急演练，检验和强化应急准备和应急响应能力，总结评估演练效果，完善应急预案。加强对食品安全专业人员、生产经营者及消费者的食品安全知识的教育与培训，促进专业人员掌握与食品安全工作相关的技能，提高生产经营者及消费者的风险和责任意识。

（三）应急职责分工

县级以上人民政府应急管理办公室是食品安全事故的应急管理机构。县级以上人民政府重大食品安全事故应急指挥部是重大食品安全事故应急指挥机构，负责应急处置过程中重大事项的决策，授权发布事故重要信息，审议批准应急处置工作报告等。各级食药监管部门应按照法定职责，制定食品安全事故应急预案，做好食品安全事故应急处置的相关工作，同时有责任配合和协调其他部门做好相关工作。

四、食品安全应急处置的注意事项

食品安全事故应急处置采取"边抢救、边调查、边核实、边处理"的方式，食品安全事故发生或接触疑似食品危害信息后，事发地政府、食药监、卫计委等部门要按照《食品安全法》及其实施细则以及应急预案要求，及时上报信息，第一时间介入，组织有关部门和食品安全专家进行综合评估，初步判断事故或信息的类型和性质，确定是否发布相应级别的预警、启动相应级别的应急预案；成立应急处置指挥部，采取应急措施，以有效措施控制事态发展。及时的信息通报、正确的思想舆论导向是突发事件应急处置顺利进行的重要保证。突发事件发生后信息发布关乎舆论的正面导向和群众的正确指引，面对公众媒体，避免消极被动的做法，要主动面对、答疑解惑。在食品安全信息发布上，政府影响控制全局；在引导公众理性面对食品安全风险上，专家的见解占主导地位；媒体是信息传播、汇总和交流的平台，公众是信息传播的接受者。

第三章 药品安全监管

第一节 药品基础知识

一、药品、药品质量和药品标准

（一）药品的概念

药品的定义：药品指用于预防、治疗、诊断人的疾病，有目的地调节人的生理功能并规定有适应证或者功能主治、用法和用量的物质；包括中药材、中药饮片、中成药、化学原料药及其制剂、抗生素、生化药品、放射性药品、血清、疫苗、血液制品和诊断药品等。此定义的关键在于：①药品是用于预防、治疗、诊断人的疾病，有目的地调节人的生理功能的；②药品是有规定的适应证或者功能主治、用法和用量的物质；③药品的范围包括中药材、中药饮片、中成药、化学原料药及其制剂、抗生素、生化药品、放射性药品、血清、疫苗、血液制品和诊断药品等。

（二）药品质量

药品质量的概念可以理解为药品的物理、化学、生物药剂学、安全性、有效性、稳定性、均一性等指标符合规定标准的程度。

物理指标：药品活性成分、辅料的含量、制剂的重量、外观等指标。

化学指标：药品活性成分化学、生物化学特性变化等指标。

生物药剂学指标：药品的崩解、溶出、吸收、分布、代谢、排泄等指标。

安全性指标：药品的"三致"、毒性、不良反应、药物相互作用和配伍、使用禁忌等指标。

有效性指标：药品针对规定的适应证在规定的用法、用量条件下治疗疾病有效程度的指标。

稳定性指标：药品在规定的储存条件下在规定的有效期内保持其物理、化学、生物药剂学、安全性、有效性指标稳定的指标。

均一性指标：药品活性成分在每一单位（片、粒、瓶、支、袋）药品中的物理、化学、生物药剂学、安全性、有效性、稳定性等指标等同程度的指标。

按照对药品质量的定义，药品质量不仅仅指药品活性成分的含量。因为①药品活性成分含量合格，不等同于其崩解、溶出、吸收质量指标合格，而崩解、溶出、吸收不合格的药品其有效性和安全性难于符合规定的要求；②即使每一片药或一粒药的质量合格了，也不等同于这种药品的质量合格了，直接与药品接触的包装材料的化学特性、透光性、透气性也会影响药品的质量和质量的稳定性；③药品包装及标签、使用说明、广告及宣传品中的信息是正确储藏、运输、使用药品的重要依据。储藏条件信息不明确会导致储藏条件选择不当造成药品在储藏过程中质量发生变化；药品包装、标签、说明书、广告及宣传材料给出的适应证或功能主治、用法和用量、禁忌或注意事项、忠告、药品分类标识等信息不完整，会导致使用不当造成作用降低甚至失效并可能因药品不合理使用导致严重的毒、副作用，还有可能危及用药者的生命安全。

（三）药品标准

1. 药品标准的含义　药品标准是国家对药品质量规格及检查方法所做出的技术规定，是药品生产、供应、使用、检验和管理部门共同遵循的法定依据。

2. 我国药品标准的主要类型　①《中华人民共和国药典》属于国家标准，是法定的、强制性标准，由国家药典委员会制定，国务院药品监督管理部门颁布。药典每五年修订一次，2010年版分为3部，一部收载中药材和中成药等传统药，二部收载化学药品，三部收载生物制品等生物制药，2015年版分为4部，将原附录和辅料部分内容放在四部中。国家药品标准还有一些药典尚未收载，但由国家药品监督管理部门颁布的药品标准。②《中药饮片炮制规范》也是法定的，强制性标准，由省级药品监督管理部门颁布。③《中国医院制剂规范》。

二、药品名称、药品批准文号和药品有效期

（一）药品名称的种类

化学药品的名称分三类：通用名、商品名、国际非专有名。①通用名即不论何处生产的同种药品都可用的名称。中国药品通用名是国家药典委员会按照"中国药品通用名称命名原则"制定的药品名称，药典或国家标准采用通用名称，也为法定名称。②商品名即不同厂家生产的同一种药物制剂可取不同的名称，具有专有性质，不得仿用，所以也称商标名。商标名通过注册即为注册药名，通常用R表示。③国际非专有名是世界卫生组织制定的药物（原料药）的国际通用名。

（二）药品的批准文号

批准文号是指国家批准药品生产企业生产药品的文号，是防止假劣药品出现的必要手段，并便于药品使用部门及广大人民群众的监督。这是最直接最简单的从外观就能判断药品合法性的标志之一。国家规定药品批准文号的格式为国药准字H（Z、S、J）+4位年号+4位顺序号，其中H代表化学药品，Z代表中药，S代表生物制品，J代表进口药品分包装。《进口药品注册证》证号的格式为：H（Z、S）+4位年号+4位顺序号；《医药产品注册证》证号的格式为：H（Z、S）C+4位年号+4位顺序号，其中H代表化学药品，Z代表中药，S代表生物制品。对于境内分包装用大包装规格的注册证，其证号在原注册证号前加字母B。医疗机构制剂批准文号的格式为：X药制字H（Z）+4位年号+4位流水号。X代表省、自治区、直辖市简称，H代表化学制剂，Z代表中药制剂。

（三）药品的有效期

药品有效期是药品在一定的储存条件下，能够保持其质量的期限。药品标签中的有效期应当按照年、月、日的顺序标注，年份用四位数字表示，月、日用两位数表示。其具体标注格式为"有效期至XXXX年XX月"或者"有效期至XXXX年XX月XX日"；也可以用数字和其他符号表示为"有效期至XXXX.XX."或者"有效期至XXXX/XX/XX"等。预防用生物制品有效期的标注按照国家食品药品监督管理总局批准的注册标准执行，治疗用生物制品有效期的标注自分装日期计算，其他药品有效期的标注自生产日期计算。有效期若标注到日，应当为起算日期对应年月日的前一天，若标注到月，应当为起算月份对应年月的前一月。如2014年10月10日生产，有效期两年的药品，可标注为有效期至2016年9月，或表示为有效期至2016.09，表示该药品2016年10月1日即超过了有效期；也可标注为有效期至2016年10月09日，或表示为有效期至2016.10.09，2016/10/09，表示该药品2016年10月10日即超过了有效期。

三、药品的特殊性与一般性

（一）药品的特殊性

药品是特殊商品，其特殊有以下几点。①与人的生命健康有关：药品用于人的疾病的诊断、预防、治疗和康复、保健，与人的生命健康密切关联。质量好的药品正确合理使用可以挽救生命、增进健康；质量差的药品或使用不当的药品会延误治疗或有不良反应损害健康和危及生命。②质量标准严格：药品的物理、化学、生物药剂学、安全性、有效性、稳定性、均一性等质量指标必须符合规定的标准。不符合规定的质量标准都可能降低或失去疗效或者加剧药品的不良反应。③专业技术强：一是药品质量合格与否只能由药学专业技术人员利用其具备的药学及相关知识来判断，对于药品内在质量还必须用专门的检验方法和仪器；二是药品的正确合理使用一般都必须依靠具备专门医学、药学理论知识的医师、药师。④社会公共性：药品作为增进健康、延长生命的必要手段一直受到人类社会的重视，享有健康的权利和生命的权利已经成为现代社会受法律保护的基本人权。人类的生物禀赋本能促进人类一直不懈的追求健康和延长生命、保证人类的繁衍，药品关系到人类繁衍与发展。⑤缺乏需求价格弹性：患病治病需求的药品是必需品，人们不会因其价格上涨而不买，健康人群无需药品，不会因药价降跌而购买使用。药品的价格变化不会明显影响公众对药品的需求。⑥消费者低选择性：药品的专业性质要求必须在医师、药师指导下使用药品。特别是处方药更是不能自行选购。⑦需要的迫切性：患病就需要药品，特别在解毒、急救、灾害、疫情、战争等紧急情况下，对药品需求供应的迫切性更大。

（二）药品的一般性

与其他商品一样，药品的研制、生产及所需人、财、物、信息的获得，以及药品流通使用消费都须按照市场规律，按市场机制运作，属于经济性和竞争性的商品。

四、药品的分类

（一）按管理要求分类

1. 现代药与传统药 现代药也称西药，是用现代医学、药学理论方法和化学、生物学等现代科学技术手段发现或获得的并在现代医学、药学理论指导下用于诊断、预防、治疗疾病的物质。传统药是人类在与疾病作斗争的漫长历史过程中发现、使用的并一般在传统医学、药学理论指导下用于疾病治疗的物质。传统药也称民族药。我国主要是中药，还有蒙药、藏药、维药、壮药、傣药、苗药等。

2. 处方药与非处方药 根据药品品种、规格、适应证、剂量及给药途径不同，对药品分别按处方药与非处方药进行管理。目的是为了在保证公众用药安全、有效的同时方便公众自主购药、自我药疗。处方药是必须凭执业医师或执业助理医师处方方可调配、零售购买和使用的药品。非处方药是不须凭执业医师或执业助理医师处方即可自行判断、购买和使用的药品。根据药品的安全性，非处方药又分为甲类和乙类。

3. 新药、新生物制品和已有国家标准的药品 新药是指未在中国境内上市销售的药品；新生物制品是指我国未批准上市的生物制品，对已批准上市的，但改换制备疫苗和生物技术产品的菌毒种、细胞株及其他重大生产工艺改革对制品的安全性、有效性可能有显著影响时，按新生物制品审批。已有国家标准的药品是指国家已批准正式生产、并收载于国家药品标准的品种。

4. 国产药品与进口药品 国产药品是指国内（不包括香港、澳门、台湾地区）药品生产企业生产的药品。进口药品是指国外药品生产企业生产的进入中国市场的药品。中国香港、澳门、台湾地区药品生产企业生产的进入中国内地市场的药品参照进口药品管理。

5. 国家基本药物 国家基本药物是世界卫生组织针对药品更新换代和药品浪费的情况，为保证医疗所需的基本的药物供应，降低医疗费用，促进合理用药，于1975年建议发展中国家制订《国家基本药物目录》。我国从1982年开始建立《国家基本药物目录》，从国家药品标准收载的药品、上市的新药和进口药品中按照"临床必需、安全有效、价格合理、使用方便、中西药并重"的原则进行遴选。

6. 城镇职工基本医疗保险药品 为合理控制医疗保险用药的费用，提高医保资金使用效率，国务院医保管理部门建立《基本医疗保险药品目录》，按照"临床必需、安全有效、价格合理、使用方便、市场能保障供应"的原则，从国家药品标准收载的药品、进口药品中选定药品列入《基本医疗保险药品目录》。医保基本用药又分为甲类和乙类，甲类目录药品是临床必需、使用广泛、疗效好，同类药品中价格低的药品。乙类药品是可供临床治疗选择使用、疗效好，比甲类目录中的同类药品价格略高的药品。

7. 特殊管理的药品 国家对麻醉药品、精神药品、医疗用毒性药品、放射性药品实行特殊管理。

（二）按药理作用分类

1. 抗感染药物 包括抗生素、合成抗菌药、抗结核病药、抗真菌药、抗病毒药。

2. 抗寄生虫病药物 包括抗疟药、抗阿米巴病药、抗滴虫病药、抗血吸虫病药、驱肠虫药。

3. 中枢神经系统用药 包括中枢兴奋药、镇痛药、解热镇痛抗炎药、抗痛风药、抗震颤麻痹药、抗精神病药、抗焦虑药、抗抑郁症药、抗癫痫药、镇静催眠药。

4. 麻醉药及其辅助药物 包括全身麻醉药、局部麻醉药、骨骼肌松弛药。

5. 自主神经系统用药 包括拟胆碱药、抗胆碱药、拟肾上腺素药、抗肾上腺素药。

6. 循环系统用药 包括钙拮抗药、治疗慢性心功能不全药、抗心律失常药、防治心绞痛药、周围血管扩张药、降压药、抗休克药、调节血脂及抗动脉粥样硬化药。

7. 呼吸系统用药 包括祛痰药、镇咳药、平喘药。

8. 消化系统用药 包括抗酸药、抑酸药、胃黏膜保护剂、H_2受体拮抗剂、胃肠解痉药、助消化药、止吐药、催吐药、胃动力药、泻药、肝胆疾病辅助用药。

9. 泌尿系统用药 包括利尿药和脱水药、治疗尿崩症用药。

10. 血液系统用药 包括促凝血药、抗凝血药、血浆及血浆代用品、抗贫血药、促进白细胞增生药、抗血小板药。

11. 抗变态反应药物 包括抗组胺药、过敏反应阻释剂。

12. 激素及其他有关药物 包括垂体激素及其有关药物、肾上腺皮质激素及促肾上腺皮质激素、性激素及促性激素、避孕药、胰岛素及其他影响血糖的药物、甲状腺激素类药物及抗甲状腺药物。

13. 微生物类药品 包括维生素A属、维生素D属、维生素B属、维生素C、维生素E等药物。

14. 酶类及其他生化制剂 包括酶类药物、脑活素、三磷腺苷。

15. 调节水、电解质及酸碱平衡用药 包括电解质平衡调节药、酸碱平衡调节药、葡萄糖及其他。

16. 营养药 包括肠道内营养用药和肠道外营养用药。

17. 抗肿瘤药 包括烷化剂、抗代谢药、抗肿瘤抗生素、抗肿瘤激素类、其他抗肿瘤药及辅助治疗药。

18. 影响机体免疫功能的药物　包括免疫抑制剂、生物反应调节剂。

19. 其他药物　包括减肥药、延缓衰老药、解毒药、皮肤科用药、眼科用药、外科消毒防腐用药、生物制品、诊断用药等。

（三）按药物来源分类

1. **动物药**　如牛磺酸、甲状腺素等。
2. **植物药**　如小檗碱、长春碱、颠茄等。
3. **矿物药**　如芒硝、硫磺、硼砂等。
4. **化学合成药**　如阿司匹林、盐酸苯海拉明等。

五、药物剂型

（一）概述

1. **剂型概念**　由化学合成、植物提取或生物技术取得的各种药物一般都是粉末状、结晶状、浸膏状态的，患者无法使用，要将这些药物加工成便于患者使用的给药形式，这种为适应治疗或预防的需要而制备的药物应用形式，称之为药物剂型。

2. **制剂的概念**　同一种药物可以有多种不同的剂型，同一种剂型也可以有多种不同的药物。各种剂型中都包含有许多不同的具体品种，根据药典或国家批准的标准、为适应治疗或预防的需要而制备的药物应用形式的具体品种，称之为药物制剂，简称制剂。如：头孢克肟的剂型有头孢克肟片、头孢克肟胶囊、头孢克肟颗粒。这三种剂型均为头孢克肟的制剂。

3. **剂型的重要性**　良好的剂型可以发挥良好的药效，因为剂型可改变药物的作用性质，改变药物的作用速度，改变剂型可降低或消除药物的毒副作用，剂型可产生靶向作用，影响疗效等。

（二）剂型的分类

现有常用剂型约50种，有几种方法进行分类。

1. **按给药途径分类**　依据临床使用，将给药途径相同的剂型分为一类，反映出给药途径与应用方法对剂型制备的特殊要求。一种是经胃肠道给药剂型：口服为主，常用有散剂、片剂、颗粒剂、胶囊剂、溶液剂、乳剂、混悬剂等。另一种非经胃肠道给药剂型：有注射给药剂型，包括静脉注射、肌肉注射、皮下注射、皮内注射；有呼吸道给药剂型，如喷雾剂、气雾剂、粉雾剂等；有皮肤给药剂型，如洗剂、搽剂、软膏剂、硬膏剂、糊剂、贴剂等；有黏膜给药剂型，如滴眼剂、滴鼻剂、眼用软膏剂、含漱剂、舌下片剂等；有腔道给药剂型，如栓剂等。

2. **按分散系统分类**　应用物理、化学的原理来阐明剂型特点，但不能反映用药部位与给药方法。有溶液型，如芳香水剂、溶液剂、糖浆剂、甘油剂、醑剂、注射剂等；有胶体溶液型，如胶浆剂、涂膜剂等；有乳剂型，如口服乳剂、静脉注射乳剂；有混悬型，如合剂、洗剂、混悬剂等；有气体分散型，如气雾剂；有微粒分散型，如微球剂、微囊剂、纳米囊；有固体分散剂，如片剂、散剂、颗粒剂、丸剂等。

3. **按制法分类**　不常用，个别如浸膏剂。

4. **按形态分类**　将药物制剂的物质形态分类，有液体剂型，如芳香水剂、溶液剂、注射剂、合剂、洗剂、搽剂；有气体剂型，如气雾剂、喷雾剂；有固体剂型，如散剂、丸剂、片剂；有半固体剂型，如软膏剂、糊剂。

（三）常用剂型

1. **片剂** 片剂是药物与辅料均匀混合后压制而成的片状制剂，它是制剂中应用最广泛的重要剂型之一，性状稳定，剂量准确，制造成本低，运输、储存、携带、使用方便。现有各种不同类型的片剂，如普通压制片、包衣片（糖衣片、薄膜衣片、肠溶衣片）、泡腾片、咀嚼片、多层片、分散片、舌下片、含片、植入片、溶液片、缓释片和控释片。

2. **颗粒剂** 颗粒剂是将药物与适宜的辅料配合而制成的颗粒状制剂。可直接吞服，也可冲水饮用，溶出和吸收速度较快，分为可溶性颗粒剂、混悬型颗粒剂和泡腾性颗粒剂。

3. **胶囊剂** 胶囊剂是将药物填装于空心硬质胶囊中或密封于弹性软质胶囊中而制成的固体制剂。胶囊材料是明胶、甘油、水及其他药用材料。胶囊剂能掩盖不良嗅味或提高药物稳定性，有较高生物利用度，可弥补其他固体剂型的不足，可延缓药物的释放和定位释药。胶囊剂分为硬胶囊和软胶囊2种。

4. **滴丸剂** 滴丸剂是指固体或液体药物与基质加热溶化混匀后，滴入不相混溶的冷凝液中，收缩冷凝而制成的制剂。滴丸剂主要口服，发挥药效迅速、副作用小，便于服用携带，比较稳定，成本较低。

5. **注射剂** 注射剂是指药物制成的供注入人体的灭菌溶液、乳状液和混悬液以及供临用前配成溶液或混悬液的无菌粉末或浓溶液。注射剂是目前临床应用最广泛的剂型之一，其药效迅速、剂量准确、作用可靠，适用于不宜口服的药物和不能口服的患者，能产生局部作用和定向作用。注射剂有溶液型注射剂，混悬型注射剂，乳剂型注射剂，粉针剂（即注射用无菌粉末）和输液。

6. **液体药剂** 液体药剂是指药物分散在适宜的分散介质中制成的液体形态的制剂。可供外用和内服。有合剂、洗剂、搽剂、滴耳剂、滴鼻剂、含漱剂、灌肠剂、涂剂。

7. **气雾剂** 气雾剂是指药物与适宜的抛射剂装于具有特制阀门系统的耐压密封容器中制成的制剂。使用时，借抛射剂的压力将内容物喷出。喷出时多为细雾状气溶胶可用于呼吸道、皮肤或其他腔道。可以直接作用部位，起效快，药物稳定不易被外界污染等。

8. **其他制剂** 常用的还有栓剂、软膏剂、膜剂、缓释剂和控释剂等。

第二节　药品安全含义及我国药品安全事件的特点

药品安全是相对概念，"是药三分毒"，没有零风险的药品。作为一种特殊的商品，药品的安全性问题始终不容忽视，如果控制不好，药品不仅起不到治疗疾病、促进健康的目的，还会带来致病的危险。随着经济社会的发展和人民生活水平的提高，药品安全已成为重大的社会问题和公共安全问题，社会各界对我国药品安全状况日益关注。

一、药品安全的含义

通过对药品研发、生产、流通、使用全链条进行管理所表现出来的消除或控制了外在威胁和内在隐患的综合状态，其范畴可以界定为质量符合标准、不良反应在可接受的范围内、临床无用药差错和可及性四个部分。

二、药品安全形势

（一）取得的成绩

"十一五"时期，国家出台了一系列政策措施，加大了政府投入，形成了较为完备的药品生产供应体系，基本建立了覆盖药品研制、生产、流通和使用全过程的安全监管体系，药品安全状况明显改善，药品安全保障能力明显提高。

1. **药品安全状况明显改善**　全国药品评价性抽验总合格率显著提高，化学药品、中药、生物制品的抽验合格率大幅提高，药品质量总体上保持较好水平。《药品注册管理办法》2007年修订施行后，提升了注册审批标准，严格了药品生产准入，新上市仿制药质量明显提高。药品不良反应监测、特殊药品滥用监测网络预警作用加强，药品安全事件应急处置能力大幅提升，药品安全事件逐渐减少。

2. **公众用药需求基本满足**　实施国家基本药物制度，保障公众基本用药权益。新药创制能力进一步提高，药品现代物流体系建设稳步推进，覆盖城乡的药品供应网络基本建成，公众日常用药需求基本得到满足。建立了国家药品储备制度，提高了应对重大疫情灾害的药品保障能力。

3. **药品安全监管能力大幅提高**　建立了较为完整的国家、省、市、县四级行政监管体系（正在组建以县局派出机构为主要形式的乡镇食品药品监督管理所），构建了以药品注册审评、标准制定、检验检测、不良反应监测为重点的技术支撑体系，健全了以《中华人民共和国药品管理法》和《医疗器械监督管理条例》为核心的法律法规体系，形成了以《中华人民共和国药典》为核心的国家药品标准管理体系。进一步健全了药品质量管理规范，加强了药品全过程监管。药品监管信息化建设取得阶段性成果，特殊药品的电子监管顺利推进。药品监管基础设施明显改善，队伍素质显著提高。

（二）存在的问题

药品生产企业研发投入不足，创新能力不强，部分仿制药质量与国际先进水平存在较大差距。现行药品市场机制不健全，药品价格与招标机制不完善，一些企业片面追求经济效益，牺牲质量生产药品。医疗机构以药养医状况未明显改善，临床用药监督有待进一步加强，零售药店和医院药房执业药师配备和用药指导不足，不合理用药较为严重。不法分子制售假药现象频出，利用互联网、邮寄等方式售假日益增多，有些假药甚至进入药品正规流通渠道，药品安全风险仍然较大。同时，药品安全法制尚不完善，技术支撑体系不健全，执法力量薄弱，药品监管能力仍相对滞后。

"十二五"时期是我国全面建设小康社会的关键时期，也是促进医药产业健康快速发展的重要机遇期。随着我国经济社会进一步发展，居民生活质量改善，人民群众对药品的安全性、可及性要求不断提高。人口老龄化、疾病谱改变、新发传染性疾病频发等，对药品安全提出了新的挑战。同时，医药产业快速发展，产业结构调整，高新技术在医药产业的广泛应用，都对药品安全监管提出了更高的要求。必须进一步加强药品安全工作，为人民群众健康提供有力保障。

三、药品安全突发事件的特点及趋势

（一）药品安全突发事件的概念

药品安全突发事件是指突然发生的，因药品原因造成或者可能造成公众身心健康和生命危害，需要采取应急处置措施予以应对的危及公共安全的紧急事件。

（二）药品安全突发事件的特点

1. **存在领域广泛性**　药品安全突发事件存在于药品的研制、生产、流通、使用等各个环节中。"研制"是药品通过一系列有计划、有目的的探索、试验、论证、制作和测试工作，得到具有某种功能要求的药品或者某些药品的组合系统。它是药品社会价值创新的根本工作和手段。"生产"是医药生产工作者利用生产机器或其他工具对药品原料按规定进行加工，使其成为药品。"流通"是药品从生产领域向消费领域的运动过程，它由药品的售卖过程和购买过程构成。"使用"是使药品发挥应有作用，为治愈疾病的目的服务。

2. 发生的突然性 药品安全突发事件的发生具有突然性，急促性和不可预料性。在"欣弗"事件中，一位张家界当地德高望重的老教师，因为身体有点感冒，在女儿的陪同下，来到永定区医保中心门诊部，被初步诊断为"上呼吸道感染"。在注射"欣弗"克林霉素磷酸酯葡萄糖注射液的 155 分钟内，老教师身体出现四肢抖动、寒战、高烧、失语等不良反应，经医院抢救无效死亡。这起案件就反映出了药品事件的突然急促性，让当事者无暇应急，不可预料。

3. 波及的地域性 药品突发事件的波及具有广泛性、跨地域性。在现在的社会发展中经济的相互融合，跨地域性发展日趋广泛。药品销售和使用领域也是这样，一个企业生产的药品可能出现在远隔千里之外的另一个城市，而不再仅仅出现在某一个地区。例如在"欣弗"事件中波及的省市自治区多达 16 个，范围非常广泛。

4. 涉及人群的高危性 药品突发事件涉及的人群往往生命体征具有高危险性。药品突发事件的爆发通常是在对患者进行药物治疗的过程中发生的，而病患由于自身已经存在问题或处于高危险期，因此在用药后发生的反应往往是致命的。

5. 后果严重性 药品突发事件产生的后果严重，它的发生往往会造成或可能造成对公民生命财产安全的威胁，同时对公民的心理造成长期的影响，也是社会不安定因素。像上文提到"欣弗"事件，它给公民带来的不仅仅是身体功能的损坏，甚至是生命的终结。同时也在社会上造成极为恶劣的影响，严重破坏了社会的安定。

6. 应对措施的紧急性 针对药品安全突发事件的发生，药品生产企业、医疗机构、药品监管部门需要采取应急措施予以应对。因为药品安全突发事件发生具有突然性和紧急性，所以药品生产企业、医疗机构和药品监管部门所采取的措施也不能迟疑，必须紧急。像湖北省发生的精神药品氯胺酮注射液事件，原国家药监局紧急采取措施将精神药品氯胺酮注射液由第二类精神药品升为第一类精神药品严格监管。紧急措施的采取能尽可能的保证药品安全突发事件发生后的第一时间内公众的生命财产安全得到保障。《药品召回管理办法》第六条规定"药品经营企业、使用单位发现其经营、使用的药品存在安全隐患的，应当立即停止销售或者使用该药品，通知药品生产企业或者供货商，并向药品监督管理部门报告"。

第三节 药品安全风险来源

一、药品缺陷

因药品存在缺陷而导致人体健康和人身安全出现危险是药品风险来源之一。

（一）药品缺陷的概念

1. 产品缺陷的概念 《产品质量法》将产品缺陷定义为：产品存在危及人身、他人财产安全的不合理危险，产品有保障人体健康、人身、财产安全的国家标准、行业标准的，不符合该标准视为存在缺陷。

2. 药品缺陷的概念 药品缺陷是指合法药品存在危及人身、财产安全不合理的危险，以及假劣药品所致的人身、财产安全损害，即使按照国家药品标准检验合格的药品仍可能存在缺陷。《侵权责任法》将药品缺陷侵权责任纳入产品责任或医疗损害责任，药品缺陷侵权责任构成要件为：药品存在缺陷、有损害事实、药品缺陷与损害事实存在因果关系。

（二）分类

产品缺陷分为研究缺陷、生产缺陷、警示缺陷。药品缺陷的特殊性在于：研究缺陷不仅限于上市前研究，而且延伸至药品退市为止，研究主体除药品生产企业外，可扩展至医疗机构（如临床使用评价、联合用药等）。药品经营环节中因贮藏条件不符合要求致使药品产生缺陷，在临床使用中可能因配液、拆零使药品产生缺陷，可归属于经营使用缺陷范围。因此，药品缺陷可分为研究缺陷、生产缺陷、警示缺陷、经营使用缺陷。

药品警示缺陷系指未向医生或者患者对药品不良反应、禁忌、药物相互作用、注意事项等进行必要和充分的说明。易被忽略的是药品说明书中的处方、剂量、适应症、用法用量等内容。

常见的药品警示缺陷有：中成药说明书中没有处方药味、或有药味无剂量，毒性药品剂量未加说明。例如，含有朱砂用于治疗小儿惊风的 81 个中成药中，有 15 个品种日服剂量已经达到或者超过成人剂量，而说明书中未加标注，也未在不良反应、注意事项中加以警示。还有以属于国家保密品种为由，其处方药味亦未加说明。

经营使用缺陷系指临床上不在药品说明书规定的用法用量、适应症范围内使用药品。医疗机构不可以随意改变药品的适应症和用法用量，否则可能被主张承担药品缺陷侵权责任或医疗侵权。

二、药品质量不合格

生产、经营、使用质量不合格药品必然要对人体健康和生命带来严重的影响和危害，是药品风险的主要来源。

（一）药品质量不合格的定义

药品质量不合格是指药品质量（包括内在质量、外观质量和包装标识）不符合《药品管理法》、《中华人民共和国药典》和国家药品标准以及其他有关法律、法规规定。我国根据不合格药品的伪劣程度将其划分为假药和劣药。

（二）假药、劣药

1. **假药**　《药品管理法》第四十八条规定，有下列情形之一的，为假药：

（1）药品所含成分与国家药品标准规定的成分不符的；

（2）以非药品冒充药品或者以他种药品冒充此种药品的。

有下列情形之一的药品，按假药论处：

（1）国务院药品监督管理部门规定禁止使用的；

（2）依照本法必须批准而未经批准生产、进口，或者依照本法必须检验而未经检验即销售的；

（3）变质的；

（4）被污染的；

（5）使用依照本法必须取得批准文号而未取得批准文号的原料药生产的；

（6）所标明的适应症或者功能主治超出规定范围的。

《药品管理法》明确规定了假药的概念和范围，以及按假药论处的六种情形。每一种药品都有其特定的功效和作用。药品的生产者必须按照国家批准的药品标准制售药品。医疗机构的医生也应当按照药品标准规定正确使用，否则，使用不当就可能延误诊断治疗，甚至危及人的生命安全。

药品所含成分是指该药品产生规定作用的有效成分或活性物质，是决定药品效果和质量的决定因素。不同的药物成分其理化性质、药效是不一样的，使用中的安全性也有不同。国家对于药品所含成分的审批有着十分严格的程序规定。药品生产的申请者必须如实报送研制方法、质量指标、药理及毒理试验结果等有关资料和样品。国务院药品监督管理部门组织药学、医学和其他技术人员，对药品进行审评，符合国家有关规定后才批准其生产、销售、使用。

已经通过审查批准并进行合法生产的药品，其质量标准中都有确定的技术指标和相关要求。这样规定的目的就在于要确保该药品的质量和在预防、治疗和诊断中的效能与安全性。作为国家强制实施的标准，其生产、销售者必须贯彻执行。擅自改变国家药品标准中业已规定的药品所含成分的技术标准，致使药品所含成分与国家药品标准规定的成分不符的，就不能保证在使用中拥有确切的药效，更不可能保证使用者安全有效地用药，因此《药品管理法》将其列为假药。

每一种药品都有其确定的适应证或功能主治。非药品不具有药品特定的功效，如果被使用，轻者可延误病情，严重的危及使用者的生命安全。他种药品与被冒充的药品的一个重要区别就在于他们的适应证或功能主治以及服法用量、用药注意事项不同，以他种药品冒充此种药品不但不能达到预期目的，反而可能产生严重后果，这是十分危险的。以非药品冒充药品或以他种药品冒充此种药品的行为严重破坏了国家药品标准的实施。因此，《药品管理法》将其定为假药。

生产、销售假药是药品违法行为中危害性最大的一种，是《药品管理法》规定重点打击的违法行为。《中华人民共和国刑法》第一百四十一条规定：生产、销售假药，足以严重危害人体健康，处3年以下有期徒刑或者拘役，并处或者单处销售金额50%以上2倍以下罚金；对人体健康造成严重危害，处3年以上10年以下有期徒刑，并处销售金额50%以上2倍以下罚金；致人死亡或者对人体健康造成特别严重危害的，处10年以上有期徒刑、无期徒刑或者死刑，并处销售金额50%以上2倍以下罚金或者没收财产。该条第二款同时规定：本条所称假药，是指依照《中华人民共和国药品管理法》规定属于假药和按假药处理的药品、非药品。

《药品管理法》第四十八条第二款对于未被本条规定列为假药，但仍可能对使用者造成严重危害的六种情形，规定按假药论处。被以假药论处的药品，本身并不是本条第一款规定的假药，只是由于它所产生的后果可能与假药相同或相近，按照假药予以处理。

第一种情形是指国务院药品监督管理部门规定禁止使用的药品，主要通过《药品管理法》第三十八条："禁止进口疗效不确、不良反应大或者其他原因危害人体健康的药品"和第四十二条："国务院药品监督管理部门对已经批准生产或者进口的药品，应当组织调查、对疗效不确定、不良反应大或者其他原因危害人体健康的药品，应当撤销批准文号或者进口药品注册证书。被撤销批准文号或者进口药品注册证书的药品禁止使用"予以明确。违反上述两方面禁止使用药品规定的，按假药论处。

第二种情形是指这些药品未按规定履行法定的审批和检验程序，即新药研制者，必须按照国务院药品监督管理部门的规定如实报送相关资料和样品，并经审查批准后进行临床试验，审查中将严格论证药品的治疗机制、毒副作用、不良反应等。在药物的非临床安全性评价及临床性试验通过规定标准后，方能获得药品批准文号并从事生产。获得批准文号和进口注册证书的药品也必须按照有关规定进行必要的检验。因此，这些药品的质量情况是不清楚的，它不但违反了法律规定，而且对使用者也是非常不安全的，必须按假药论处。

第三、第四种情形所指变质及被污染的药品，其理化性质、药效等都会发生变化，不能再起到药品标准所规定的作用。生产和销售变质及被污染的药品，可能会给使用者造成新的疾患甚至危害生命安全，因此，规定对生产和销售变质及被污染药品的，按假药论处。

第五种情形所称原料药是指在生产药品和调配处方中的有效成分和活性物质。"原料药"属于药品的范畴，不是一般的"原料"的概念，原料药的生产使用，也必须按照药品审批的程序进行申报审批，也必须通过申报审批程序获得批准文号，方可使用。实践中发现，有些药品生产企业，已经获得了国家某药品的生产批准文号，但是，企业为了减少生产成本，又自己生产该药的原料药，却未履行申报审批程序，或者购买其他企业生产的没有批准文号的原料药。这种擅自使用未取得批准文号的原料药从事药品生产的行为，不能确保其所生产的药品所含成分和其他标准内容符合国家药品标准的规定，不能保证其使用中的安全性。因此，本条规定使用依照本法必须取得批准文号而未取得批准文号的原料药生产的，按假药论处。

第六种情形是指对标明适应证或者功能主治超出规定范围的、增加或变更适应证或功能主治的，其实质都是对原药品标准的改变。依照本法规定，应当重新按新药申报审批程序进行审批。正确标明适应证或功能主治，也是贯彻执行药品标准的重要内容，只有正确的标明药品的适应证或功能主治，才能确保指导使用者正确安全有效地使用药品。

某些药品生产企业和经营企业，为了追求经济效益，未经药品监督管理部门同意擅自添加适应证或功能主治，任意夸大药品的治疗功效，发布虚假广告进行夸大其辞的宣传，其后果常常是误导使用者使用该药品，这是一种不公平、不正当的竞争行为，严重损害了消费者利益，有的还造成严重的后果。本条规定对此种情形，按假药论处。

2. 劣药　《药品管理法》第四十九条规定，药品成分的含量不符合国家药品标准的，为劣药。

有下列情形之一的药品，按劣药论处：

（1）未标明有效期或者更改有效期的；

（2）不注明或者更改生产批号的；

（3）超过有效期的；

（4）直接接触药品的包装材料和容器未经批准的；

（5）擅自添加着色剂、防腐剂、香料、矫味剂及辅料的；

（6）其他不符合药品标准规定的。

《药品管理法》所称劣药，是指药品成分含量不符合国家药品标准规定的药品。药品成分含量不符合国家药品标准的情形，虽不像药品所含成分与国家药品标准规定的成分不符那样危害严重，但它也同样会给使用者带来不安全的隐患。同样可能造成病患者贻误治疗时机，甚至危及病患者生命安全的严重后果。

药品成分含量低于规定标准，使用者在使用后达不到应有的治疗作用；超出规定标准，则可能会造成使用者的超量服用，危害健康。生产、销售劣药其危害性与假药极其相近，因此，也是本法规定重点打击的违法行为之一。现行刑法在总结了原刑法施行以来的经验基础上，针对生产、销售假劣药日益严重的情况，规定制售假劣药品情节严重的即构成犯罪。同时，还规定了相应的刑法罚则。《刑法》第一百四十二条规定：生产、销售劣药，对人体健康造成严重危害，处3年以上10年以下有期徒刑，并处销售金额50%以上2倍以下罚金；后果特别严重的，处10年以上有期徒刑或者无期徒刑，并处销售金额50%以上2倍以下罚金或者没收财产。该条第二款规定：本条所称劣药，是指按照《药品管理法》的规定属于劣药的药品。

生产、销售劣药的行为表现具有多样性、复杂化的特点。《药品管理法》归纳了常见的几种情形，并作出了按劣药论处的规定。

药品的理化性质尤其是稳定性的研究、实验数据，是药品的研发申报审核的一项非常重要的内容。药品有效期的长短与药品的稳定性密切相关。有些稳定性较差的药品，在贮存中，药效降低，毒性增加，如果继续使用，就可能对健康造成危害，因此不能再作药用。为此，对药品必须制订有效期的规定。药品有效期限，是药品标准的重要组成部分。药品有效期的确定是在经过大量科学实验（非临床实验及临床试验等）基础上，根据每一药品稳定性的实际情况而作出的。它是药品标准的重要组成部分。《药品管理法》四十九条第三款第一项及第三项分别规定：未标明有效期或者更改有效期的；超过有效期的，均按劣药论处。药品未标明有效期，擅自更改作为药品标准重要事项的有效期的行为也属于违反药品标准的行为。发生这种情况，常常是由于药品生产企业或经营企业盲目生产或购进，为了自身的经济利益而实施的欺骗行为和违法行为，其后果是对使用者造成无法预见的危害。生产、销售超过有效期规定药品，由于其内在质量无法保证，安全有效也就无从谈起。因此，上述情况的药品均按劣药论处。

药品生产批号的含义是指：用于识别批的一组数字或字母加数字。用之可以追溯和审查该批药品生产的历史，在生产过程中，药品批号主要起标识作用。根据生产批号和相应的生产记录，可以追溯该批药品的原料来源、药品形成过程的历史；在药品形成成品后，根据销售记录，可以追溯药品的市场去向，药品进入市场后的质量状况；在需要的时候可以控制和回收该批药品。在我国，药品生产日期以生产批号为准，药品有效期的计算也是自生产批号确定的日期计算。因此，不注明或更改生产批号的行为，其结果等同于未标明有效期或更改有效期。本条第三款第二项把不注明或者更改生产批号的药品按劣药论处。

直接接触药品的包装材料和容器能否污染容器内的药品以及能否影响该药品的稳定性至关重要。在我国，长期以来，人们对直接接触药品的包装材料和容器与药品质量的重要关系认识不足。一些药品，尤其是药品制剂，剂型本身就是依附包装而存在的。如注射剂的玻璃瓶、胶塞等。由于药品包装材料、容器组分、选材、生产工艺方法的不同，有的组分可能被所接触的药品溶出或与药品互相产生化学作用，或被药液长期浸泡腐蚀脱片，有些甚至造成药品被污染，因而直接影响药品的质量。为提高直接接触药品的包装材料、容器的质量，确保药品的安全有效，《药品管理法》第五十二条规定：直接接触药品的包装材料和容器必须经由药品监督管理部门在审批药品时一并审批，方可使用。药品生产企业如果使用未经批准的直接接触药品的包装材料和容器，其药品质量就无法得到保证，因此，本条第二款第四项规定，按劣药论处。

药品所含的各种成分，在审批过程中是经过充分的科学论证和大量试验检测而予以肯定的。《药品管理法》第十一条明文规定：生产药品所需的原料，辅料必须符合药检所的质量检验结果要求。所谓符合要求就是指必须符合经审定的标准。任何未经批准擅自添加着色剂、防腐剂、香料、矫味剂及辅料，都可能会改变药品理化性质和药效，改变药品标准，影响药品质量，甚至可能危害健康。因此，对擅自添加着色剂、香料、矫味剂及辅料的行为，一律按劣药论处。

为了保证今后处理新情况、新问题也能有法可依，本条第三款第六项规定：其他不符合药品标准的，也按劣药论处。此项的立法依据就是《药品管理法》第三十二条第一项的规定：药品必须符合国家药品标准。再次强调了国家药品标准的严肃性。

三、药品不良反应

我国实行药品不良反应报告制度，要求药品生产企业（包括进口药品的境外制药厂商）、药品经营企业、医疗机构应当按照规定报告所发现的药品不良反应。同时，国家还鼓励公民、法人和其他组织报告药品不良反应。

（一）药品不良反应定义

1. 药品不良反应定义　是指合格药品在正常用法用量下出现的与用药目的无关的有害反应。

药品不良反应是药品固有特性所引起的，任何药品都有可能引起不良反应。

2. 严重药品不良反应定义 是指因使用药品引起以下损害情形之一的反应。

（1）导致死亡；

（2）危及生命；

（3）致癌、致畸、致出生缺陷；

（4）导致显著的或者永久的人体伤残或者器官功能的损伤；

（5）导致住院或者住院时间延长；

（6）导致其他重要医学事件，如不进行治疗可能出现上述所列情况的。

3. 新的药品不良反应定义 是指药品说明书中未载明的不良反应。说明书中已有描述，但不良反应发生的性质、程度、后果或者频率与说明书描述不一致或者更严重的，按照新的药品不良反应处理。

（二）药品不良反应分类

根据不同的分类方法，药品不良反应可划分为不同的类型。现选取典型分类方法介绍如下。

1. WHO 药品不良反应的分类

（1）A 型药品不良反应（量变型异常）：又称为剂量相关的不良反应，是药品本身的药理作用增强或延伸所致，常和剂量或合并用药有关。其特点是一般容易预测，停药或减量后症状减轻或消失，其发生率高而死亡率低。

（2）B 型药品不良反应（质变型异常）：又称为剂量不相关的不良反应，是一种和正常药理作用无关，与患者的特异体质有关的异常反应。其特点是常规药理学筛选难以发现，通常很难预测，发生率低而死亡率高。最典型的就是青霉素引起的过敏性休克。

（3）C 型药品不良反应（迟现性异常）：又称为迟现性不良反应。一些潜伏期长、用药与反应出现时间关系尚不清楚的药品不良反应，或者药品能提高常见病发病率的反应列为 C 型不良反应，其特点是发病率高，用药史复杂，难以预测。

2. 按患者反应分类

（1）药物的副作用：主要指药物在正常用法、用量下，伴随其治疗作用而出现的其他预期的有害作用，例如为了治疗胃肠道痉挛所引起的疼痛而服用阿托品，出现口干、视力模糊、眼压增高等。

（2）毒性作用（毒性反应）：指药物在超过治疗剂量时所引起的人体生理、生化方面的变化和脏器、器官的功能或形态方面的损害。由于人对药物敏感性不同，有时虽然没有超过治疗剂量，一些患者也能出现毒性反应。

（3）激发感染（二重感染）：在应用抗感染药物的过程中，由于体内对药物敏感的细菌被杀死，而一些具有耐药性、抗药性的细菌趁机大量繁殖，引起严重感染，称为激发感染（二重感染）。如伪膜性肠炎、败血症和肺部感染等，病情和预后比较严重，往往需要做紧急处理。

（4）后遗反应（后作用）：指停止用药后遗留下来的生物学效应，遗留的时间有长有短，例如服用巴比妥类药物后，次晨的宿醉现象。

（5）过敏反应：指有特异体质的患者使用某种药物后产生的不良反应，它与药物的剂量无关。过敏反应发生最多的药物有青霉素类，占用药人数的 0.7% ~ 1.0%。

（6）特异质反应：有些人使用某些药物后能出现一些与药物本身药理作用无关、也和一般人群不同的反应，这往往与这些人的先天性、遗传因素有关。比如有些人红细胞膜内葡萄糖 -6- 磷酸脱氢酶（G-6-PD）有缺陷，服用某些磺胺类药物、呋喃妥因、阿司匹林以后容易出现高铁血红蛋白血症，引起发绀、溶血反应。

（7）药物的依赖性：能引起依赖性的药物，常兼有精神依赖性和身体依赖性，阿片类和催眠镇静药在反复用药过程中，先产生精神依赖性，后产生身体依赖性；可卡因、苯丙胺类中枢兴奋药主要引起精神依赖性，但大剂量使用也会产生身体依赖性；而少数药物如致幻剂只产生精神依赖性而无身体依赖性。

（8）致癌作用：有些药物长期服用以后，能引起某些器官、组织、细胞的过度增殖和恶性肿瘤。根据 WTO 国际癌症研究机构的资料，有些药物已经被正式确定为致癌物和可能致癌物，如己烯雌酚、环磷酰胺、右旋糖酐铁、非那西丁等。

（9）致畸作用：某些药物经孕妇服用后能引起婴儿的先天性畸形。例如有沙利度胺（反应停）、己烯雌酚、氯丙嗪、环磷酰胺、地西泮、阿司匹林、华法林、链霉素等。

（10）致突变作用：遗传因子 DNA 的构成发生突然变异和染色体异常，可引起此变异的因子称变异原。

在药物不良反应中，副作用、毒性反应、后遗反应、二重感染和药物依赖性等属于 A 型反应范畴；药物过敏反应和特异质反应属于 B 型反应范畴；致癌、致畸、致突变作用多属于 C 型反应范畴。

3. 按药品不良反应严重程度分类

（1）轻度药品不良反应：指轻微反应或疾病，症状不发展，不需要治疗，不会使原有疾病复杂化，引起反应的药物只需停用即可。

（2）中度药品不良反应：指不良反应症状明显，对重要器官或系统有一定损害，易恢复，需要治疗。

（3）重度药品不良反应：指重要脏器（心、肝、肾、脑、脊髓等）损害，致残、致畸、致癌、危及生命，可引起后遗症的药品不良反应；门诊患者需住院，住院患者需延长住院期的药品不良反应。

4. 按药品不良反应的发生率分类

（1）十分常见的药品不良反应：指药品不良反应发生的几率为 1/10 的不良反应。

（2）常见药品不良反应：指药品不良反应发生的几率在 1/10 ～ 1/100 之间的不良反应。

（3）偶尔药品不良反应：指药品不良反应发生的几率在 1/100 ～ 1/1000 之间的不良反应。

（4）罕见药品不良反应：指药品不良反应发生的几率在 1/1000 ～ 1/10000 之间的不良反应。

（5）十分罕见的药品不良反应：指药品不良反应发生的几率小于 1/10000 的不良反应。

（三）药品不良反应产生的原因

药物不良反应是在药物与机体的相互作用下出现的，其发生发展受许多因素的影响。

1. 药物方面的因素

（1）药物的理化性质和化学结构：口服药物的脂溶性越强，在消化道里越容易吸收，从而越容易出现不良反应。

有些药物在化学结构上非常相似，其不良反应的情况相同，例如青霉素类药物都能引起过敏反应；而有些却有很大的不同，例如酮洛芬和氟比洛芬在化学结构上很相似，据报道前者的不良反应发生率为 16.2%，后者为 52.5%。

（2）药物的剂量、剂型和给药途径：A 型不良反应的发病与剂型有关。例如有报道，当阿司匹林剂量低于 600mg 时，在 312 人中未发现耳聋；当剂量大于 1200mg 时，在 120 人中有 18 人耳聋（15%）。

再如氯霉素口服时引起造血系统损害的较多，但胃肠外途径用药时，造血系统的损害较少。

（3）连续用药的时间：用药的时间越长，发生不良反应的可能性越大。如在同一剂量下服用螺内酯，时间在 8 周以内，未发现男性乳房增大，但服用 24 周以后，男性乳房增大的发生率可达 66%。

（4）药物的相互作用：临床用药经常把两种或两种以上的药物同时或先后应用。多数情况下两种或两种以上的药物合并使用时会产生不良的相互作用，而且这种情况下不良反应的发生率伴随合并用药品种数的增加而增加。

2. 机体方面的因素

（1）用药者的种族和民族：一些药物的不良反应在不同种族、民族的用药者身上的情况存在差别。许多药物进入体内后需要经过乙酰化过程而被代谢转化，乙酰化过程有快型和慢型。在日本、爱斯基摩人中慢乙酰化者很少，而欧美白种人中，慢乙酰化者可达 50% ~ 60%，中国人中慢乙酰化者约占 26.5%。

（2）性别：对药物不良反应有女性较为敏感的趋势。保泰松和氯霉素引起的粒细胞缺乏症，女性的发生率为男性的 3 倍。氯霉素引起的再生障碍性贫血，女性约为男性的 2 倍。患慢性气喘的患者服用阿司匹林后发生过敏反应的人数中，男性占 39%，女性占 61%，但是有时候也有男性比女性多的情况，如有人调查发现药物性皮炎的情况，男女之比约为 3:2。

另外，女性在月经期、妊娠期、哺乳期服用药物，在不良反应方面还会有些特殊情况需要注意。

（3）年龄：婴幼儿的脏器功能发育不健全，对药物作用的敏感性高，药物代谢速度慢，肾脏排泄功能差，药物容易通过血 – 脑脊液屏障，所以不良反应的发生率较高，而且其临床表现也可与成年人不同。儿童往往对中枢抑制药，影响水盐代谢和酸碱平衡的药物容易出现不良反应。老年人存在着不同程度的脏器功能退化、代谢速度慢、血中血浆蛋白含量降低等情况，药物不良反应的发生率一般较高。

（4）血型：血型对不良反应的影响还报道不多。已经发现，少数妇女服用口服避孕药以后能引起静脉血栓，A 型血的妇女中出现这种不良反应的发生率比 O 型血的妇女高。

（5）用药者的病理状况：用药者的病理状况也能影响药物不良反应的临床表现和发生率。例如患便秘者，口服药物在消化道内停留的时间长，吸收量多，容易引起不良反应。本身患脑膜炎或者脑血管疾病的，容易诱发神经系统的不良反应。本身有中耳炎或者中耳炎病史的，小剂量的氨基糖苷类抗生素也能引起听神经的损害。

（6）肝脏疾病对药物不良反应的影响：许多药物进入人体后，主要经过肝脏进行代谢转化，因此当用药者患有肝脏疾病或肝功能不良时，能对药物的不良反应情况产生很大的影响。

（7）肾脏疾病对药物不良反应的影响：肾脏不仅是药物及其代谢产物的重要排泄器官，也是人体仅次于肝脏的药物代谢器官。例如水杨酸盐、胆碱、吗啡、儿茶酚胺、5- 羟色胺、苯乙胺、胰岛素等均可在肾小管内进行代谢。

（8）饮酒和食物对药物不良反应的影响：乙醇本身是许多药物代谢酶的诱导剂，可以加速一些药物在人体内的代谢转化，降低疗效。另一方面，少量饮酒就可以使消化道血管扩张，增加药物的吸收，从而引起一些不良反应。长期饮酒也可以引起肝功能的损害，使许多药物的不良反应增加。

在服用药物的过程中饮酒，许多药物也能加重乙醇对人体的损害。例如雷尼替丁能减少胃液的分泌，加重乙醇所引起的胃黏膜损害。甲硝唑有抑制乙醛脱氢酶的作用，可加重乙醇的中毒反应。单胺氧化酶抑制剂如苯乙肼、异丙烟肼、苯丙胺等可抑制微粒体酶的合成，使乙醇的氧化作用变慢，也能加重乙醇的毒性。

富含脂肪的食物能增加机体对脂溶性药物的吸收，在较短时间里达到较高的血浓度。长时间的低蛋白饮食或营养不良，可使肝细胞微粒体酶活性下降，药物代谢速度减慢，容易引起不良反应。维生素 B_6 缺乏时，可加重异烟肼引起的神经损害。富含酪胺的食物如奶酪、啤酒、腌鱼、鸡肝等能促进去甲肾上腺素的释放，引起血压升高。

（9）个体差异：由于人与人之间在遗传、新陈代谢、酶系统以及生活习惯、烟酒嗜好等方面存在差异，在药物不良反应方面也存在着个体差异。

3. 环境因素 人们生产、生活环境中许多物理、化学因素不但能直接影响人体生理功能，或者直接危害人体，而且可以影响药物在人体的吸收、代谢和排出，影响药物代谢酶系统，或者在药物发生不良的相互作用。例如环境污染物中的铅能抑制氨基酮戊酸脱水酶的活性，抑制体内血红蛋白的合成；汞能损害许多代谢酶蛋白质结构上的巯基；有机磷农药能抑制体内的胆碱酯酶；苯可抑制骨髓的造血功能；臭氧能抑制羟化酶的活性等。

现在许多食品、饮料中也有不少添加剂，有的甚至直接把一些药物加进饮料。在家畜、家禽的饲养中，有时为了促进生长，改变蛋白质与脂肪的比例等目的，也在饲料中加入己烯雌酚、抗生素、磺胺药等，肉类中残留的药物有时也能引起人体的不良反应。

四、不合理用药

世界各国特别是发展中国家的医疗机构普遍存在着不适当、无效和不经济的医疗用药问题。无论是从短缺的医疗资源，还是从不良的临床治疗后果来看，不合理用药的代价都是巨大的。只有通过分析不合理用药的问题，深入细致地了解发生不合理用药问题的原因，探讨解决问题的途径和促进合理用药的方法，采取切实有效的干预措施，才能提高药物治疗的质量和效率，保证安全有效、合理地用药。

（一）合理用药与不合理用药概念

合理用药的定义：以当代药物和疾病的系统知识和理论为基础，安全、有效、经济、适当地使用药物。

合理的用药处方必须符合下列标准。第一，适当的适应证：处方药物的决定完全符合医学原理，并且该药物治疗是安全有效的。第二，适当的药物：药物的选择是基于疗效、安全性、适宜性和价格的考虑。第三，适当的患者：患者无用药禁忌证、发生不良反应的可能性最小、患者能接受该药。第四，适当的信息：给患者提供与其疾病和其处方的药物相关的、准确、重要和清楚的信息。第五，适当的观察：应该恰当地观察预料中的和意外的药物作用。

常见的不合理用药处方为：第一，使用药物而没有适应证，例如，对上呼吸道病毒感染使用抗生素；第二，在需要药物治疗时使用错误的药物，例如，对需要使用口服补液盐的儿童腹泻使用四环素；第三，使用药效可疑或未证实疗效的药物，例如，对急性腹泻使用肠蠕动抑制药物；第四，未能给予可供应的、安全有效的药物，例如，未能对麻疹和破伤风使用疫苗，未能对急性腹泻使用口服补液盐等。

（二）不合理用药表现形式

1. 药物用法用量不合理 药物用法用量不合理是医院不合理用药中最重要的表现形式之一，可分为药物用法不合理和药物用量不合理两方面。

（1）药物用法不合理：主要是给药时间及间隔不合理、给药途径错误、给药次数增多或减少等方面。药物用法不合理是主要表现形式。

（2）药物用量不合理：一是用量不足，剂量太小和疗程不足，也有的是患者因畏惧药品不良反应或以为病症已治愈而自行减量或停药；二是用药过量，给患者对症用药，但剂量过大或者疗程过长。

2. 药物配伍不合理 药物配伍不合理包括同类药物联用、速效杀菌剂与速效抑菌剂联用、作用于同一受体的药物、适应证与禁忌证药物的联用、合并用药不当等。配伍不当和联用不合理的处方占不合理用药处方的 13.4%。

3. 药物选择不合理 药物选择不合理主要包括选药失当、掌握适应证不严、给药方案不合理以及未根据患者病情给药。其中，选药失当最多。

4. 重复用药 重复用药主要表现为不同商品名的同一种药物的同时使用、同一类或同一代抗菌药物的同时使用以及同一种药物单方制剂与复方制剂的同时使用。它是不合理用药的重要组成部分。有关学者指出，造成重复用药的原因可能是不熟悉药物成分或无目的随便配伍等。

5. 非医学失误 包括处方书写不规范、医嘱不清、药品信息输入错误以及安慰性用药等形式。

6. 抗生素滥用 抗生素滥用主要表现在频繁更换药、高起点使用抗生素等方面。其中，随意、频繁更改抗生素现象，这不仅容易造成交叉耐药，产生严重后果，也容易促使耐药菌产生；"抗生素大包围"现象严重，甚至出现多种抗生素同时在一张处方上的情况。

7. 激素滥用 出现皮质激素被当作"调味剂"的情况，一些诊断未明确的病毒性感染甚至将激素当成退烧药等。

第四节 药品注册监管

一、概述

（一）药品注册分类及其概念

1. 药品注册 国家食品药品监督管理总局根据药品注册申请人的申请，依照法定程序，对拟上市销售药品的安全性、有效性、质量可控性等进行审查，并决定是否同意其申请的审批过程。

2. 仿制药注册 申请在国内已经上市的药品注册。2001 年前为申请在国内生产的药品注册，包括进口药品的仿制，国内已经上市药品的仿制。

3. 新药注册 未曾在我国境内上市销售的药品，改变给药途径、改变剂型的药品按新药管理但不发给《新药证书》。2001 年以前，新药是指在我国没有生产过的药品，即尽管已有药品进口，但因未在中国生产，注册管理中仍然属于新药。2007 年以前，改变给药途径、改变剂型、改变酸根碱基的药品按新药管理并发给《新药证书》。所谓按新药管理是指要求按照新药的部分申报项目要求提供注册研究资料。由仿制药和新药概念的变化可知，2007 年以前属于仿制药的部分药品仍然可以获得《新药证书》，因此，不能以《新药证书》作为新药的唯一证据。

4. 补充申请 新药申请、仿制药申请或者进口药品申请经批准后，改变、增加或者取消原批准事项或者内容的注册申请。申请人应当参照相关技术指导原则，评估其变更对药品安全性、有效性和质量可控性的影响，并进行相应的技术研究工作。

申请人应当向所在地省、自治区、直辖市食品药品监督管理部门报送有关资料和说明。进口药品的补充申请，申请人应当向国家食品药品监督管理总局报送有关资料和说明，提交生产国家或者地区药品管理机构批准变更的文件。

5. 再注册申请　药品批准证明文件有效期满后申请人拟继续生产或者进口该药品的注册申请。国家食品药品监督管理总局核发的药品批准文号、《进口药品注册证》或者《医药产品注册证》的有效期为 5 年。有效期届满，需要继续生产或者进口的，申请人应当在有效期届满前 6 个月申请再注册。

药品再注册申请由药品批准文号的持有者向省、自治区、直辖市药品监督管理部门提出，按照规定填写《药品再注册申请表》，并提供有关申报资料。进口药品的再注册申请由申请人向国家食品药品监督管理总局提出。

（二）我国药品注册管理历史

我国药品注册管理中，作为药品注册管理依据之一的药品标准分为：国家药品标准、卫生部药品标准，省、市、自治区药品标准。已有药品标准的药品注册作为仿制药审批，没有药品标准的药品和国内未生产过的药品作为新药管理，2001 年以后新药概念调整为国内未上市的药品。药品注册管理制度发展分为三个阶段，分别为起步阶段、探索阶段和成形阶段。

1. 起步阶段　1963 年 10 月，卫生部、化工部、商业部《有关药品新产品管理暂行办法》规定对药品生产实施审批制度，由省、自治区、直辖市卫生厅（局）实施对药品生产的审批。

1978 年，国务院《药政管理条例（试行）》规定，凡属我国创新的重大品种及国内未生产过的放射性药品、麻醉药品、中药人工合成品、避孕药品由卫生部审批，其他新药及已有药品标准的仿制药由省、自治区、直辖市卫生厅（局）审批。

2. 探索阶段　1984 年,《药品管理法》颁布，卫生部《新药审批办法》(1985 年)、《新生物制品审批办法》(1985 年)、《新药保护和技术转让规定》(1987 年)、《药品管理法实施办法》(1989 年)、《仿制药品审批办法》(1990 年)、《进口药品管理办法》(1990 年)等与药品注册相关的规章相继颁布实施，并分别发布了药品注册研究的各种技术指导原则。

《药品管理法》实施后，新药注册、进口药品审批由卫生部负责，生产已有药品标准的仿制药注册审批由省、自治区、直辖市卫生厅（局）负责。

1994 年，根据国务院《关于进一步加强药品管理工作的紧急通知》规定，仿制药注册审批暂停。1997 年，卫生部颁布《仿制药审批管理办法》，规定仿制药注册审批由卫生部负责。

3. 成形阶段　1998 年，国家药品监督管理局成立，新药、仿制药、进口药品注册审批工作由国家药品监督管理局负责。1999 年，国家药品监督管理局颁布《新药审批办法》《新生物制品审批办法》《仿制药品审批办法》《新药保护和技术转让规定》《进口药品管理办法》等相关规定。

2001 年，国家药品监督管理局根据修订后的《药品管理法》，制定了《药品注册管理办法》（试行），涵盖有关新药、仿制药、进口药品的注册管理，并规定已获注册的药品生产中的任何变更都需要提出药品注册补充申请。至此，我国药品注册管理的制度框架基本形成。

2005 年，国家食品药品监督管理局对《药品注册管理办法》（试行）进行了修订，2007 年，对《药品注册管理办法》进行了再次修订，于 2007 年 10 月 1 日起实施。

二、药品注册管理

（一）新药注册管理

1. 新药申请的申报　新药申请的申报，是指出具相应的资料，包括临床前研究资料、临床研究资料及其他变更资料和补充材料。

药品注册申报资料应当一次性提交，药品注册申请受理后不得自行补充新的技术资料，进入特殊审批程序的注册申请或者涉及药品安全性的新发现，以及按要求补充资料的除外。申请人认为必须补充新的技术资料的，应当撤回其药品注册申请。

2. 新药审批的基本程序　新药审批的基本程序包括新药临床研究审批和新药生产审批。

（1）新药临床研究审批的基本步骤　申请人完成临床前研究后，填写药品注册申请表，向所在地省级食品药品监督管理部门如实报送有关资料。省级食品药品监督管理部门对申报资料进行形式审查，5 日内作出是否受理的决定。

省级食品药品监督管理部门应当自受理申请之日起 5 日内组织对药物研制情况及原始资料进行现场核查，对申报资料进行初步审查，提出审查意见。申请注册的药品属于生物制品的，还需抽取 3 个生产批号的检验用样品，并向药品检验机构发出注册检验通知。

接到注册检验通知的药品检验机构应当按照申请人申报的药品标准对样品进行检验，对申报的药品标准进行复核，并在规定的时间内将药品注册检验报告送交国家食品药品监督管理部门药品审评中心，并抄送申请人。

省级食品药品监督管理部门应当在规定的时限内将审查意见、核查报告以及申报资料送交国家食品药品监督管理部门药品审评中心，并通知申请人。

药品审评中心收到申报资料后，应在规定的时间内组织药学、医学及其他技术人员对申报资料进行技术审评，必要时可以要求申请人补充资料，并说明理由。完成技术审评后，提出技术审评意见，连同有关资料报送国家食品药品监督管理部门。

国家食品药品监督管理部门依据技术审评意见作出审评决定。符合规定的，发给《药物临床试验批件》；不符合规定的，发给《审批意见通知书》，并说明理由。

（2）新药生产审批的基本步骤　申请人完成药物临床试验后应当填写药品注册申请表，向所在地省级食品药品监督管理部门报送申请生产的申报资料，并同时向中国食品药品检定研究院报送制备标准品的原材料及有关标准物质的研究资料。省级食品药品监督管理部门在 5 日内作出是否受理的决定。

省级食品药品监督管理部门应当自受理申请之日起 5 日内组织对临床试验情况及有关原始资料进行现场核查，对申报资料进行初步审查，提出审查意见。除生物制品外的其他药品，还需抽取 3 批样品，向药品检验机构发出标准复核的通知。

省级食品药品监督管理部门应当在规定的时限内将审查意见、核查报告及申报资料送交国家食品药品监督管理部门药品审评中心，并通知申请人。

药品检验机构应对申报的药品标准进行复核，并在规定的时间内将复核意见送交国家食品药品监督管理部门药品审评中心，同时抄送通知其复核的省级食品药品监督管理部门和申请人。

药品审评中心收到申报资料后，应当在规定的时间内组织药学、医学及其他技术人员对申报资料进行审评，必要时可以要求申请人补充资料，并说明理由。经审评符合规定的，审评中心通知申请人申请生产现场检查，并告知国家食品药品监督管理部门药品认证管理中心；经审评不符合规定的，药品审评中心将审评意见和有关资料报送国家食品药品监督管理部门，国家食品药品监督管理部门依据技术审评意见，作出不予批准的决定，发给《审批意见通知件》，并说明理由。

申请人应当自收到生产现场检查通知之日起 6 个月内向国家食品药品监督管理部门药品认证管理中心提出现场检查的申请。药品认证管理中心在收到生产现场检查的申请后，应当在 30 日内组织对样品批量生产过程等进行现场检查，确认核定的生产工艺的可行性，同时抽取 1 批样品

（生物制品抽取 3 批样品），送进行该药品标准复核的药品检验机构检验，并在完成现场检查后 10 日内将生产现场检查报告送交药品审评中心。

样品应当在取得《药品生产质量管理规范》认证证书的车间生产；新开办药品生产企业、药品生产企业新建药品生产车间或者新增生产剂型的，其样品生产过程应当符合《药品生产质量管理规范》的要求。

药品检验机构应当依据核定的药品标准对抽取的样品进行检验，并在规定的时间内将药品注册检验报告送交药品审评中心，同时抄送相关省级食品药品监督管理部门和申请人。

药品审评中心依据技术审评意见、样品生产现场检查报告和样品检验结果，形成综合意见，连同有关资料报送国家食品药品监督管理部门。国家食品药品监督管理部门依据综合意见，作出审评决定。复核规定的，发给新药证书，申请人已持有《药品生产许可证》并具备生产条件的，同时发给药品批准文号；不符合规定的，发给《审批意见通知件》，并说明理由。

改变剂型但不改变给药途径，以及增加新适应证的注册申请获得批准后不发给新药证书；靶向制剂、缓释、控释制剂等特殊剂型除外。

（3）实行特殊审批的新药　并不是所有的新药在审批时所需要的时间、步骤都是一样的。例如，2003 年非典型性肺炎（SARS）席卷中国，在研究相应的治疗药时，国家食品药品监督管理部门在新药审批方面开辟了"绿色通道"——也就是针对突发性的公共卫生事件时采取特殊的新药快速审批程序。

国家食品药品监督管理部门对下列申请可以实行特殊审批。

（Ⅰ）未在国内上市销售的从植物、动物、矿物等物质中提取的有效成分及其制剂，新发现的药材及其制剂；

（Ⅱ）未在国内外获准上市的化学原料药及其制剂、生物制品；

（Ⅲ）治疗艾滋病、恶性肿瘤、罕见病等疾病且具有明显临床治疗优势的新药；

（Ⅳ）治疗尚无有效治疗手段的疾病的新药。

符合前款规定的药品，申请人在药品注册过程中可以提出特殊审批的申请，由国家食品药品监督管理部门药品审评中心组织专家会议讨论确定是否实行特殊审批。

（二）仿制药注册管理

1. **仿制药申请的要求**　仿制药应当与被仿制药具有同样的活性成分、给药途径、剂型、规格和相同的治疗作用。已有多家企业生产的品种，应当参照有关技术指导原则选择被仿制药进行对照研究。

仿制药申请人应当是药品生产企业，其申请的药品应当与《药品生产许可证》载明的生产范围一致。

已申请中药品种保护的，自中药品种保护申请受理之日起至作出行政决定期间，暂停受理同品种的仿制药申请。

2. **仿制药申请的申报与审批程序**

（1）仿制药申请的申报　申请仿制药注册，应当填写药品注册申请表，向所在地省级食品药品监督管理部门报送有关资料和生产现场检查申请。省级食品药品监督管理部门对申报资料进行形式审查，5 日内作出是否受理的决定。

（2）核查　省级食品药品监督管理部门应当自受理申请之日起 5 日内组织对研制情况和原始资料进行现场核查，并应当根据申请人提供的生产工艺和质量标准组织进行生产现场检查，现场抽取连续生产的 3 批样品，送药品检验机构检验。

样品应当在取得《药品生产质量管理规范》认证证书的车间生产；新开办药品生产企业、药品生产企业新建药品生产车间或者新增生产剂型的，其样品生产过程应当符合《药品生产质量管理规范》的要求。

省级食品药品监督管理部门应当在规定的时限内对申报资料进行审查，提出审查意见。符合规定的，将审查意见、核查报告、生产现场检查报告及申报资料送交国家食品药品监督管理部门药品审评中心，同时通知申请人；不符合规定的，发给《审批意见通知件》，并说明理由，同时通知药品检验机构停止该药品的注册检验。

（3）审核　药品审评中心应当在规定的时间内组织药学、医学及其他技术人员对审查意见和申报资料进行审核，必要时可以要求申请人补充资料，并说明理由。药品审评中心依据技术审评意见、样品生产现场检查报告和样品检验结果，形成综合意见，连同相关资料报送国家食品药品监督管理部门。

（4）审批　国家食品药品监督管理部门依据综合意见，作出审批决定。符合规定的，发给药品批准文号或者《药物临床试验批件》；不符合规定的，发给《审批意见通知件》，并说明理由。

需要进行临床试验的，申请人完成临床试验后，应当向国家食品药品监督管理部门药品审评中心报送临床试验资料。国家食品药品监督管理部门依据技术意见，发给药品批准文号或者《审批意见通知件》。

已确认存在安全性问题的上市药品，国家食品药品监督管理部门可以决定暂停受理和审批其仿制药申请。

（三）补充申请与药品再注册管理

1. 补充申请申报与审批程序　不同类型的补充申请具有不同的申报与审批程序。

（1）申请人应当填写药品补充申请表，向所在地省级食品药品监督管理部门报送有关资料和说明。省级食品药品监督管理部门对申报资料进行形式审查，符合要求的，出具药品注册申请受理通知书；不符合要求的，出具药品注册申请不予受理通知书，并说明理由。

（2）改变国内药品生产企业名称、改变国内生产药品的有效期、国内药品生产企业内部改变药品生产场地等的补充申请，由省级食品药品监督管理部门受理并审批，符合规定，发给《药品补充申请批件》，并报送国家食品药品监督管理部门备案；不符合规定的，发给《审批意见通知件》，并说明理由。

（3）按规定变更药品包装标签的、根据国家食品药品监督管理部门的要求修改说明书等的补充申请，报省级食品药品监督管理部门备案。

（4）对药品生产技术转让、变更处方和生产工艺可能影响产品质量的补充申请，省级食品药品监督管理部门应当根据其《药品注册批件》附件或者核定的生产工艺，组织进行生产现场检查，药品检验机构应当对抽取的3批样品进行检验。

（5）进口药品的补充申请，申请人应当向国家食品药品监督管理部门报送有关资料和说明，提交生产国家或者地区药品管理机构批准变更的文件。国家食品药品监督管理部门对申报资料进行形式审查，符合要求的，出具药品注册申请受理通知书；不符合要求的，出具药品注册申请不予受理通知书，并说明理由。

其中改变进口药品制剂所用原料药的产地、变更进口药品外观但不改变药品标准、根据国家药品标准或国家食品药品监督管理部门的要求修改进口药说明书、补充完善进口药说明书的安全性内容、按规定变更进口药品包装标签、改变注册代理机构的补充申请，由国家食品药品监督管理部门备案。

（6）修改药品注册标准、变更药品处方中已有药用要求的辅料、改变影响药品质量的生产工艺等的补充申请，由省级食品药品监督管理部门提出审核意见后，报送国家食品药品监督管理部门审批，同时通知申请人。

修改药品标准的补充申请，必要时由药品检验机构进行标准复核。

（7）国家食品药品监督管理部门对药品补充申请进行审查，必要时可以要求申请人补充资料，并说明理由。符合规定的，发给《药品补充申请批件》；不符合规定的，发给《审批意见通知件》，并说明理由。

（8）补充申请获得批准后，换发药品批准证明文件的，原药品批准证明文件由国家食品药品监督管理部门予以注销；增发药品批准证明文件的，原批准证明文件继续有效。

2. 药品再注册申报与审批程序　药品再注册申请由药品批准文号的持有者向省级食品药品监督管理部门提出，按照规定填写药品再注册申请表，并提供有关申报资料。

省级食品药品监督管理部门对申报资料进行审查，符合要求的出具药品再注册申请受理通知书；不符合要求的，出具药品再注册申请不予受理通知书，并说明理由。

省级食品药品监督管理部门应当自受理申请之日起 6 个月内对药品再注册申请进行审查，符合规定的，予以再注册；不符合规定的，报国家食品药品监督管理部门。

3. 不予再注册　有下列情形之一的药品不予再注册：

（1）有效期届满前未提出再注册申请的；

（2）未达到国家食品药品监督管理部门批准上市时提出的有关要求的；

（3）未按照要求完成 IV 期临床试验的；

（4）未按照规定进行药品不良反应监测的；

（5）经国家食品药品监督管理部门再评价属于疗效不确、不良反应大或者其他原因危害人体健康的；

（6）按照《药品管理法》的规定应当撤销药品批准证明文件的；

（7）不具备《药品管理法》规定的生产条件的；

（8）未按规定履行监测期责任的；

（9）其他不符合有关规定的情形。

国家食品药品监督管理部门收到省级食品药品监督管理部门意见后，经审查不符合药品再注册规定的，发出不予再注册的通知，并说明理由。对不予再注册的品种，除因法定事由被撤销药品批准证明文件外，在有效期届满时，注销其药品批准文号、《进口药品注册证》或者《医药产品注册证》。

三、医疗机构制剂注册管理

（一）概述

医疗机构制剂（以下简称"制剂"），是指医疗机构根据本单位临床需要经批准而配制、自用的固定处方制剂。

制剂注册是指食品药品监督管理部门根据制剂注册申请人的申请，依照法定程序，对拟批准制剂的安全性、有效性、质量可控性等进行系统评价，并决定是否同意其申请的审批过程。

（二）医疗机构制剂注册相关管理规定

①《药品管理法》第二十五条；②《药品管理法实施条例》第二十三、二十四、二十七条；③《医疗机构制剂注册管理办法》；④《医疗机构制剂配制监督管理办法》；⑤《直接接触药品的

包装材料和容器管理办法》；⑥《药品说明书和标签管理规定》；⑦《药物临床试验质量管理规范》；⑧《药物非临床研究质量管理规范》；⑨《中国药品通用名称命名原则》。

（三）医疗机构制剂注册管理历史

医疗机构制剂注册管理制度是伴随我国医药产业发展、药品注册管理制度变化而发展变化的。

长期以来，医疗机构制剂实行的是备案管理，没有实行严格的注册审批制度。1985 年施行的《药品管理法》第十九条规定，医疗单位配制的制剂，必须根据临床需要并按规定进行质量检验。其后的《药品管理法实施办法》第四十五条规定，医疗单位配制制剂，必须按照省、自治区、直辖市卫生行政部门制定的医疗制剂规范配制，并向所在地的卫生行政部门备案。1989 年卫生部颁布的《医院药剂管理办法》第十六条对审批程序进行了细化，规定"属于国家药品标准、地方药品标准及省级卫生行政部门颁布的制剂规范所收载的品种，可向所在地县以上卫生行政部门报备，其他制剂品种（如协定处方、验方等）经所在医院药事管理委员会审议后，报地市以上卫生行政部门审核批准后制备"。这种制度过于宽松，使得各医疗机构竞相配制一些水平低、短平快的品种，造成制剂品种泛滥。

1985 年以来，有关部门曾对医疗机构制剂进行过三次整顿，但主要解决的是硬件建设方面的问题，制剂品种的申报审批制度一直没有得到重视和解决。

20 世纪 90 年代末，虽然不少省、自治区、直辖市药品监督管理部门制定了制剂品种的申报和审批办法，但各省（区、市）对制剂品种的管理方式各不相同。一部分省（区、市）只对医院制剂规范收载的标准制剂进行审批或备案，而且审批或备案大部分由地、市级药品监督管理部门实施，致使对制剂品种的审批、管理要求宽严不一。对医疗机构制剂申请人的主体资格没有严格限定，个体门诊部、诊所都可以申请制剂，由此产生了诸如违法配制制剂、制剂质量低劣、"专科"或"门诊"泛滥、夸大宣传、刊播广告、变相销售、非法盈利、欺骗群众等问题，给广大人民群众用药带来很多不安全因素。

另外，医疗机构制剂还存在申报资料的技术要求偏低，质量标准要求偏低，质量难以有效控制，对制剂室的环境、设备、人员、配制过程、检验设备等要求不明确，管理制度不严格等问题。

2001 年 12 月 1 日起施行的《药品管理法》对医疗机构配制制剂，包括制剂品种都做出了严格规定。2002 年 9 月 15 日起施行的《药品管理法实施条例》第二十三条为《医疗机构制剂注册管理办法》的制定提供了明确的法律依据："医疗机构配制制剂，必须按照国务院药品监督管理部门的规定报送有关资料和样品，经所在地省、自治区、直辖市人民政府药品监督管理部门批准，并发给制剂文号后，方可配制。"

但是，《药品管理法》和《药品管理法实施条例》并没有对医疗机构制剂注册要求进行明确规定。因此，《医疗机构制剂注册管理办法》的出台既是法律法规的要求，也是现实的需要。2005 年 6 月 22 日，《医疗机构制剂注册管理办法》（试行）（国家食品药品监督管理局令第 20 号）发布，自 2005 年 8 月 1 日起施行。2005 年 4 月 14 日，《医疗机构制剂配制监督管理办法》（试行）（国家食品药品监督管理局令第 18 号）自 2005 年 6 月 1 日起施行。自此，医疗机构制剂注册管理有了相对明确的规定和要求。

《医疗机构制剂注册管理办法》规定了医疗机构制剂注册管理的几项基本制度：①医疗机构制剂实行批准文号管理，注册审批的事权在省、自治区、直辖市（食品）药品监督管理部门。②临床研究审批制度。③明确了对申请注册所需的资料及技术要求。④直接接触制剂的包装材料和容器、说明书和包装标签审批制度。⑤制剂名称应符合国家食品药品监督管理部门规定的药品命名原则，不得使用商品名。⑥制剂不得调剂使用，特殊情况下的调剂使用须经过有关部门批准。⑦建立了再注册和补充申请制度。再注册的目的是定期对已批准的制剂品种进行再评价，淘汰那些疗效不确切或质量不稳定的品种。已批准的医疗机构制剂每 3 年注册一次。需要变更工艺、处方、配制地点和委托配制单位的，应当提出补充申请。

四、药品标签和说明书管理

为规范药品说明书和标签的管理，根据《中华人民共和国药品管理法》和《中华人民共和国药品管理法实施条例》，国家食品药品监督管理总局制定了《药品说明书和标签管理规定》（国家食品药品监督管理局令第 24 号），自 2006 年 6 月 1 日起施行。

2007 年 1 月 24 日，国家食品药品监督管理局公布"关于《药品说明书和标签管理规定》有关问题解释的通知"（国食药监注〔2007〕49 号），对《药品说明书和标签管理规定》部分内容进行了解释。

（一）药品说明书和标签的文字表述应科学、规范，通俗易懂

《规定》要求药品说明书和标签的文字表述应当科学、规范、准确。非处方药说明书还应当使用容易理解的文字表述，以便患者自行判断、选择和使用。药品说明书对疾病名称、药学专业名词、药品名称、临床检验名称和结果的表述，应当采用国家统一颁布或规范的专用词汇，度量衡单位应当符合国家标准的规定。

（二）药品生产企业应对其上市药品主动跟踪，并根据需要及时修订说明书

《规定》明确规定，药品说明书应当包含药品安全性、有效性的重要科学数据、结论和信息，用以指导安全、合理使用药品。药品生产企业应当主动跟踪药品上市后的安全性、有效性情况；需要对药品说明书进行修改的，应当及时提出申请；同时强调，药品生产企业未根据药品上市后的安全性、有效性情况及时修改说明书或者未将药品不良反应在说明书中充分说明的，由此引起的不良后果由该生产企业承担。

（三）药品说明书必须注明处方组成

《规定》要求药品说明书应当列出全部活性成分或者组方中的全部中药药味。注射剂和非处方药还应当列出所用的全部辅料名称。药品处方中含有可能引起严重不良反应的成分或者辅料的，应当予以说明。

（四）对药品名称标注做出强制要求

药品名称使用不规范的问题比较突出，企业用商品名称在标签中明显标示并宣传，造成"一药多名"的现象，给临床用药带来不便。为规范通用名称和商品名称的使用，《规定》对药品通用名称标注字体、颜色必须一致；不得选用草书、篆书等不易识别的字体，不得使用斜体、中空、阴影等形式对字体进行修饰；字体颜色应当使用黑色或者白色，与相应的浅色背景形成强烈反差；对于横版标签，必须在上三分之一范围内显著位置标出；对于竖版标签，必须在右三分之一范围内显著位置标出；除因包装尺寸的限制而无法同行书写的，不得分行书写。

《规定》还限制了商品名的使用，规定药品商品名称不得与通用名称同行书写，其字体和颜色不得比通用名称更突出和显著，其字体以单字面积计不得大于通用名称所用字体的二分之一。

（五）限制注册商标的使用

针对商标在药品标签中使用不规范比较突出的现象，为限制一些药品生产企业将商标在标签的主要位置明显标注，造成与通用名称混淆，《规定》明确药品标签使用注册商标的，应当印在药

品标签的边角，对于包含文字的注册商标，其字体大小以单字面积计不得大于通用名称的四分之一。同时，还明确规定，未经注册的商标，以及其他未经国家食品药品监督管理局批准的药品名称，不得在药品说明书和标签中使用，防止企业利用未经注册的商标冒充药品名称对产品进行宣传、误导患者。

（六）药品的内标签至少应标注药品通用名称、规格、产品批号、有效期

《规定》明确药品的内标签应当标注药品通用名称、适应证或者功能主治、规格、用法用量、生产日期、产品批号、有效期、生产企业等内容。对因包装尺寸过小无法全部标明上述内容的，至少应当标注药品通用名称、规格、产品批号、有效期等内容。对于个别品种因特殊情况如设备技术等原因，其内标签印制药品通用名称、规格、产品批号、有效期确有困难的，药品生产企业应当向国家食品药品监督管理局提出申请，同意后方可减少标注内容。

为实现新旧规章的平稳过渡，原国家食品药品监督管理局下发了"关于实施《药品说明书和标签管理规定》有关事宜的公告"（国食药监注〔2006〕100号）。公告规定：自2006年6月1日起，已经批准注册的药品，药品生产企业应当根据《规定》的要求，提出申请修改其药品说明书和标签；2006年6月1日前批准注册且2007年6月1日前生产出厂的药品，其说明书和标签符合《药品包装、标签和说明书管理规定（暂行）》要求的，可以在药品有效期内销售使用；2007年6月1日起生产出厂的所有药品，其说明书和标签必须符合《药品说明书和标签管理规定》的各项要求。

《药品说明书和标签管理规定》的施行，使药品说明书的制定更规范、更合理，说明书会更加通俗易懂，对指导安全、合理使用药品起到重要作用。食品药品监管部门应提醒患者，在购买和使用药品时一定要仔细阅读说明书，不要过于轻信广告宣传，要看清有关该药品的适应证或功能主治、禁忌、用法用量、不良反应、注意事项等内容；服用药品时一定要遵照说明书的规定或医嘱，如有不明白之处，应及时向处方医生或药店药师咨询，避免用药不当给身体健康带来危害。

五、药包材注册管理

（一）概述

药包材，是指药品生产企业生产的药品和医疗机构配制的制剂所使用的直接接触药品的包装材料和容器。新型药包材，是指未曾在中国境内使用的药包材。

药包材批准证明文件，是指《药包材注册证》、《进口药包材注册证》及《药包材补充申请批件》等相关文件。

药包材注册申请包括生产申请、进口申请、补充申请和再注册。

生产申请，是指在中国境内生产药包材的注册申请。申请人应当是在中国境内合法登记的药包材生产企业。

进口申请，是指在境外生产的药包材在中国境内上市销售的注册申请。境外申请人应当是在境外合法登记的药包材生产厂商，其进口申请注册，应当由其驻中国境内的办事机构或者由其委托的中国境内代理机构办理。

补充申请，是指生产申请和进口申请经批准后，改变、增加或者取消原批准事项或者内容的注册申请。

药包材再注册，是指对《药包材注册证》或者《进口药包材注册证》有效期届满需要继续生产或者进口的药包材实施审批的过程。国家食品药品监督管理总局核发的《药包材注册证》或者

《进口药包材注册证》的有效期为 5 年。有效期届满需要继续生产或者进口的，申请人应当在有效期届满前 6 个月申请再注册。

（二）注册与监管

生产、进口和使用药包材，必须符合药包材国家标准。药包材国家标准由国家食品药品监督管理总局制定和颁布。国家食品药品监督管理总局制定注册药包材产品目录，并对目录中的产品实行注册管理。国家鼓励研究、生产和使用新型药包材。新型药包材应当按照本办法规定申请注册，经批准后方可生产、进口和使用。

申请人提出药包材生产申请、进口申请、补充申请和再注册的，应当填写《药包材注册申请表》，向所在地省、自治区、直辖市（食品）药品监督管理部门报送有关资料和样品。申请人提出药包材进口申请的，应当填写《药包材注册申请表》，向国家食品药品监督管理总局报送有关资料和样品。被退审的申请，申请人对有关试验或者资料进行了补充和完善后，应当按照原申请程序重新申报。

国家食品药品监督管理总局和省、自治区、直辖市（食品）药品监督管理部门应当对药包材的生产、使用组织抽查检验，并将抽查检验结果予以公告。国家食品药品监督管理总局和省、自治区、直辖市（食品）药品监督管理部门组织药包材抽查检验不得收取任何费用。药品生产企业和配制制剂的医疗机构不得使用与国家标准不符的药包材。

（三）法律责任

未经批准使用药包材产品目录中的药包材的，按照《药品管理法》第四十九条、第七十五条的规定查处。

申请人提供虚假申报资料和样品的，国家食品药品监督管理总局对该申请不予批准；对申请人给予警告；已批准生产或者进口的，撤销药包材注册证明文件；3 年内不受理其申请，并处一万元以上三万元以下罚款。

未获得《药包材注册证》，擅自生产药包材的，食品药品监督管理部门应当责令停止生产，并处以一万元以上三万元以下罚款，已经生产的药包材由食品药品监督管理部门监督处理。

生产并销售或者进口不合格药包材的，食品药品监督管理部门应当责令停止生产或者进口，并处以一万元以上三万元以下罚款，已经生产或者进口的药包材由食品药品监督管理部门监督处理。

对使用不合格药包材的，食品药品监督管理部门应当责令停止使用，并处 1 万元以上 3 万元以下的罚款，已包装药品的药包材应当立即收回并由食品药品监督管理部门监督处理。

药包材检验机构在承担药包材检验时，出具虚假检验报告书的，食品药品监督管理部门应当给予警告，并处一万元以上三万元以下罚款；情节严重的，取消药包材检验机构资格。因虚假检验报告引起的一切法律后果，由作出该报告的药包材检验机构承担。

六、药用辅料注册管理

（一）概述

1. 药用辅料概念 药用辅料系指生产药品和调配处方时使用的赋形剂和附加剂；是除活性成分以外，在安全性方面已进行了合理的评估，且包含在药物制剂中的物质。药用辅料除了赋形、充当载体、提高稳定性外，还具有增溶、助溶、缓控释等重要功能，是可能会影响到药品的质量、安全性和有效性的重要成分。

2. 辅料作用 药用辅料是药物制剂的基础材料和重要组成部分，是保证药物制剂生产和发展的物质基础，在制剂剂型和生产中起着关键的作用。它不仅赋予药物一定剂型，而且与提高药物的疗效、降低不良反应有很大的关系，其质量可靠性和多样性是保证剂型和制剂先进性的基础。

3. **辅料特点** 安全性得已确证的生理惰性物质，生产药品所需的辅料必须符合药用要求。

4. **辅料的分类** 按照用途分，可分为溶媒、增溶剂、助悬剂、乳化剂、着色剂、黏合剂、崩解剂、润滑剂、助流剂、矫味剂、防腐剂、包衣材料等。

（二）管理方式

注册管理 + 标准管理。

（三）注册相关法规

（1）《药品管理法》第十一条明确要求"生产药品所需的原料、辅料，必须符合药用要求"。

（2）《中国药典》的有关规定。

（3）《药品注册管理办法》规定：辅料尚未取得国家药品监督管理部门的批准，则应当报送有关的生产工艺、质量指标和检验方法等研究资料。1998年1月20日发布的《新药审批管理的若干补充规定》明确要求：生产药品所需的辅料必须符合药用要求，对新辅料均需进行审批。

（4）《药用辅料注册申报资料要求》（食药监注函〔2005〕61）。

（5）《药用辅料生产质量管理规范》（国食药监安〔2006〕120号）。

（6）2005年7月13日，国家食品药品监督管理局药品注册司关于《药用辅料管理办法》（征求意见稿）。

（7）《加强药用辅料监督管理有关规定》（国食药监办〔2012〕212号）。

（四）药用辅料注册申请类型

药用辅料注册包括新的药用辅料注册申请、进口药用辅料注册申请、已有国家标准的药用辅料注册申请、补充申请以及再注册申请。

新的药用辅料申请，是指未曾在中国境内使用的药用辅料的注册申请。注射剂、滴眼剂、体内植入制剂用的辅料和特殊药用辅料，比照新的药用辅料申请程序办理。

已有国家标准的药用辅料申请，是指生产国家食品药品监督管理部门已经颁布正式标准的药用辅料的申请。

进口药用辅料申请，是指在境外生产药用辅料拟在中国使用的注册申请。境外申请人应当是境外合法药用辅料生产厂商，境外申请人办理进口申请注册，应当由其驻中国境内的办事机构或者由其委托的中国境内代理机构办理。

补充申请是指新的药用辅料申请、已有国家标准的药用辅料和进口药用辅料申请经批准后，改变、增加或取消原批准事项或内容的注册申请。新的药用辅料技术转让、药用辅料试行标准转正按补充申请程序办理。

（五）已有国家标准药用辅料的申报与审批

（1）申请人完成相关研究后，应当填写注册申请表，将注册申请表（一式2份）连同一套完整资料报送省级食品药品监督管理部门。

（2）省级食品药品监督管理部门应在5个工作日内对申报资料进行形式审查，符合要求的，出具药品注册申请受理通知书；不符合要求的，出具药品注册申请不予受理通知书，并说明理由。

（3）省级食品药品监督管理部门将受理申报资料移交省药品审评认证中心，省药品审评认证中心应在20个工作日内完成现场核查。现场核查符合要求的，抽取连续3批检验用样品，开具样品注册检验和质量标准复核通知单。现场核查不符合要求的，由省局发给《审批意见通知件》，对该注册申请予以退审。

（4）药品检验机构接到省药品审评认证中心的注册检验和标准复核通知后，应在40个工作日内完成样品注册检验和质量标准复核工作，并将出具的检验报告书及标准复核意见送交省药品审评认证中心，同时抄送申请人。

（5）省药品审评认证中心在收到检验报告书及标准复核意见后，组织完成对该品种的专家审评会，提出技术审评意见，连同有关资料报省级食品药品监督管理部门。需要申请人补充资料的，应当一次性发出补充资料通知，并说明理由。申请人接到补充资料通知后应按照通知要求一次性完成补充资料。未能在规定的时限内补充资料的且未作任何说明的，省局将视为放弃申请并退回所有资料。申请人按要求完成补充资料后，应将补充资料和补充资料通知单报省级食品药品监督管理部门，省级食品药品监督管理部门将补充资料移交给省药品审评认证中心进行审查。省药品审评认证中心收到资料后，在10日内完成技术审评，提出审评意见，连同全部资料报送省级食品药品监督管理部门。

（6）省级食品药品监督管理部门依据技术审评意见作出审批决定。符合规定的，应在10日内向申请人发给《药用辅料注册批件》；不符合规定的，发给《药用辅料审批意见通知件》，并说明理由。

（六）已有国家标准药用辅料补充申请的申报与审批

（1）申请人完成相关研究后，应当填写注册申请表，将注册申请表（一式两份）连同1套完整资料报送省局药品注册处。

（2）省级食品药品监督管理部门应在5日内对申报资料进行形式审查，符合要求的，出具药品注册申请受理通知书；不符合要求的，出具药品注册申请不予受理通知书，并说明理由。

（3）对符合要求，如不需要现场核查和注册检验的补充申请，应在10日内完成审批工作。符合规定的，经审批后，应于10日内向申请人核发《药用辅料补充申请批件》；不符合规定的，发给《药用辅料审批意见通知件》，并说明理由。

对符合要求，需要进行现场核查和注册检验的补充申请，省级食品药品监督管理部门将受理申报资料移交省药品审评认证中心，省药品审评认证中心应在20日内完成现场核查。现场核查符合要求的，抽取连续3批检验用样品，开具样品注册检验和质量标准复核通知单。现场核查不符合要求的，由省级食品药品监督管理部门发给《审批意见通知件》，对该注册申请予以退审。

（4）药品检验机构接到省药品审评认证中心的注册检验和标准复核通知后，应在40日内完成样品注册检验和质量标准复核工作，并将出具的检验报告书及标准复核意见送交省药品审评认证中心，同时抄送申请人。

（5）省药品审评认证中心在收到检验报告书及标准复核意见后，提出现场核查意见，连同全部资料报送省级食品药品监督管理部门。

（6）省级食品药品监督管理部门依据现场核查意见和检验结果作出审批决定。符合规定的，应在10日内向申请人发给《药用辅料补充申请注册批件》；不符合规定的，发给《药用辅料审批意见通知件》，并说明理由。

七、药物临床试验质量管理

（一）概述

药物临床试验质量管理规范是临床试验全过程的标准规定，包括方案设计、组织实施、监查、稽查、记录、分析总结和报告。凡进行各期临床试验、人体生物利用度或生物等效性试验，均须按本规范执行。

临床试验（Clinical Trial），指任何在人体（患者或健康志愿者）进行药物的系统性研究，以证实或揭示试验药物的作用、不良反应及/或试验药物的吸收、分布、代谢和排泄，目的是确定试验药物的疗效与安全性。

试验方案（Protocol），叙述试验的背景、理论基础和目的，试验设计、方法和组织，包括统计学考虑、试验执行和完成的条件。方案必须由参加试验的主要研究者、研究机构和申办者签章并注明日期。

研究者手册（Investigator，sBrochure），是有关试验药物在进行人体研究时已有的临床与非临床研究资料。

知情同意（Informed Consent），指向受试者告知一项试验的各方面情况后，受试者自愿确认其同意参加该项临床试验的过程，须以签名和注明日期的知情同意书作为文件证明。

知情同意书（Informed Consent Form），是每位受试者表示自愿参加某一试验的文件证明。研究者需向受试者说明试验性质、试验目的、可能的受益和风险、可供选用的其他治疗方法以及符合《赫尔辛基宣言》规定的受试者的权利和义务等，使受试者充分了解后表达其同意。

伦理委员会（Ethics Committee），由医学专业人员、法律专家及非医务人员组成的独立组织，其职责为核查临床试验方案及附件是否合乎道德，并为之提供公众保证，确保受试者的安全、健康和权益受到保护。该委员会的组成和一切活动不应受临床试验组织和实施者的干扰或影响。

研究者（Investigator），实施临床试验并对临床试验的质量及受试者安全和权益的负责者。研究者必须经过资格审查，具有临床试验的专业特长、资格和能力。

协调研究者（Coordinating Investigator），在多中心临床试验中负责协调参加各中心研究者工作的一名研究者。

申办者（Sponsor），发起一项临床试验，并对该试验的启动、管理、财务和监查负责的公司、机构或组织。

病例报告表（Case Repor tForm，CRF），指按试验方案所规定设计的一种文件，用以记录每一名受试者在试验过程中的数据。

试验用药品（Investigational Product），用于临床试验中的试验药物、对照药品或安慰剂。

不良事件（AdverseEvent），患者或临床试验受试者接受一种药品后出现的不良医学事件，但并不一定与治疗有因果关系。

严重不良事件（Serious Adverse Event），临床试验过程中发生需住院治疗、延长住院时间、伤残、影响工作能力、危及生命或死亡、导致先天畸形等事件。

合同研究组织（Contract Research Organization，CRO），一种学术性或商业性的科学机构。申办者可委托其执行临床试验中的某些工作和任务，此种委托必须作出书面规定。

（二）临床试验的管理

1. 受试者的权益保障　在药物临床试验的过程中，必须对受试者的个人权益给予充分的保障，并确保试验的科学性和可靠性。伦理委员会与知情同意书是保障受试者权益的主要措施。必须成立独立的伦理委员会，并向国家食品药品监督管理部门备案。伦理委员会应有从事医药相关专业人员、非医药专业人员、法律专家及来自其他单位的人员，至少5人组成，并有不同性别的委员。伦理委员会的组成和工作不应受任何参与试验者的影响。

试验方案需经伦理委员会审议同意并签署批准意见后方可实施。伦理委员会应建立工作程序，所有会议及其决议均应有书面记录，记录保存至临床试验结束后 5 年。

研究者或其指定的代表必须向受试者说明有关临床试验的详细情况：①受试者参加试验应是自愿的，而且有权在试验的任何阶段随时退出试验而不会遭到歧视或报复，其医疗待遇与权益不会受到影响；②必须使受试者了解，参加试验及在试验中的个人资料均属保密。必要时，药品监督管理部门、伦理委员会或申办者，按规定可以查阅参加试验的受试者资料；③试验目的、试验的过程与期限、检查操作、受试者预期可能的受益和风险，告知受试者可能被分配到试验的不同组别；④必须给受试者充分的时间以便考虑是否愿意参加试验，对无能力表达同意的受试者，应向其法定代理人提供上述介绍与说明。知情同意过程应采用受试者或法定代理人能理解的语言和文字，试验期间，受试者可随时了解与其有关的信息资料；⑤如发生与试验相关的损害时，受试者可以获得治疗和相应的补偿。

经充分和详细解释试验的情况后获得知情同意书：①由受试者或其法定代理人在知情同意书上签字并注明日期，执行知情同意过程的研究者也需在知情同意书上签署姓名和日期；②对无行为能力的受试者，如果伦理委员会原则上同意、研究者认为受试者参加试验符合其本身利益时，则这些患者也可以进入试验，同时应经其法定监护人同意并签名及注明日期；③儿童作为受试者，必须征得其法定监护人的知情同意并签署知情同意书，当儿童能做出同意参加研究的决定时，还必须征得其本人同意；④在紧急情况下，无法取得本人及其合法代表人的知情同意书，如缺乏已被证实有效的治疗方法，而试验药物有望挽救生命，恢复健康，或减轻病痛，可考虑作为受试者，但需要在试验方案和有关文件中清楚说明接受这些受试者的方法，并事先取得伦理委员会同意；⑤如发现涉及试验药物的重要新资料则必须将知情同意书作书面修改送伦理委员会批准后，再次取得受试者同意。

2. **试验方案**　临床试验开始前应制定试验方案，该方案应由研究者与申办者共同商定并签字，报伦理委员会审批后实施。在试验进行期间，试验方案的任何修改均应经伦理委员会批准；试验中发生严重不良事件，应及时向伦理委员会报告。伦理委员会应建立工作程序，所有会议及其决议均应有书面记录，记录保存至临床试验结束后五年。

3. **研究者的职责**　研究者应具备在医疗机构中具有相应专业技术职务任职和行医资格；具有试验方案中所要求的专业知识和经验；对临床试验方法具有丰富经验或者能得到本单位有经验的研究者在学术上的指导；熟悉申办者所提供的与临床试验有关的资料与文献；有权支配参与该项试验的人员和使用该项试验所需的设备。研究者有义务采取必要的措施以保障受试者的安全，并记录在案。研究者应与申办者商定有关临床试验的费用，并在合同中写明。研究者在临床试验过程中，不得向受试者收取试验用药所需的费用。

4. **申办者的职责**　申办者负责发起、申请、组织、监查和稽查一项临床试验，并提供试验经费。申办者在获得国家食品药品监督管理部门批准并取得伦理委员会批准件后方可按方案组织临床试验。

申办者应对参加临床试验的受试者提供保险，对于发生与试验相关的损害或死亡的受试者承担治疗的费用及相应的经济补偿。申办者应向研究者提供法律上与经济上的担保，但由医疗事故所致者除外。

5. **质量保证**　食品药品监督管理部门、申办者可委托稽查人员对临床试验相关活动和文件进行系统性检查，以评价试验是否按照试验方案、标准操作规程以及相关法规要求进行，试验数据是否及时、真实、准确、完整地记录。稽查应由不直接涉及该临床试验的人员执行。

食品药品监督管理部门应对研究者与申办者在实施试验中各自的任务与执行状况进行视察。

参加临床试验的医疗机构和实验室的有关资料及文件（包括病历）均应接受食品药品监督管理部门的视察。

八、仿制药质量一致性评价工作

1. **工作意义**　开展仿制药质量一致性评价，全面提高仿制药质量是《国家药品安全"十二五"规划》的重要任务，是持续提高药品质量的有效手段，对提升制药行业整体水平，保障公众用药安全具有重要意义。为此，国家食品药品监督管理局决定，对2007年修订的《药品注册管理办法》实施前批准的基本药物和临床常用仿制药，分期分批进行质量一致性评价。

2. **工作目标**　国家食品药品监督管理部门组织相关技术部门及专家，按照给定的评价方法和标准，对药品生产企业提出的仿制药自我评估资料进行评价，评判其是否与参比制剂在内在物质和临床疗效上具有一致性。评价的对象是2007年10月1日前批准的、对在国内外上市药品进行仿制的化学药品。通过仿制药质量一致性评价，初步建立仿制药参比制剂目录，逐步完善仿制药质量评价体系，淘汰内在质量和临床疗效达不到要求的品种，促进我国仿制药整体水平提升，达到或接近国际先进水平。

3. **工作原则**

（1）科学适用，分类处理。根据药物自身性质和剂型特点，选择科学、适用、经济的评价方法和标准。尽量选择体外方法进行评价，对体外评价不能满足一致性评价要求的，应增加生物等效性试验。开展生物等效性试验必须经国家食品药品监督管理部门批准，并遵守有关规定。

（2）分步实施，全面提高。按照先试点、后推开、逐步推进的工作思路，选择基本药物目录中用药人群广、市场销量大、生产企业多的品种先行先试。积累经验后逐步推开、全面推进。首先开展口服固体制剂的评价；其次开展注射剂的评价；最后开展其他剂型的评价。

（3）加强引导，鼓励先进。充分利用药检系统及科研院校技术力量，制定相关技术指导原则及基本药物品种质量一致性评价方法和标准，引导企业开展比对研究。鼓励药品生产企业起草其他临床常用品种质量一致性评价的方法和标准，企业完成起草后，按程序申报。

4. **工作内容**

（1）制定年度工作计划，确定拟评价品种名单　国家食品药品监督管理部门成立仿制药质量一致性评价工作办公室（以下简称工作办公室）负责仿制药质量一致性评价工作的具体实施。制定仿制药质量一致性评价年度工作计划，确定每年度拟开展质量一致性评价的品种和负责评价方法研究的机构，并对外公布。

（2）确定参比制剂及质量一致性评价方法和标准　工作办公室组织专家，按照参比制剂确定的程序和要求，确定拟评价品种的参比制剂，经公示后对外公布。

承担任务的机构，根据相关技术指导原则，按照起草、复核、公示等程序，拟定各品种质量一致性体外评价方法和标准，报工作办公室。工作办公室组织专家，根据药物性质和剂型特点，确定各品种体外评价方法及是否需要生物等效性试验，并对外公布。参比制剂生产企业应按要求制作并提供参比制剂，配合做好评价方法和标准的起草等工作。

对由药品生产企业起草质量一致性体外评价方法和标准的品种，药品生产企业完成起草后，将相关资料报工作办公室。工作办公室组织药品检验机构进行复核，符合要求的，经公示及专家审查后对外公布。

（3）药品生产企业开展质量一致性评价研究　药品生产企业是开展仿制药质量一致性评价的主体。应按照公布的评价方法、标准及有关技术指导原则，以参比制剂为对照药品，全面深入开展与参比制剂的对比研究，解决影响仿制药内在质量的关键问题，实现与参比制剂在内在物质和临床疗效方面的一致。

企业按要求完成评估后，将质量一致性评价研究资料报所在地省级药品监督管理部门。对需要变更处方、工艺等的，应按《药品注册管理办法》的要求进行申报。

（4）仿制药质量一致性评价资料的受理和现场检查　省级药品监督管理部门负责行政区域内仿制药质量一致性评价工作的组织和协调。应按照要求做好一致性评价资料的受理、生产现场检查和抽样检验等工作。

省级药品监督管理部门收到药品生产企业质量一致性评价研究资料后，应根据核准的／申报的工艺组织生产现场检查，现场抽取连续生产的3批样品，送工作办公室指定的药品检验机构进行复核检验。

药品检验机构收到样品后，应按照公布的评价方法、标准及质量标准对样品进行复核，并将复核结果报药品生产企业所在地省级药品监督管理部门。

涉及处方、工艺变更的，相关补充申请涉及的注册检验也由该药品检验机构承担。省级药品监督管理部门收到药品检验机构复核结果后，将研究资料、现场检查及检验报告一并报工作办公室。

（5）审查仿制药质量一致性评价资料，公布质量一致性评价信息　工作办公室收到一致性评价研究资料后，组织专家委员会进行审查。经审查符合要求的，报国家食品药品监督管理局批准，由国家食品药品监督管理局对外公布通过质量一致性评价的品种名称、批准文号、生产企业名称以及溶出曲线等一致性评价数据。

经审查不符合要求的，由工作办公室告知药品生产企业及其所在地省级药品监督管理部门。

5. 工作要求

（1）充分认识重要意义。省级药品监督管理部门必须高度重视仿制药质量一致性评价工作，充分认识该项工作的重要性、复杂性和长期性，充分认识开展仿制药质量一致性评价对确保药品质量安全，促进医药经济结构调整和产业升级，进一步增强我国医药产业国际竞争能力的重要意义。应将仿制药质量一致性评价工作纳入"十二五"期间药品监管工作重点，加强组织领导，落实工作责任，按照国家食品药品监督管理部门工作部署，结合本行政区域实际情况，制定具体实施方案，确保各项工作落到实处。

（2）积极宣传有关政策。国家食品药品监督管理部门制定了《仿制药质量一致性评价工作方案》（以下简称《工作方案》），明确了质量一致性评价的工作目标、原则、内容和程序，对工作进行了总体部署。国家食品药品监督管理局还将陆续下发相关技术指导原则，规范质量一致性评价的研究和技术审查。省级药品监督管理部门应积极落实《工作方案》，做好质量一致性评价工作的宣贯和培训，及时传达有关政策，使药品生产企业深刻认识质量一致性评价的重要性和必要性，引导药品生产企业积极开展研究，合理安排工作进度、主动作为。

（3）认真履行工作职责。国家食品药品监督管理部门负责组织制定基本药物品种质量一致性评价的方法和标准，分批公布，同时确定完成每批品种质量一致性评价的时间；按期组织开展质量一致性评价工作。各省级药品监督管理部门要按照《工作方案》的要求，做好质量一致性评价资料的受理、生产现场检查和抽样检验、资料汇总和报送工作。

（4）加强日常监督检查。对通过质量一致性评价的，各省级药品监督管理部门既要按照核准的处方和工艺，加强生产现场检查；还要按照质量标准及溶出曲线等质量一致性评价数据，加强监督抽验。对不按照核准的工艺和处方组织生产的、所生产的药品不符合质量标准或质量一致性要求的，依法做出处理。在国家食品药品监督管理部门规定时间内未通过质量一致性评价的，应当暂停生产；药品批准文号有效期届满时仍未通过质量一致性评价的，不予再注册，注销批准文号。

（5）加强协调形成合力。各级药品监督管理部门应与本级政府有关部门加强沟通与协调，在招标采购、定价和医保报销方面出台鼓励措施，引导企业主动提高药品质量，确保药品质量安全。

（6）充分发挥企业的主动性。药品生产企业作为质量一致性研究的主体，应以高度的社会责任感和对产品质量负责任的态度，积极开展研究。对国家食品药品监督管理部门已安排评价的品种，药品生产企业应在规定时间内完成研究工作并递交相关资料；暂未安排评价的品种，食品药品监督管理部门应鼓励药品生产企业主动开展质量一致性评价研究。

（7）严格工作纪律要求。仿制药质量一致性评价是一项情况复杂、任务量大、政策性和技术性较强的工作，相关部门必须按照统一部署，加强沟通，密切配合，严格执行有关纪律要求，确保评价结果真实、公正、可靠。要及时向国家食品药品监督管理部门报告遇到的困难和问题，保证工作有序、平稳开展，力争按时完成《国家药品安全"十二五"规划》部署的工作任务。

第五节　药品生产监管

药品生产监督管理是指（食品）药品监督管理部门依法对药品生产条件和生产过程进行审查、许可、监督检查等管理活动。

一、药品生产许可

（一）《药品生产许可证》管理

1. 许可条件　开办药品生产企业，除应当符合国家制定的药品行业发展规划和产业政策外，还应当符合以下条件。

（1）具有依法经过资格认定的药学技术人员、工程技术人员及相应的技术工人，企业法定代表人或者企业负责人、质量负责人无《药品管理法》第七十六条规定的情形；

（2）具有与其药品生产相适应的厂房、设施和卫生环境；

（3）具有能对所生产药品进行质量管理和质量检验的机构、人员以及必要的仪器设备；

（4）具有保证药品质量的规章制度。

国家有关法律、法规对生产麻醉药品、精神药品、医疗用毒性药品、放射性药品、药品类易制毒化学品等另有规定的，依照其规定。

2. 许可证审批

（1）由拟办申请人所在地省、自治区、直辖市（食品）药品监督管理部门受理审批。

（2）现场检查资料

3. 许可证分类码（企业分类）　H：化学药；Z：中成药；S：生物制品；T：体外诊断试剂；Y：中药饮片；Q：医用氧等；F：药用辅料；J：空心胶囊；C：特殊药品；X：其他（如中药提取物，中药配方颗粒等）。a：原料药；b：制剂。

4. 许可证变更管理

（1）许可事项变更　企业负责人，生产范围，生产地址。

（2）登记事项变更　企业名称，法定代表人，注册地址，企业类型。

5. 许可证换发缴销遗失管理　《药品生产许可证》分正本和副本，正本和副本具有同等法律效力，有效期5年。

（1）换发：《药品生产许可证》有效期届满前6个月。

（2）缴销：药品生产企业终止生产药品或者关闭。

（3）遗失：登报，申请补办。

（二）药品委托生产管理

1. 委托生产条件与要求

（1）有药品批准文号的药品生产企业委托其他持有与生产该药品认证范围相适应的《药品GMP》证书的药品生产企业。

（2）委托方负责委托生产药品的质量和销售。

（3）疫苗制品、血液制品以及国家食品药品监督管理总局规定的其他药品不得委托生产。麻醉药品、精神药品、医疗用毒性药品、放射性药品、药品类易制毒化学品的委托生产按照有关法律法规规定办理。

2. 委托生产的受理与审批

（1）注射剂、生物制品（不含疫苗制品、血液制品）和跨省、自治区、直辖市的药品委托生产申请，由国家食品药品监督管理总局负责受理和审批。其他药品委托生产申请，由委托生产双方所在地省、自治区、直辖市（食品）药品监督管理部门负责受理和审批。

（2）《药品委托生产批件》有效期不得超过2年，且不得超过该药品批准证明文件规定的有效期限。

二、药品生产监督检查

（一）监督检查分类

药品生产监督检查分为许可检查、日常监督检查、跟踪检查和有因检查等。

（1）许可检查是食品药品监督管理部门对申请人所申请的许可事项是否符合许可条件组织的检查。

（2）日常监督检查是指食品药品监督管理部门有计划的对辖区内药品生产企业是否按要求组织生产的持续监督检查。

（3）跟踪检查是食品药品监督管理部门对已经取得《药品GMP证书》的药品生产企业有计划地实施持续、长期监管的GMP检查。

（4）有因检查包括举报和投诉处理、各级药品质量抽验中不合格品的追踪和处理、重大药品质量事故现场调查处理等。

（二）日常监督检查要点与要求

1. 日常监督检查要点

（1）关键岗位人员：企业负责人、质量保证和质量控制部门负责人及其工作人员、药品生产及物料管理负责人的专业、学历、资历、培训情况及其履行职责的实际能力。

（2）质量保证部门：按规定独立履行对物料抽样、不合格物料不准投入生产、不合格产品不准放行、不合格物料及不合格成品处理等职责；具有对物料供应商质量保证体系审计、评估及决策等质量否决权。

（3）质量控制部门：按规定独立履行职责；每种物料、中间产品、成品检验采用的标准及方法符合规定；按规定实行检验及留样，如部分检验，其确定原则；按实验数据如实出具检验报告；如有委托检验，接受委托方的选择原则、资质、协议及其执行情况。

（4）物料供应商：选择供应商原则、审计内容、认可标准、审计人员的组成及资格、实地考核确定原则、考核周期及执行情况；批准及变更供应商的审批程序及其执行情况；按规定与物料供应商签订合同；供应商资质证明资料具有供应商印章；每种物料供应商的档案应齐全、完整。

（5）物料管理：原料、辅料的使用及产品放行情况；物料验收、抽样、检验、发放标准、程序及其执行情况；如采用计算机控制系统，其验证是否能够确保不合格物料及不合格产品不放行。

（6）生产管理：所有药品均按照法定标准、生产工艺组织生产；物料平衡、偏差处理及不合格品处理情况。

（7）药品销售及不良反应报告：销售记录应全面、准确反映每批药品的去向，必要时能够追查并及时收回全部产品；退回产品及收回产品的处理程序及其执行情况；药品不良反应报告及其执行情况。

（8）自检与整改：企业自检执行情况；接受检查、跟踪检查的次数及发现缺陷的整改落实情况。

（9）委托生产：药品委托生产符合规定；委托生产或受托生产药品质量监控状况。

（10）曾经违反《药品管理法》及相关法律法规行为的处理意见或结果。

2. 日常监督检查要求　日常监督检查应预先制订检查方案，明确检查单位、检查人员、检查时间、检查标准和检查内容，检查结束后形成检查报告。

日常监督检查可根据风险情况进行全面检查或重点环节、重点品种检查。

重点环节检查主要是针对易影响产品质量环节的检查。包括物料购入来源真实性和合法性、物料平衡、工艺过程控制以及质量检验情况等。

重点品种检查是指对高风险产品、特殊药品和基本药物等的检查。

具有下列情形之一的，应列为日常监督检查的重点单位。

（1）生产高风险产品、特殊药品和基本药物的；

（2）委托（受托）生产和委托检验的；

（3）因兼并、改制、重组等使组织机构和主要管理人员发生重大变化，以及生产、质量管理关键岗位人员变动频繁的；

（4）间歇生产或直接影响药品质量的关键设施、生产工艺发生变化的；

（5）产品质量抽验出现连续多批不合格或存在重大药品质量安全隐患的；

（6）未建立或未严格执行药品不良反应报告制度，以及发生严重不良反应或群体不良事件的；

（7）有重大违法违规行为被行政处罚的，或近期有群众举报并经查属实的；

（8）产品低于成本价销售或低价中标的；

（9）其他存在药品质量风险情形的。

日常监督检查的频率根据企业安全风险情况决定。对一般风险的药品生产单位监督检查每半年1次。对存在安全隐患较大的和重点监管单位，将其列为重点监控对象，各级食品药品监督管理部门应结合跟踪检查、飞行检查、专项检查、监督抽验等措施，加大监管力度，增加日常检查的频率，责任到人，实施重点监管。

3. 日常监督检查档案　各级食品药品监督管理部门应如实记录日常监督检查情况，建立一企一档的监管档案，其主要内容如下。

（1）《药品生产许可证》核发、换发、变更、缴销等相关资料，药品品种注册、生产情况；

（2）药品生产企业质量和生产部门负责人变更情况；

（3）药品生产企业通过 GMP 认证后，对药品质量产生直接影响的生产条件、关键设施、工艺流程等技术管理条件发生变动的情况；

（4）药品委托生产和委托检验情况；

（5）许可检查情况及企业整改情况；

（6）日常检查和有因检查的检查记录、整改情况和结果处理情况；

（7）重大药品质量事故和严重药品不良反应调查处理报告；

（8）各类药品质量抽验不合格记录及对不合格药品的追踪调查情况；

（9）其他违法、违规等不良行为记录。

三、药品生产质量管理规范（2010 年修订）

（一）药品生产质量管理规范（GMP）的概念

GMP 是 Good Manufacturing Practice for Drugs 的简称。是在生产全过程中，用科学、合理、规范化的条件和方法来保证生产优良药品的一整套科学管理方法。药品生产质量管理规范简称药品 GMP。

（二）GMP 的产生与发展

1. 药品生产与质量管理的关系　《中华人民共和国药品管理法》第一条明确提出，保证药品质量是药品监督管理的目标。实施 GMP 的目的是最大限度地降低药品生产过程中污染、交叉污染以及混淆、差错等风险，确保持续稳定地生产出符合预定用途和注册要求的药品。因此，可以说质量源于设计、质量源于生产，仅仅依靠检验来保证药品质量的想法是错误的。

2. 全球药品 GMP 的产生与发展　20 世纪五、六十年代发生在德国的"反应停事件"，使得各国公众要求对药品制定最严格的法律。在此背景下，1962 年美国颁布《科夫沃－哈里斯修正案》，并于 1963 年由 FDA 制订美国第一部 GMP 法规。随后英国、日本等发达国家先后颁布实施了各自的 GMP 法规。1975 年 11 月世界卫生组织正式公布了其 GMP，并于 1977 年第 28 届世界卫生大会成员国推荐并确定为 WHO 的法规。GMP 经过修订，收载于《世界卫生组织正式记录》第 226 号附件 12 中，成为全世界公认的药品生产必须遵照执行的法规。

3. 我国药品 GMP 的发展历史　1982 年，中国医药工业公司发布了《药品生产管理规范》（试行稿）。

1984 年，国家医药管理局制定《药品生产管理规范》（修订稿），这是我国第一部由政府部门颁布的 GMP。

1988 年，卫生部颁布了《药品生产质量管理规范》，被认为是我国第一部法定的 GMP。

1992 年，卫生部发布第 27 号令《药品生产质量管理规范》（1992 年修订）。

1999 年，国家食品药品监督管理总局发布第 9 号令《药品生产质量管理规范》（1998 年修订）。

2011 年 1 月 17 日，卫生部发布第 79 号令《药品生产质量管理规范》（2010 年修订）。

（三）实施情况

1993 年，卫生部发出关于执行《药品生产质量管理规范》（1992 年）的通知，要求自 1993 年 3 月 1 日起，药品生产企业（车间），必须按照《药品生产质量管理规范》（1992 年修订）的要求申请认证。未取得认证证书的企业（车间），省级卫生行政部门不得发给《药品生产企业许可证》。

《药品生产质量管理规范（1998 年修订）》于 1999 年 6 月 18 日经国家药品监督管理局发布，

自 1999 年 8 月 1 日起施行。

2001 年，中华人民共和国主席令第 45 号《药品管理法》实施，其中第九条明确规定药品监督管理部门按照规定对药品生产企业是否符合《药品生产质量管理规范》的要求进行认证；对认证合格的，发给认证证书。

原国家药品监督管理局先后规定，血液制品必须在 1998 年底、粉针剂（含冻干粉针剂）、大容量注射剂和基因工程产品生产应在 2000 年底、小容量注射剂和疫苗生产应在 2002 年底前、中药及化学药（包括原料药和制剂）生产企业应在 2004 年 6 月 30 日前、按药品管理的体外生物诊断试剂在 2005 年底前、医用气体应在 2006 年底前、中药饮片应在 2007 年底前通过药品 GMP 认证。

2002 年底原国家药品监督管理局印发《药品生产质量管理规范认证管理办法》（国药监安 [2002]442 号），规定自 2003 年 1 月 1 日起实施国家、省两级认证。

2011 年原国家食品药品监督管理总局发出通知，规定自 2011 年 3 月 1 日起，凡新建药品生产企业、药品生产企业新建（改、扩建）车间均应符合《药品生产质量管理规范》（2010 年修订）的要求。现有药品生产企业血液制品、疫苗、注射剂等无菌药品的生产，应在 2013 年 12 月 31 日前达到《药品生产质量管理规范》（2010 年修订）要求。其他类别药品的生产均应在 2015 年 12 月 31 日前达到《药品生产质量管理规范》（2010 年修订）要求。

（四）认证管理

按照《药品管理法》第九条规定，2011 年 8 月 2 日，原国家食品药品监督管理总局印发了《药品生产质量管理规范认证管理办法》（国食药监安 [2011]365 号），对认证管理作出了详细规定。

国家食品药品监督管理总局负责注射剂、放射性药品、生物制品等药品 GMP 认证和跟踪检查工作；负责进口药品 GMP 境外检查和国家或地区间药品 GMP 检查的协调工作。省局负责本辖区内除注射剂、放射性药品、生物制品以外其他药品 GMP 认证和跟踪检查工作以及国家食品药品监督管理总局委托开展的药品 GMP 检查工作。

省药品认证管理中心承担药品 GMP 认证申请的技术审查、现场检查、结果评定等工作。

1. 药品 GMP 认证程序 总体工作时限为 145 个工作日，主要程序如下。

申请：申请药品 GMP 认证的生产企业，应按规定填写《药品 GMP 认证申请书》，并报送相关资料。属于总局认证的，企业经省局出具日常监督管理情况的审核意见后，将申请资料报国家总局。属于省局认证的，企业将申请资料报省局。

受理：省局对资料进行形式审查，申请材料齐全、符合法定形式的予以受理；未按规定提交申请资料的，以及申请资料不齐全或者不符合法定形式的，当场或者在 5 日内一次性书面告知申请人需要补正的内容。

技术审查：药品认证检查中心承担，工作时限 20 个工作日。

现场检查：药品认证检查机构完成申报资料技术审查后，应当制定现场检查工作方案，并组织实施现场检查。工作时限为 40 个工作日。检查组在检查工作结束后 10 个工作日内，将现场检查报告、检查员记录及相关资料报送药品认证检查机构。

综合评定：药品认证检查机构结合企业整改情况对现场检查报告进行综合评定。综合评定应在收到整改报告后 40 个工作日内完成。

公示：药品认证检查机构完成综合评定后，应将评定结果予以公示，公示期为 10 个工作日，对公示内容无异议或对异议已有调查结果的，药品认证检查机构将检查结果报省局。

审批：经省局审批，符合药品 GMP 要求的，向申请企业发放《药品 GMP 证书》；不符合药品 GMP 要求的，认证检查不予通过，省局以《药品 GMP 认证审批意见》方式通知申请企业。工作时限为 20 个工作日。

公告：省局将公告上传国家食品药品监督管理总局网站公告。

2. 现场检查 现场检查实行组长负责制，检查组一般由不少于 3 名药品 GMP 检查员组成，从药品 GMP 检查员库中随机选取，并应遵循回避原则，必要时可聘请有关专家参加现场检查。现场检查时间一般为 3 ~ 5 天，可根据具体情况适当调整。企业所在地省级或市级药品监督管理部门应选派一名药品监督管理工作人员作为观察员参与现场检查，并负责协调和联络与药品 GMP 现场检查有关的工作。检查组应严格按照现场检查方案实施检查，检查员应如实做好检查记录。检查方案如需变更的，应报经派出检查组的药品认证检查机构批准。现场检查结束后，检查组应对现场检查情况进行分析汇总，并客观、公平、公正地对检查中发现的缺陷进行风险评定。

检查缺陷的风险评定：应综合考虑产品类别、缺陷的性质和出现的次数。缺陷分为严重缺陷、主要缺陷和一般缺陷，其风险等级依次降低。具体为：严重缺陷指与药品 GMP 要求有严重偏离，产品可能对使用者造成危害的；主要缺陷指与药品 GMP 要求有较大偏离的；一般缺陷指偏离药品 GMP 要求，但尚未达到严重缺陷和主要缺陷程度的。

现场检查一般要求：站在企业的角度观察，要避免仅通过简单的信息进行判断，充分了解企业的工作；站在监管的角度判断，注重科学性、系统性、基于风险。

第六节 特殊药品管理

一、特殊药品概述

根据《药品管理法》第三十五条规定，国家对麻醉药品、精神药品、医疗用毒性药品、放射性药品，实行特殊管理。因此，麻醉药品、精神药品、医疗用毒性药品、放射性药品是法律规定的特殊药品，简称为"麻、精、毒、放"。另外，根据国务院的行政法规规定，对药品类易制毒化学品和兴奋剂也实行一定的特殊管理。

上述六大类药品具有两重性，合理使用是医疗必需品，能解除患者病痛，使用不当或滥用会影响到公众身心健康和生命安全。麻醉药品、精神药品具有依赖性潜力；药品类易制毒化学品可用于制造毒品；兴奋剂是体育运动中违禁品；医疗用毒性药品毒性剧烈，治疗剂量与中毒剂量相近；放射性药品含有放射性核素。因此必须对这六大类药品的流向和用途等实施特殊管理，其他如安全有效、质量可控等属于一般药品属性的，依据一般规定进行管理。

二、特殊药品管理特点

概括起来为"三多、一大"。

1. 公约法规多 国际上共有 4 个公约，分别为《一九六一年麻醉品单一公约》、《一九七一年精神药品公约》、《联合国禁止贩运麻醉药品和精神药物》、《反对在体育运动中使用兴奋剂公约》。

国内共有 5 个国务院行政法规，分别为：《麻醉药品和精神药品管理条例》（2005 年）、《易制毒化学品管理条例》（2005 年）、《反兴奋剂条例》（2004 年）、《放射性药品管理办法》（1989 年）以及《医疗用毒性药品管理办法》（1988 年）。

2. 监管环节多 对特殊药品种植、研制、生产、经营、使用、储存、进出口和运输等全过程进行管理。

3. **行政许可多**　占药品监督管理行政审批项目的三分之一左右。

4. **监管责任大**　特殊药品一旦流入非法渠道，必然危害公众身心健康、造成公共卫生问题，甚至影响社会和谐稳定。

三、多部门密切配合、齐抓共管

特殊药品管理除了由药品监督管理部门负责外，还涉及16个部门。因此，做好特殊药品监督管理，必须部门有效协调、积极配合、密切协作，进一步形成特殊药品监管合力，提高对特殊药品的依法监管水平和监管效率。

特殊药品监管在食药监系统内部涉及药品注册、生产、流通、稽查等方面职能，因此，做好特殊药品监管工作，在食药监系统应形成密切配合、有效协调的特殊药品监管机制，充分利用药品的综合监管手段加强对特殊药品的监管。

四、麻醉药品和精神药品监管

1. **基本情况**　麻醉药品和精神药品是管理学概念而不是药理学概念，两者没有截然的区分。一些天然来源的、半合成或合成的传统滥用物质多被列入麻醉药品管理，而随着化学工业和制药业的发展被新合成的一些物质，在出现滥用后多被列入精神药品管制。

麻醉药品和精神药品目录由国家食品药品监督管理总局会同公安部、卫生部制定、调整和公布。目前的目录为《麻醉药品品种目录》（2013年版）和《精神药品品种目录》（2013年版），自2014年1月1日起施行。

2. **管理制度**　《药品管理法》规定对麻醉药品和精神药品进出口实行准许证制度。

《麻醉药品和精神药品管理条例》规定的麻醉药品和精神药品管理制度有：

（1）种植、生产实行总量控制、生产（种植）定点和计划管理。

（2）开展实验研究活动（以医疗、科学研究或教学为目的的临床前药物研究）需经批准。

（3）实行定点经营制度，并规定布局和销售渠道。

（4）医疗机构使用麻醉药品和第一类精神药品实行购用许可管理。

（5）专用处方。

（6）运输或邮寄实行运输证明或邮寄证明管理。

（7）对已经发生滥用且造成严重社会危害的麻醉药品和精神药品，采取一定期限内中止生产、经营、使用或限定其使用范围、用途等措施。

（8）对上市销售但尚未列入管制的药品发生滥用，已经造成或可能造成严重社会危害的，要及时将其列入管制或调整管制类别。

（9）建立监控信息网络，对麻醉药品和精神药品生产、进货、销售、库存、使用的数量和流向实行实时监控。

3. **管理部门及职责分工**　药品监督管理部门：负责麻醉药品和精神药品监督管理工作。

公安部门：对造成麻醉药品药用原植物、麻醉药品和精神药品流入非法渠道的行为进行查处。

卫生主管部门：负责医疗机构麻醉药品和精神药品使用管理。

农业主管部门：会同药监部门对动物用麻醉药品和精神药品实施监督管理；与药监部门共同对麻醉药品药用原植物实施监督管理。

海关：负责麻醉药品和精神药品的进出口管理。

交通主管部门：与药监部门共同对麻醉药品和精神药品运输实施监督管理。

邮政主管部门：与药品监督管理部门共同对麻醉药品和精神药品邮寄实施监督管理。

其他部门：在各自的职责范围内，负责与麻醉药品和精神药品有关的管理工作。

五、药品类易制毒化学品监管

1. 基本情况　1988 年公约中对易制毒化学品的表述为：经常用于非法制造麻醉药品和精神药物的物质。

易制毒化学品是工农业生产、医药和科研的常用原料或日常生活的化工用品，在制毒过程中作为前体原料或配剂使用。

《易制毒化学品管理条例》附表列管的 23 种易制毒化学品分成三类：第一类是可以用于制毒的主要原料，共 12 种；第二类、第三类是可以用于制毒的化学配剂，共 11 种。药品类易制毒化学品属于第一类易制毒化学品。

2. 管理制度　生产、经营药品类易制毒化学品实行定点制度。药品类易制毒化学品单方制剂，由麻醉药品定点经营企业经销，且不得零售。

购买药品类易制毒化学品须经批准；医疗机构凭印鉴卡购买药品类易制毒化学品。

运输药品类易制毒化学品须经批准。特殊用途的小量药品类易制毒化学品，凭购买许可证明可免审批。

3. 管理部门及职责分工　药品监管部门负责药品类易制毒化学品生产、经营、购买的监督管理。

安全生产监管部门负责非药品类易制毒化学品生产、经营的监督管理。

公安部门负责易制毒化学品运输的管理、出口的国际核查和非药品类易制毒化学品购买的管理；负责非法生产、贩运、走私易制毒化学品案件的侦查。

商务主管部门负责易制毒化学品进出口的管理。

海关负责易制毒化学品进出口的监管。

其他部门在各自的职责范围内，负责易制毒化学品的有关管理工作。

六、放射性药品监管

1. 基本情况　放射性药品是指用于临床诊断或者治疗的放射性核素制剂或者其标记药物。其分类可以按照不同方法分为以下几类。

按照放射性核素的物理半衰期分为长半衰期和短半衰期放射性药品；按照核素辐射类型可分为单光子、正电子、α 粒子和 β 粒子放射性药品等；按照核素来源可分为加速器药物和核反应堆药物等；按照医疗用途可分为诊断用放射性药品和治疗用放射性药品。

目前药品监管中放射性药品管理按照使用方法不同分为体内放射性药品和体外放射性药品。主要有锝 ^{99}、碘 ^{131}、碳 ^{14} 等。

2. 管理制度　20 世纪 50 年代至 60 年代，放射性药品未纳入药品管理，按照医用同位素管理。1974 年卫生部将放射性药品纳入药品管理。

1989 年颁布的《放射性药品管理办法》对放射性药品的研究、生产、经营、运输、使用、检验、监督管理等方面作出了规定。

3. 管理部门及职责分工　药品监督管理部门负责放射性药品的监督管理；国防科学技术工业委员会负责放射性药品的行业管理；公安部门负责放射性药品的运输管理；环保部门负责放射性药品的辐射安全管理。

七、医疗用毒性药品监管

1. **基本情况**　医疗用毒性药品是指毒性剧烈、治疗剂量与中毒剂量相近，使用不当会致人中毒或死亡的药品。中药品种有 28 种，化学药品种有 12 种（主要针对原料药）

2. **管理制度**　《医疗用毒性药品管理办法》设定的主要制度有：生产、收购、供应和配制实行计划管理。经营由指定的药品经营企业负责。购买科研、教学所需及自用医疗用毒性药品需经批准。

八、兴奋剂监管

1. **基本情况**　兴奋剂为国际体育组织公布的在竞技体育中禁止或限制运动员使用的物质。我国于 2006 年加入反兴奋剂国际公约，该公约于 2007 年 2 月 1 日正式生效。

我国规定管制的兴奋剂目录由国务院体育主管部门会同国务院食品药品监督管理部门、国务院卫生主管部门、国务院商务主管部门和海关总署制定、调整并公布。

2. **管理制度**　《反兴奋剂条例》设立的主要制度如下。

生产：药品生产企业取得药品批准文号方可生产兴奋剂目录所列蛋白同化制剂、肽类激素。食品、药品中含有兴奋剂目录所列禁用物质的，应当在包装标识或者产品说明书上用中文注明"运动员慎用"。

经营：经批准的药品批发企业，方可经营蛋白同化制剂、肽类激素。药品零售企业不得经营胰岛素以外的蛋白同化制剂、肽类激素。

进出口：蛋白同化制剂、肽类激素实行进出口准许证管理。

其他：兴奋剂目录所列禁用物质属于麻醉药品、精神药品、医疗用毒性药品和易制毒化学品的，其管理依照药品管理法和有关行政法规规定进行管理。蛋白同化制剂、肽类激素和其他禁用物质实行处方药管理。

第七节　药品不良反应监测

一、基本概念

1. **药品不良反应**　是指合格药品在正常用法用量下出现的与用药目的无关的有害反应。

2. **药品不良反应报告和监测**　是指药品不良反应的发现、报告、评价和控制的过程。

3. **严重药品不良反应**　是指因使用药品引起以下损害情形之一的反应。

（1）导致死亡；

（2）危及生命；

（3）致癌、致畸、致出生缺陷；

（4）导致显著的或者永久的人体伤残或者器官功能的损伤；

（5）导致住院或者住院时间延长；

（6）导致其他重要医学事件，如不进行治疗可能出现上述所列情况的。

4. **新的药品不良反应**　是指药品说明书中未载明的不良反应。说明书中已有描述，但不良反应发生的性质、程度、后果或者频率与说明书描述不一致或者更严重的，按照新的药品不良反应处理。

5. **药品群体不良事件**　是指同一药品在使用过程中，在相对集中的时间、区域内，对一定数量人群的身体健康或者生命安全造成损害或者威胁，需要予以紧急处置的事件。

同一药品：指同一生产企业生产的同一药品名称、同一剂型、同一规格的药品。

二、报告和监测工作程序、要求

（一）个例药品不良反应

1. 上报要求　药品生产、经营企业和医疗机构应当主动收集药品不良反应，获知或者发现药品不良反应后应当详细记录、分析和处理，填写《药品不良反应／事件报告表》并通过国家药品不良反应监测信息网络上报；不具备在线报告条件的，应当通过纸质报表报所在地药品不良反应监测机构，由所在地药品不良反应监测机构代为在线报告。

新药监测期内的国产药品应当报告该药品的所有不良反应；其他国产药品，报告新的和严重的不良反应。进口药品自首次获准进口之日起 5 年内，报告该进口药品的所有不良反应；满 5 年的，报告新的和严重的不良反应。

新的、严重的药品不良反应应当在 15 日内报告，其中死亡病例须立即报告；其他药品不良反应应当在 30 日内报告。有随访信息的，应当及时报告。

2. 报告分析与评价

（1）评价流程　ADR 报告资料的分析、评价工作是 ADR 监测工作中的重要组成部分，目前采取不同报告类型报告分级评价的方法。

1）一般病例报告

一级评价：报告人或报告单位（医疗单位 ADR 小组、生产、经营企业）的评价意见。

二级评价：设区的市级、县级药品不良反应监测机构应当在 15 个工作日内完成报告真实性、准确性和完整性的审核和评价。

2）严重病例报告

一级评价：即报告人或报告单位的评价意见。

二级评价：设区的市级、县级药品不良反应监测机构应当自收到报告之日起 3 个工作日内完成评价。

三级评价：省级 ADR 监测中心应当在 7 个工作日内完成评价。

3）死亡病例报告

一级评价：即报告人或报告单位的评价意见。

二级评价：设区的市级、县级药品不良反应监测机构评价。并自收到报告之日起 15 个工作日内完成调查报告，报同级药品监督管理部门和卫生行政部门，以及上一级药品不良反应监测机构。

三级评价：省级监测中心评价。事件发生地和药品生产企业所在地的省级药品不良反应监测机构均应当及时根据调查报告进行分析、评价，必要时进行现场调查，并将评价结果报省级药品监督管理部门和卫生行政部门，以及国家药品不良反应监测中心。

四级评价：国家药品不良反应监测中心负责及时对死亡病例进行分析、评价，同时结合死亡病例调查报告分析做出评价结果报国家食品药品监督管理总局和国家卫生和计划生育委员会。

3. 报表的存档及管理

（1）按地区或单位进行存档。

（2）已归档报表重新调用时应严格履行档案调阅手续。报表档案要建立检索、查阅、使用登记卡。

（3）未经允许，不得将报表资料擅自公开发表、引用，或提供给其他单位及个人。

（4）在药品不良反应报告和监测过程中获取的商业秘密、个人隐私、患者和报告者信息应当予以保密。

（二）药品群体不良事件

1. 不同报告单位的工作要求　药品生产、经营企业和医疗机构获知或者发现药品群体不良事件后，应当立即通过电话或者传真等方式报所在地的县级药品监督管理部门、卫生行政部门和药品不良反应监测机构，必要时可以越级报告；同时填写《药品群体不良事件基本信息表》，对每一病例还应当及时填写《药品不良反应 / 事件报告表》，通过国家药品不良反应监测信息网络报告。

药品生产企业获知药品群体不良事件后应当立即开展调查，详细了解药品群体不良事件的发生、药品使用、患者诊治以及药品生产、储存、流通、既往类似不良事件等情况，在 7 日内完成调查报告，报所在地省级药品监督管理部门和药品不良反应监测机构；同时迅速开展自查，分析事件发生的原因，必要时应当暂停生产、销售、使用和召回相关药品，并报所在地省级药品监督管理部门。

药品经营企业发现药品群体不良事件应当立即告知药品生产企业，同时迅速开展自查，必要时应当暂停药品的销售，并协助药品生产企业采取相关控制措施。

医疗机构发现药品群体不良事件后应当积极救治患者，迅速开展临床调查，分析事件发生的原因，必要时可采取暂停药品的使用等紧急措施。

2. 药品不良反应监测机构的要求

（1）设区的市级、县级药品不良反应监测机构

1）收到报告后初步确定事件性质，同时审核报告资料是否完整，不完整的与报告单位及时联系进行补充。

2）按要求组织填写《药品群体不良事件基本信息表》，每一病例还要填写《药品不良反应 / 事件报告表》，提出关联性评价意见，及时通过国家药品不良反应监测信息网络报告。

3）核实相关信息，包括事件基本信息、患者信息、药品信息、不良反应信息、使用一次性注射器和 / 或输液器情况、医疗服务情况、与事件有关的其他信息及有关部门采取的措施等。

4）及时向同级药品监督管理部门和省级监测机构报告事件，并协助同级药品监督管理部门和卫生行政部门开展现场调查，参与群体 ADR 的调查、分析、确认工作。

5）评价和调查结果报送同级药品监督管理部门和省级监测机构。密切关注事件后续发展，随时报告。

（2）省级药品不良反应监测机构

1）接收到药品群体不良事件报告，或通过国家药品不良反应监测信息网络发现符合条件的集中趋势病例后，及时向省级药品监督管理部门和国家药品不良反应监测中心报告。

2）核实相关信息并协助省级药品监督管理部门与同级卫生行政部门对设区的市级、县级有关部门的调查工作进行督促、指导，对本行政区域内发生的影响较大的药品群体不良事件，还应当协助现场调查。

3）依据设区的市级、县级药品不良反应监测机构的调查结果，对事件进行分析、评价。及时向省级药品监督管理部门、国家监测中心报告评价和调查结果，并密切跟踪事件后续发展，随时报告。

（3）国家药品不良反应监测中心

1）接收到群体不良事件报告后，根据省级药品不良反应监测机构报告内容进行初步分析。

2）按《办法》要求向国家食品药品监督管理总局和卫生部报告。

3）对全国范围内影响较大并造成严重后果的药品群体不良事件，协助国家食品药品监督管理总局和卫生部展开的联合调查工作，参加造成严重后果事件的调查、分析、确认工作。

遇药品和医疗器械安全突发事件按照同级药品监督管理部门制定的应急预案执行。

3. 药品监督管理部门的要求 设区的市级、县级药品监督管理部门获知药品群体不良事件后，应当立即与同级卫生行政部门联合组织开展现场调查，并及时将调查结果逐级报至省级药品监督管理部门和卫生行政部门。

省级药品监督管理部门与同级卫生行政部门联合对设区的市级、县级的调查进行督促、指导，对药品群体不良事件进行分析、评价，对本行政区域内发生的影响较大的药品群体不良事件，还应当组织现场调查，评价和调查结果应当及时报国家食品药品监督管理总局和卫生部。

对全国范围内影响较大并造成严重后果的药品群体不良事件，国家食品药品监督管理总局应当与卫生部联合开展相关调查工作。

药品监督管理部门可以采取暂停生产、销售、使用或者召回药品等控制措施。

第八节 药物滥用监测

一、概念及分类

"药物滥用"（Drug Abuse）是 20 世纪 60 年代中期国际上开始采用的专用词汇，它与我们平时所说的"滥用抗生素""滥用激素"等滥用药物中的"滥用"概念截然不同。药物滥用的概念是指与医疗目的无关，反复、大量地使用具有依赖性特性的药物，用药者采用自身给药方式，导致发生身体依赖性和 / 或精神依赖性，造成精神混乱和产生一些异常行为，除损害滥用者的身体健康外，还带来严重的社会问题。

药物滥用有五种类型。

（1）实验性使用：同辈群体影响和好奇心驱使、偶尔或短期使用。

（2）娱乐性使用：特定场所和时间的使用。

（3）场所性使用：为了应付某些特殊情况的使用。

（4）习惯性或强化性使用：（1）、（2）、（3）类型中的部分人会演化至此阶段，每天用药、但可维持正常社会、家庭职能。

（5）强迫性用药：代表了最严重的滥用程度、对药物产生显著精神、身体依赖性。

二、药物滥用范围

药物滥用行为包括：非基于医疗需要，以违法方式取得药物，自行过量使用；虽然基于医疗上的需要，个人未按医师处方而过量地自服药物。上述用药行为达到伤害个人健康或社区安全程度。

实际上可能被滥用并具备一定程度成瘾性（即依赖潜力）的药品种类繁多，普遍存在于医疗活动和日常生活中。根据管制级别，可以将有依赖潜力的医用药品分为三类：麻醉药品、精神药品和非列管药物。

1. 麻醉药品 指精神上引起麻痹作用的药物，与手术中用的麻醉剂是不同的概念。主要是天然或人工合成的阿片类药物，例如吗啡、可待因、度冷丁、美沙酮、芬太尼等。

2. **精神药品**　指使中枢神经系统兴奋或抑制，反复应用可产生药物依赖性的药品。包括：镇静催眠药和抗焦虑药，例如安定、三唑仑、苯巴比妥、硫喷妥钠等；中枢兴奋剂，例如咖啡因、安钠咖等。

3. **非列管药物**　主要是含有特殊药品的复方制剂，一般按照处方药或非处方药管理，由于其较易获得，是近年来在青少年等药物滥用高危人群中滥用比例较高的药品类型。包括非麻醉性镇痛药，例如去痛片、布洛芬、阿司匹林等；含可待因或阿片类药物的镇咳药，例如复方磷酸可待因溶液、复方甘草片、联邦止咳露等。

三、监测工作的意义与目的

1. **意义**　药物滥用是应用流行病学的原理和基本方法，通过长期、连续、系统的收集药物滥用及其影响因素的资料，研究分析药物滥用分布特征和变化规律，预测流行趋势；将信息及时报告和反馈给有关部门，为采取有效干预措施提供依据。

通过长期、连续、系统地收集药物滥用及其影响因素的资料，研究分析药物滥用特征和变化规律，预测药物滥用流行趋势，评价防治对策效果，将信息及时报告和反馈给有关部门，为进一步采取适宜的干预措施，完善药品监管政策，提供科学依据。药物滥用监测工作已成为我国麻醉药品、精神药品管理和禁毒的一项重要基础性工作。

2. **目的**

（1）为药品监管工作提供技术支撑　对麻醉药品和精神药品在流通、使用过程中可能发生或已发生的药物滥用事件，事前预测，事发时预警，事后收集资料。对已经发生严重滥用品种组织流行病学调查，进行药物依赖性和药物滥用潜力再评价，为加强监管，防止药物滥用流行，提供决策依据。

为药品监管部门了解和掌握毒品流行趋势，研究判断毒品滥用可能对医疗用药品产生冲击和影响，预测麻醉药品和精神药品发生流弊及滥用风险，及时、准确地提供调查研究和评价分析报告。

（2）为禁毒工作提供技术服务　通过对药物滥用特殊人群的纵向常规监测，研究分析药物滥用现况、流行趋势与分布特征，提示滥用方式、滥用物质品种变化及造成社会危害，为开展有针对性的干预措施提供借鉴，为禁毒工作提供基础数据和决策依据。

（3）为公共卫生安全服务　发挥药物滥用监测在社会稳定与安全，减少公共卫生问题和社会问题方面的积极作用，包括：建立网络交互信息平台，进行药品安全警示宣传；与主流新闻媒体建立合作，对外公布监测信息；建立药物滥用监测年度报告发布制度等，提高社会公众认识和防范药物滥用事件能力。

四、监测工作情况

药物滥用监测分为被动监测和主动监测两种形式，前者属于日常监测，指监测单位按照国家药物滥用监测中心及相关工作要求，填报《药物滥用监测调查表》并上报全国药物滥用监测网；后者属于专项监测或重点监测，是针对各个时期滥用问题严重的医用药品，组织开展药物依赖性和滥用潜力评价的流行病学专题调查。

目前我国药物滥用监测可分为一般人群监测；高危易感人群（青少年）监测；特殊人群（药物滥用者）监测。我国的药物滥用监测人群主要以戒毒康复机构（包括强制戒毒机构、自愿戒毒所、美沙酮药物维持治疗门诊、医疗机构开办戒毒病房，以及缉毒部门、拘留所等）收治／收戒人群中开展的监测。

我国的药物滥用监测网主要由国家药物滥用监测中心和各省药物滥用监测机构两级机构组

成，部分省已经建立起地（市）级药物滥用监测机构。主要收集公安系统的强制戒毒所、司法系统的强制戒毒所、卫生系统的自愿戒毒机构，以及美沙酮维持治疗门诊收治 / 收戒的药物滥用者的数据。同时根据监管的需要，针对医院急诊室和社区、在校学生等特定人群，开展专项流行病学调查研究工作。通过对监测数据的统计分析，反映药物滥用人群的特点和变化趋势，提示滥用药物的变化趋势、麻醉药品和精神药品监管的重点环节和品种。

药物滥用的三级预防：①药物滥用的一级预防，是对有药物滥用潜在危险的社区与人群，特别是青少年和其他易感人群，进行禁毒预防的普及宣传教育。目的是让人们不要去错用、误用和试用毒品。②药物滥用的二级预防，是对处于药物滥用高度影响下的社区和存在的药物滥用人群，进行禁毒预防的集中宣传教育。目的是对这部分人早期发现、早期干预和早期控制。③药物滥用的三级预防，是积极防止和消除由于药物滥用所带来的对身体和社会的危害。

五、药物滥用监测呈报系统

（一）基本情况

药物滥用监测呈报系统是指监测时限内收治 / 收戒或发现的药物滥用者，由监测机构的调查员进行定式访谈调查。调查员根据药物滥用者对调查内容的自述和监测机构进行的医学检查结果，完成《药物滥用监测调查表》的填写。监测机构按照监测数据管理程序要求，通过"药物滥用监测网络信息管理系统"，将《药物滥用监测调查表》上报国家药物滥用监测中心。

药物滥用监测调查员是由监测单位（机构）具有专业知识和工作经验的人员担任。负责调查工作人员接受过药物滥用监测相关知识的学习。

药物滥用监测工作的监测工具是采用国家药物滥用监测中心编制的《药物滥用监测调查表》。调查表包括人口学特征、药物滥用史与现状、艾滋病病毒感染及其他传染性疾病临床诊断、戒毒治疗方法等共计 18 项调查内容。适用于个部门、各类机构对药物滥用者的调查。监测调查内容反映的是药物滥用者到戒毒场所时或者被发现时的状况 / 状态。

（二）药物滥用监测网络与其他监控信息系统的区别

"禁毒信息管理系统"：主要用于建立吸毒人员数据库、毒品犯罪嫌疑人数据库、毒品案件与情报信息库。

"特殊药品监控信息网络"：主要用于麻醉药品和精神药品生产、运输、销售、库存等方面的信息监控。

"药物滥用监测网络信息管理系统"：通过实时采集的药物滥用及其影响因素资料，着重研究分析麻醉药品、精神药品滥用分布特征，预测流行趋势，针对重点关注品种滥用及可能发生流失事件进行预警报告。

六、药物滥用监测与其他工作的区别与联系

（1）药物滥用监测有别于药品不良反应监测，是两种性质或两种不同情况的监测。即麻醉药品、精神药品上市后的监测和人群中滥用依赖性药物（毒品）情况的调查监测。两者监测目的、内容、方法和目标人群都有所不同。前者属于发现和监测临床应用的麻醉药品、精神药品（如麻醉性镇痛药、镇静催眠药）的药物不良反应（包括药物依赖性潜力和其他一般的药物不良反应）问题，属于医药学领域的问题；而后者则是发现和登记人群中非医疗目的用药的药物滥用（吸毒）者，在很大程度上属于司法或社会问题。

（2）药物滥用与我国医药界常说的"滥用抗生素"、"滥用激素"等不正确、不按医学原理使

用药品的"滥用"一词有严格的区别。药物滥用的物质包括许多具有精神依赖性，但无身体依赖性药物，例如麦角二乙酰胺（LSD）等。但不包括乙醚等可导致人失去知觉的化学药品以及砒霜、敌敌畏、氰化物等可直接导致人死亡的剧毒物质。

从严格意义上讲，烟、酒亦可称为滥用物质，因为烟、酒有强烈成瘾性，伤害很可能比一些非法毒品更严重。

（3）药物滥用监测与麻醉药品和精神药品管理的关系。药物滥用监测为麻醉药品和精神药品监管提供技术支撑，对麻醉药品和精神药品在流通、使用过程中可能发生的或已发生的药物滥用事件，事前进行预测，事发及时预警，事后收集资料，提示监管重点环节和重点品种，为加强监管，防止药物滥用流行提供决策依据。

（4）药物滥用监测与禁毒工作的关系。通过对药物滥用特殊人群的纵向常规监测，研究分析药物滥用人群的分布特征与变化规律，预测流行趋势；提示药物滥用人群的滥用方式、滥用物质品种变化等，为开展有针对性的干预措施提供借鉴，为禁毒工作提供基础数据和决策依据。

第九节　药品经营监管

一、《药品经营许可证》管理

为加强药品监督管理，保证药品质量，保障人体用药安全，维护人民身体健康和用药的合法权益，《药品管理法》、《药品管理法实施条例》对药品经营行为进行了明确。要求从事药品经营活动，需要先向食品药品监管部门申领《药品经营许可证》，并通过《药品经营质量管理规范》认证。

2004年1月2日《药品经营许可证管理办法》，经国家食品药品监督管理局局务会审议通过，并自2004年4月1日起施行。

（一）分级管理

《药品经营许可证》的核发实行分级管理的原则，开办药品批发企业，须经企业所在地省、自治区、直辖市人民政府食品药品监督管理部门批准并发给《药品经营许可证》；开办药品零售企业，须经企业所在地县级以上地方食品药品监督管理部门批准并发给《药品经营许可证》，凭《药品经营许可证》到工商行政管理部门办理登记注册。无《药品经营许可证》的，不得经营药品。

（二）许可证核发

1. **核发范围**　药品经营企业是药品经营质量的第一责任人。药品经营企业应按照《药品经营许可证》核准的内容及国家有关规定，从事药品经营活动。药品经营企业经营范围属于许可事项，包括麻醉药品、精神药品、医疗用毒性药品；生物制品；中药材、中药饮片、中成药、化学原料药及其制剂、抗生素原料药及其制剂、生化药品。

从事药品零售的，应先核定经营类别，确定申办人经营处方药或非处方药、乙类非处方药的资格，并在经营范围中予以明确，再核定具体经营范围。

医疗用毒性药品、麻醉药品、精神药品、放射性药品和预防性生物制品的核定按照国家特殊药品管理和预防性生物制品管理的有关规定执行。

2. **核发程序**

（1）开办药品批发企业按照以下程序办理《药品经营许可证》。

申办人向受理申请的食品药品监督管理部门提出开办申请，并提交以下材料：①药品经营许可证申请表；②工商行政管理部门出具的拟办企业核准证明文件；③拟办企业组织机构情况；④

营业场所、仓库平面布置图及房屋产权或使用权证明；⑤依法经过资格认定的药学专业技术人员资格证书及聘书；⑥拟办企业质量管理文件及仓储设施、设备目录。

受理申请的食品药品监督管理部门在收到验收申请之日起 30 个工作日内，依据开办药品批发企业验收实施标准组织验收，作出是否发给《药品经营许可证》的决定。符合条件的，发给《药品经营许可证》；不符合条件的，应当书面通知申办人并说明理由，同时告知申办人享有依法申请行政复议或提起行政诉讼的权利。

（2）开办药品零售企业按照以下程序办理《药品经营许可证》。

申办人向拟办企业所在地设区的市级食品药品监督管理部门或省、自治区、直辖市食品药品监督管理部门直接设置的县级食品药品监督管理部门提出申请，并提交以下材料：a. 药品经营许可证申请表；b. 工商行政管理部门出具的拟办企业核准证明文件；c. 营业场所、仓库平面布置图及房屋产权或使用权证明；d. 依法经过资格认定的药学专业技术人员资格证书及聘书；e. 拟办企业质量管理文件及主要设施、设备目录。

受理申请的食品药品监督管理部门在收到验收申请之日起 15 个工作日内，依据开办药品零售企业验收实施标准组织验收，作出是否发给《药品经营许可证》的决定。不符合条件的，应当书面通知申办人并说明理由，同时，告知申办人享有依法申请行政复议或提起行政诉讼的权利。

（三）《药品经营许可证》许可证变更

分为许可事项变更和登记事项变更。

许可事项变更是指经营方式、经营范围、注册地址、仓库地址（包括增减仓库）、企业法定代表人或负责人以及质量负责人的变更。

登记事项变更是指上述事项以外的其他事项的变更。

药品经营企业变更《药品经营许可证》许可事项的，应当在原许可事项发生变更 30 日前，向原发证机关申请《药品经营许可证》变更登记。未经批准，不得变更许可事项。原发证机关应当自收到企业变更申请和变更申请资料之日起 15 个工作日内作出准予变更或不予变更的决定。申请许可事项变更的，由原发证部门按照本办法规定的条件验收合格后，方可办理变更手续。

药品经营企业依法变更《药品经营许可证》的许可事项后，应依法向工商行政管理部门办理企业注册登记的有关变更手续。

企业分立、合并、改变经营方式、跨原管辖地迁移，按照本办法的规定重新办理《药品经营许可证》。

企业法人的非法人分支机构变更《药品经营许可证》许可事项的，必须出具上级法人签署意见的变更申请书。

企业因违法经营已被（食品）药品监督管理部门（机构）立案调查，尚未结案的；或已经作出行政处罚决定，尚未履行处罚的，发证机关应暂停受理其《药品经营许可证》的变更申请。

药品经营企业变更《药品经营许可证》的登记事项的，应在工商行政管理部门核准变更后 30 日内，向原发证机关申请《药品经营许可证》变更登记。原发证机关应当自收到企业变更申请和变更申请资料之日起 15 个工作日内为其办理变更手续。

《药品经营许可证》登记事项变更后，应由原发证机关在《药品经营许可证》副本上记录变更的内容和时间，并按变更后的内容重新核发《药品经营许可证》正本，收回原《药品经营许可证》正本。变更后的《药品经营许可证》有效期不变。

《药品经营许可证》包括正本和副本。正本、副本具有同等法律效力。

（四）许可证换发

《药品经营许可证》有效期为 5 年。有效期届满，需要继续经营药品的，持证企业应在有效期届满前 6 个月内，向原发证机关申请换发《药品经营许可证》。原发证机关按本办法规定的申办条件进行审查，符合条件的，收回原证，换发新证。不符合条件的，可限期 3 个月进行整改，整改后仍不符合条件的，注销原《药品经营许可证》。

食品药品监督管理部门根据药品经营企业的申请，应当在《药品经营许可证》有效期届满前作出是否准予其换证的决定。逾期未作出决定的，视为准予换证。

（五）监督管理

食品药品监督管理部门应加强对《药品经营许可证》持证企业的监督检查，持证企业应当按本办法规定接受监督检查。监督检查的内容主要包括以下几点。

企业名称、经营地址、仓库地址、企业法定代表人（企业负责人）、质量负责人、经营方式、经营范围、分支机构等重要事项的执行和变动情况；企业经营设施设备及仓储条件变动情况；企业实施《药品经营质量管理规范》情况；发证机关需要审查的其他有关事项。

监督检查可以采取书面检查、现场检查或者书面与现场检查相结合的方式。

发证机关可以要求持证企业报送《药品经营许可证》相关材料，通过核查有关材料，履行监督职责；也可以对持证企业进行现场检查。有下列情况之一的企业，必须进行现场检查：①上一年度新开办的企业；②上一年度检查中存在问题的企业；③因违反有关法律、法规，受到行政处罚的企业；④发证机关认为需要进行现场检查的企业。

《药品经营许可证》换证工作当年监督检查和换证审查工作可一并进行。

《药品经营许可证》现场检查标准，由发证机关按照开办药品批发企业验收实施标准、开办药品零售企业验收实施标准和《药品经营质量管理规范》认证检查标准及其现场检查项目制定，并报上一级食品药品监督管理部门备案。

对监督检查中发现有违反《药品经营质量管理规范》要求的经营企业，由发证机关责令限期进行整改。对违反《药品管理法》第十六条规定，整改后仍不符合要求从事药品经营活动的，按《药品管理法》第七十九条规定处理。

发证机关依法对药品经营企业进行监督检查时，应当将监督检查的情况和处理结果予以记录，由监督检查人员签字后归档。公众有权查阅有关监督检查记录。现场检查的结果，发证机关应当在《药品经营许可证》副本上记录并予以公告。

二、药品经营质量管理规范认证

从事药品经营活动，企业需要取得《药品经营许可证》，并通过药品经营质量管理规范认证，即药品 GSP（Good Supplying Practice）认证。药品经营质量管理规范是指在药品流通过程中，针对采购、验收、储存、销售、冷链运输及售后服务等环节而制定的保证药品符合质量标准的一项管理制度。其核心是通过严格的管理制度来约束企业的行为，对药品经营全过程进行质量控制，保证向用户提供优质的药品。

药品 GSP 认证是食品药品监督管理部门依法对药品经营企业药品经营质量管理进行监督检查的一种手段，是对药品经营企业实施药品 GSP 情况的检查、评价并决定是否发给认证证书的监督管理过程。

1. **历史沿革**　1982 年，我国开始了 GSP 的起草工作。经过两年多的努力，1984 年中国医药公司组织制定的《医药商品质量管理规范（试行）》，由原国家医药管理局发文在全国医药商业范围内试行。我国第一部 GSP 的发布实施，引起医药商业企业的广泛重视，许多企业将 GSP 逐步纳入企业发展的轨道，使之成为企业经营管理的重要组成部分。在经历几年的试行后，1991 年中国医药商业协会组织力量对 1984 年版 GSP 进行了修订，1992 年由原国家医药管理局正式发布实施，使 GSP 成为政府实行医药行业管理的部门规章。

1998 年，国家药品监督管理局成立后，总结了 GSP 实施经验，在 1992 版 GSP 的基础上重新修订了《药品经营质量管理规范》，并于 2000 年 4 月 30 日以国家药品监督管理局令第 20 号颁布，2000 年 7 月 1 日起正式施行。2000 年版 GSP 对药品批发企业和零售企业进行了区分对待，内容更加具体、科学、丰富、实用。

目前 GSP 认证的依据是 2012 年 11 月 6 日经卫生部部务会审议通过，并自 2013 年 6 月 1 日起施行的《药品经营质量管理规范》。（以下简称新修订 GSP 标准）。

2. **药品 GSP 概述**　总体来说，依据新修订 GSP 标准开展现场检查工作，需要熟悉《药品经营质量管理规范》（卫生部令第 90 号）和配套文件的内容。

目前新修订 GSP 的修订原则是"提高标准、完善管理，强化重点、突破难点"，修订目标是"全面推进一项管理手段、强化两个重点环节、突破三个难点问题"。一项管理手段是实施企业计算机管理信息系统，两个重点环节是药品购销渠道和仓储温湿度控制，三个难点是票据管理、冷链管理和药品运输。

新修订 GSP 共四章，包括总则、药品批发的质量管理、药品零售的质量管理、附则，共计 187 条。其中批发部分计 118 条，约占 2/3，零售部分计 59 条，约占 1/3。目前配套文件五个，涵盖冷藏、冷冻药品的储存与运输管理，药品经营企业计算机系统，温湿度自动监测，药品收货与验收和验证管理等 5 个方面内容。

实施新修订 GSP 的时限要求，即按照国家局（食药监药化监〔2013〕32 号）要求：①药品经营企业的《药品经营许可证》或《药品经营质量管理规范认证证书》任何一证到期的，均以新修订药品 GSP 为标准，对批发企业、零售企业组织检查，符合要求的，换发《药品经营许可证》，并发放《药品经营质量管理规范认证证书》；②自 2013 年 7 月 1 日起，新开办药品经营企业，以及药品经营企业申请新建（改、扩建）营业场所和仓库应当符合新修订药品 GSP 的要求，符合条件的发放《药品经营许可证》和《药品经营质量管理规范认证证书》；③ 2014 年 12 月 31 日前，经营疫苗、麻醉药品和精神药品以及蛋白同化制剂和肽类激素的批发企业、经批准可以接受药品委托储存配送的批发企业，应当符合新修订药品 GSP 要求，符合条件的换发《药品经营许可证》和《药品经营质量管理规范认证证书》；不符合条件的，核减其相应经营范围或取消其被委托资格；④ 2015 年 12 月 31 日前，所有药品经营企业无论其《药品经营许可证》和《药品经营质量管理规范认证证书》是否到期，必须达到新修订药品 GSP 的要求，自 2016 年 1 月 1 日起，未达到新修订药品 GSP 要求的，不得继续从事药品经营活动。

3. **监管检查**　药品经营质量管理规范认证证书，有效期为五年。有效期内药品监督管理部门应对认证合格的药品经营企业进行监督检查，以确认企业是否执行药品经营质量管理规范。监督检查包括跟踪检查、日常督查和专项飞行检查三种形式。跟踪检查按照认证现场检查的方法和程序进行；日常督查和专项飞行检查可以结合工作实际需要或上次检查中发现的缺陷项目，进行重点检查。所有检查结果均记录在案。按照"统一指导、分级负责、属地管理、高效便民"的原则，各级食品药品监管部门应定期对辖区内认证合格企业进行一定比例的抽查，检查企业是否能按照《药品经营质量管理规范》的规定从事药品经营活动。

对药品经营许可、药品经营质量管理规范监督检查中，①严格执行《国务院关于加强食品等产品安全监督管理的特别规定》（国务院令第 503 号）第三条的规定，药品经营企业从事药品经营需要取得《药品经营许可证》和通过 GSP 认证，经营者不再符合法定条件、要求，继续从事经营活动的，由原发证部门吊销许可证照，并在当地主要媒体上公告被吊销许可证照的生产经营者名单；构成非法经营罪或者生产、销售伪劣商品罪等犯罪的，依法追究刑事责任。②严格依照《药品经营许可证管理办法》第二十六条第一款的相关规定，《药品经营许可证》有效期届满未换证的，原发证机关应注销该《药品经营许可证》。

三、互联网药品服务监管

为加强药品监督管理，规范互联网药品服务活动，保证互联网药品服务的真实、准确，规范互联网药品购销行为，原国家食品药品监督管理总局从 2004 年起开始对互联网药品服务进行监管。互联网药品服务包括信息服务和交易服务两类，信息服务是交易服务的前置条件。监管工作包括事前审批和事后督查两部分内容。

（一）职能分工

在药品互联网服务监管上，实行多部门协助，共同监管的模式。食品药品监管、互联网信息内容管理、公安、通信管理、工商行政等部门相互协调配合，及时互通情况，强调统一行动，强化联合治理的威慑作用和打击力度。食品药品监管部门负责互联网药品服务审批，监测发现违法药品信息发布和非法售药网站，获取线索和信息，查处违规网站；公安机关依法打击网络售药犯罪行为；通信管理部门加强接入服务商管理，定位涉嫌非法药品网站服务器，根据食品药品监管部门、互联网信息内容管理部门对网上违法售药网站的认定和处罚意见，依法对违法网站进行关闭、注销 ICP 备案号；工商行政管理部门要加强对利用互联网发布药品广告的监督检查，依法查处利用互联网发布的违法药品广告；互联网信息内容管理部门加强对搜索引擎、论坛、博客、微博客、社交网站等的监管，做好对网上违法售药网站、网页内容的查处工作。

对于食品药品监管部门，实行分级管理原则。国家食品药品监督管理总局主管全国互联网食品药品监督管理工作。县级以上食品药品监督管理部门负责本行政区域内的提供互联网药品服务企业的监督管理工作。

（二）互联网药品服务审批

1. 互联网药品信息服务的审批 按照《互联网药品信息服务管理办法》的规定，在中国境内通过互联网向上网用户提供药品（含医疗器械）信息的服务活动的企事业单位或者其他组织，无论是否医药企业均可申办。按照国家简政放权、属地管理和便民高效的原则，省局近期将把互联网药品信息服务的审批权下放给各市（州）食品药品监管部门。

根据网站发布信息是否收取费用，互联网药品信息划分为经营性和非经营性两类。对于互联网药品信息服务的企业，监管人员在审批时主要注意服务器所在地；网站的版面设计；发布的产品信息范围；广告发布的要求等方面的内容：

（1）从事互联网药品信息服务网站的中文名称，除与主办单位名称相同的以外，不得以"中国"、"中华"、"全国"等冠名；除取得药品招标代理机构资格证书的单位开办的互联网站外，其他提供互联网药品信息服务的网站名称中不得出现"电子商务"、"药品招商"、"药品招标"等内容；

（2）根据 GSP 要求，《互联网药品信息服务申请表》中"熟悉药品管理法律、法规和药品知识的人员情况"，对于药品经营企业特别需要提请注意的是，不得由企业质管人员兼职。这里提供的人员只需要是医药相关专业大学专科以上学历即可，不需要必须是执业药师。

（3）"非收费栏目和主要内容"填写格式为：本网站有"xxx"、"xxx"、"xxx"、"xxx"等栏目，其中涉及药品信息的栏目是"xxx"，并对该栏目进行简要说明。

（4）一家企业必须以本企业名义申请域名，同时只能以唯一一个域名申请《互联网药品信息服务资格证书》，域名到期时间需要保证从申请《互联网药品信息服务资格证书》之日起五年有效。

（5）需提供网站"首页"、"产品中心"、"一个具体品种"的虚拟网页截图，同时在其网站主页显著位置标注《互联网药品信息服务资格证书》的证书编号。同时标注"本网站未发布麻醉药品、精神药品、医疗用毒性药品、放射性药品、戒毒药品和医疗机构制剂的产品信息"字样。

（6）健全的网络与信息安全保障措施需要包括网站安全保障措施、信息安全保密管理制度、用户信息安全管理制度三部分内容。

2. 互联网药品交易服务的审批　按照《互联网药品信息服务管理办法》的规定，在中国境内通过互联网提供药品（包括医疗器械、直接接触药品的包装材料和容器）交易服务的电子商务活动，均需要办理互联网药品交易服务资质。

互联网药品交易服务有三类，企业间交易（BTB）、面向消费者交易（BTC）和第三方交易平台。其中药品生产企业、药品批发企业可以申请企业间交易；药品零售连锁总部可以申请面向消费者交易，自己不从事药品生产经营服务的企业可申请第三方交易平台。国家总局负责第三方交易平台的审批。在现场检查中，监管人员主要需要注意服务器所在地；交易产品的范围；专业人员的配备；物流配送保障等方面的内容。具体而言包括以下内容。

（1）这两类资质的现场检查都依据《互联网药品交易服务现场验收标准（实施细则）》验收标准二进行，检查项目共20项，其中必须项目6项（条款前加"＊＊"），重要项目（条款前加"＊"）7项，一般项目7项。现场检查时，应对检查的项目及其涵盖的内容进行全面检查，并逐项做出"通过"或者"未通过"的评定。

（2）现场检查对企业未通过的分项条款，按其分值进行扣除。验收后分值大于或等于60分（即未通过条款扣除的分值少于40分）时，通过验收。现场验收不合格，不予发放互联网药品交易服务资格证书。

（3）查验《互联网药品信息服务资格证书》和营业执照原件，药品经营企业需提供GSP证书原件及经营许可证原件，药品生产企业需提供GMP证书原件及生产许可证原件，并查验上述证书是否在有效期内。

（4）企业业务发展计划应包括市场分析、服务内容、服务对象、发展计划、组织体系、资金计划、技术保障等内容。模式应清晰明确，能完整描述整个业务流程中网下业务与网上业务之间的关系，整体的交易流程。需要注意企业的网上经营范围是否与企业线下经营的范围是否一致。

向个人消费者提供互联网药品交易服务的企业，网上药品只能出售非处方药（OTC）产品，不得销售含麻黄碱类、含麻醉药品和含曲马多复方制剂品种。如需展示处方药，应当在处方药展示页面显著明示"此药品为处方药，不得在网上销售，请到实体药店凭处方购买"的忠告语，以及"药品监管部门提示：如发现本网站有任何直接或变相销售处方药行为，请拨打12331举报，举报查实按规定予以奖励"的提示语。不得在处方药展示页面或链接至其他页面设置购物车，不得采用"展示＋电话订购（咨询）"或留下其他联系方式等诱导购买信息。

（5）组织体系应包括企业内部的组织结构图、业务部门的岗位及人员设置。检查时应将部门、人员、岗位制度、职能职责一一对应进行核对。

（6）在人员要求上，开展互联网药品交易的企业相关人员总数应当不少于 10 人，其中拥有药品或相关专业本科学历，熟悉药品、医疗器械相关法律法规的人员不得少于 5 人。向个人消费者提供互联网药品交易服务的企业，具有执业药师（含执业中药师）资格的人员比例不得少于数据管理人员的 20%，提供在线购药咨询的执业药师总数不得少于 2 名。这 2 名人员不得由企业质管人员兼任。

（7）企业制定的合同文书范本必须向消费者明示双方的权利、义务以及违约责任。

（8）企业需有相应的档案管理及存储相配套制度、场地、人员、设备。其中企业存储场地必须封闭，同时具备通风、防火、安全及相应的存储条件。

（9）根据系统技术方案，检查企业各项软硬件设施是否存在并正常运行，检查企业互联网药品交易系统在互联网接入带宽、机房电力供应保障、系统应用能力负载、数据备份和灾难备份、网络安全等方面的软硬件设备资料。

对于拥有独立机房的企业，要求有足够的互联网接入带宽满足交易服务，能至少支持 8 小时的不间断电源、保持恒温、双路供电；对于将自有服务器托管于 IDC 机房（Internet Data Center 互联网数据中心）的企业，在托管合同中必须明确说明所提供的机房条件不低于上述要求，通过查看托管合同验证；系统软硬件，包括服务器、系统软件、应用软件、防火墙、入侵检测系统等，须提供采购合同。

核对企业实际使用的服务器等设施设备与购买发票、第三方验收报告记载是否一致。

（10）查看系统的网上支付交易规则，查看企业是否有资金结算管理制度。查看与金融机构签订的网上支付协议。

（11）现场演示中注意以下问题。

1）企业数据管理部门应当为客户服务部门建立产品信息和产品资质文件数据库。其中"产品信息"库信息应包含药品编码、药品名称、药品分类、剂型、规格等基本信息；"产品资质文件"库信息是否包含了药品批件信息（药品批准文号或进口药品注册号）、认证情况（GMP 认证）、检验合格情况（药检报告）等内容。

2）是否设置药监部门监管模块，应确保政府主管部门即时查看完成交易的情况，至少包括交易产品的名称、批号、生产企业、交易数量、买卖双方信息，并随时对系统中发生的交易行为进行数据查询、汇总。每条交易记录的保存期至少不低于合同经济纠纷的追索期。

3）现场演示交易过程，确保交易的有序完成，向个人消费者提供互联网药品交易服务的企业还需演示在线执业药师提供在线服务的流程和记录。

4）向个人消费者提供互联网药品交易服务的企业，应当具有与其销售品种相适应的药品配送系统，并须自行配送，保证网售药品的质量安全。不得通过邮寄、快递等第三方向消费者配送网售药品。

（三）互联网药品服务的监管

1. 监管原则　食品药品监督管理部门按照法律、法规和规章的规定，依职权对互联网食品药品经营行为实施监督检查。采用属地管理原则，由县级以上食品药品监管部门开展日常监督管理。

同时食品药品监督管理部门要加强与互联网信息内容管理、公安、通信管理、工商行政、邮政部门以及物流配送管理部门的合作，实现监管数据对接，加强对食品药品的监督检查。根据相关部门的职能职责，及时移送，有效查处（图 3-1）。

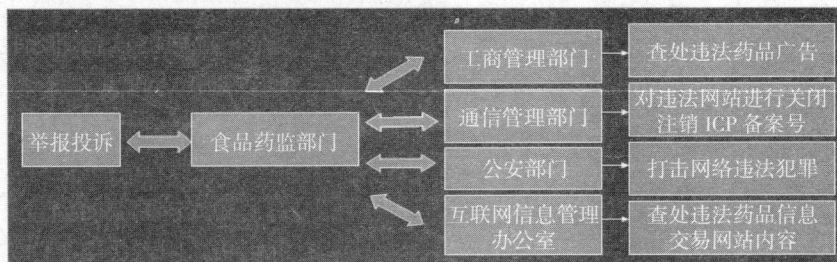

图 3-1　互联网药品交易服务监管流程图

2. 重点监测的违法内容

（1）声称治疗哮喘和风湿性骨病，治疗高血压和糖尿病等慢性病、治疗肿瘤和风湿等疑难疾病的虚假药品信息和违法交易。

（2）声称壮阳补肾类功能的虚假药品信息和违法交易。

（3）声称各种知名品牌药品的虚假药品信息和违法交易。

（4）声称独家生产妇科用的虚假药品信息和违法交易。

（5）声称"中国"、"中华"、"军队"某医药科研院所冠名类的虚假药品信息和违法交易。

（6）违法发布"性药品"（包括药品、保健食品、消毒类产品以及性仿真器械）信息和违法交易。

3. 重点监测的发布类型

（1）通过编造企业或科研机构名称、伪造药品审批文件，盗用 ICP 备案信息，将自建的违法网伪装成合法网站，诱导消费者相信网站上发布虚假药品信息。

（2）通过在门户网站、QQ 群、微博、论坛、贴吧等媒介上发布虚假药品信息或表示包治百病、价格低廉的一张图片、一段视频、一句话，诱导网民点击，连接进入违法销售药品的网站。

（3）通过搜索引擎竞价排名，将违法网站显示在搜索结果的前列，诱导消费者点击登录。

（4）通过新闻形式变相发布虚假药品信息，诱导消费者购买。

4. 互联网药品信息服务监管重点

（1）检查网站的资质和标识情况。网站主页显著位置是否标注《互联网药品信息服务资格证书》的证书编号；是否超出有效期使用《互联网药品信息服务资格证书》；是否超出审核同意的范围提供互联网药品信息或者擅自变更互联网药品信息服务项目；网站的中文名称，除与主办单位名称相同的以外，是否以"中国"、"中华"、"全国"等冠名；是否发布麻醉药品、精神药品、医疗用毒性药品、放射性药品、戒毒药品和医疗机构制剂的产品信息；发布的药品（含医疗器械）广告，是否经过食品药品监督管理部门审查批准并注明广告审查批准文号；是否登载虚假药品信息。

（2）检查网站的运营情况。互联网药品信息服务网站是否通过发布 QQ 号码、咨询电话、招商代理等信息方式直接撮合药品网上交易；是否为违法网站提供网络连接；是否为药品交易网站搭建销售平台。

（3）检查企业管理情况。企业是否具有互联网药品信息服务资格证书等相关资质证照。

5. 互联网药品交易服务监管重点

（1）加强对网上售药主体资质的管理。第三方平台开展药品交易服务业务，必须按照原国家食品药品监督管理总局《互联网药品交易服务审批暂行规定》获得药品监管部门的审批许可；在获得许可的平台上开展药品交易的企业不得超出许可范围，擅自以个人消费者为售药对象；未取得《互联网药品交易服务资格证书》的不得从事互联网药品交易活动。违者由所在地省级食品药品监督管理部门责令改正，拒不改正的，移送同级通信管理部门关闭其网站。

（2）加强对网上销售含麻黄碱类、麻醉药品曲马多口服复方制剂的管理。零售含麻黄碱类复方制剂，必须严格执行"关于加强含麻黄碱类复方制剂管理有关事宜的通知"（国食药监办〔2012〕260号）的规定，销售药品过程中，采取核查身份证等规定措施，防止此类药品被套购和流入非法渠道。在目前互联网交易无法有效核查购买者身份证件的情况下，任何网站不得向个人消费者销售含麻黄碱类复方制剂，违者按照《药品管理法》第七十九条处罚。

根据国家食品药品监督管理局办公厅"关于进一步加强含麻醉药品和曲马多口服复方制剂购销管理的通知"（食药监办药化监〔2014〕111号）的规定，该文件附件中所列含麻醉药品和含曲马多口服复方制剂一律不得通过互联网销售。

（3）加强对网上销售处方药的管理。网上向个人消费者销售药品，必须严格执行《互联网药品交易服务审批暂行规定》的要求，只能销售非处方药。如需展示处方药，应当在处方药展示页面显著明示"此药品为处方药，不得在网上销售，请到实体药店凭处方购买"的忠告语，以及"药品监管部门提示：如发现本网站有任何直接或变相销售处方药行为，请拨打12331举报，举报查实按规定予以奖励"的提示语。不得在处方药展示页面或链接至其他页面设置购物车，不得采用"展示＋电话订购（咨询）"或留下其他联系方式等诱导购买信息。违反上述规定销售处方药的，按照《药品流通监督管理办法》第四十二条处罚，拒不改正的撤销其《互联网药品交易服务资格证书》。

（4）加强对网售药品配送环节的管理。向个人消费者提供互联网药品交易服务的企业，应当具有与其销售品种相适应的药品配送系统，并须自行配送，保证网售药品的质量安全。不得通过邮寄、快递等第三方向消费者配送网售药品。

（5）加强企业企业管理情况检查。检查企业是否具有互联网药品信息交易资格证书等相关资质证照；执业人员是否具有与其执业要求相符的执业证明（执业药师应提交已注册的执业药师注册证书）；是否有承担数据管理、技术维护、客户服务、交易审查等专项职能的部门，且拥有相应的场所、设施，并具备自我管理和维护的能力；是否严格审核参与互联网药品交易的药品生产企业、药品经营企业、医疗机构从事药品交易的资格及其交易药品的合法性；对首次上网交易的药品生产企业、药品经营企业、医疗机构以及药品，是否索取、审核交易各方的资格证明文件和药品批准证明文件并进行备案。

（6）加强网站数据管理检查。检查企业是否建立参与互联网药品交易的各方企业以及产品资质文档库、基本信息库、药品编码数据库，并能提供与企业及药品基本信息准确对应的纸质文档；资质文档保存是否不少于3年，并且可供随时查证；是否有相应的档案管理及存放的配套制度和场地、人员、设备；数据管理人员是否熟悉有关药品管理法律法规，熟悉临床常用药品知识，并且具备对数据质量负责的能力和专业水平。

（7）加强网站技术管理检查。检查企业是否提供详细的系统技术方案，包括：系统分析和设计报告、系统安全解决方案、系统安全管理机构及制度，及所对应的各种软硬件设施；是否有可满足政府主管部门实时监测对药品生产企业、药品批发企业、交易的药品、医疗机构临床用药目录等相关信息，并依据具体情况作出相应处理的市场监管模块；是否有可满足政府主管部门对在系统中发生的交易行为进行实时、快速、准确的数据查询、汇总的交易监管模块。

（四）违法互联网药品服务的查处

根据《关于进一步严厉打击利用互联网发布虚假药品信息非法销售药品的通知》（国食药监

稽〔2011〕222号）精神，依法从严查处严重违法药品信息发布网站。

（1）对依法确认发布虚假药品信息非法销售药品的网站，一律移送通信管理部门依法予以关闭；取得互联网药品信息服务资格的，一律撤销或收回其资格证书；构成犯罪的，一律移送公安机关，依法追究其刑事责任。

（2）对取得互联网药品服务资格的网站违法发布药品信息情节严重的，一律撤销或收回其资格证书，一律移送通信管理部门依法予以关闭。

（3）对未经审批擅自违法发布药品销售信息撮合交易或搭建销售平台情节严重的网站，服务器设在境内的，一律移送通信管理部门依法予以关闭；对未取得ICP备案且服务器设在境外的违法违规网站，一律上报国家局统一移送有关部门予以屏蔽。

（4）对药品生产经营企业利用自建网站或在搜索引擎及其他网站上发布虚假药品信息非法销售药品情节严重的，一律纳入重点监管对象，对其涉案产品一律采取暂停销售措施，并责令企业限期整改。

第四章　医疗器械安全监管

第一节　医疗器械基础知识

一、医疗器械的概念

医疗器械，是指直接或者间接用于人体的仪器、设备、器具、体外诊断试剂及校准物、材料以及其他类似或者相关的物品，包括所需要的计算机软件；其效用主要通过物理等方式获得，不是通过药理学、免疫学或者代谢的方式获得，或者虽然有这些方式参与但是只起辅助作用；其目的如下。

（1）疾病的诊断、预防、监护、治疗或者缓解；

（2）损伤的诊断、监护、治疗、缓解或者功能补偿；

（3）生理结构或者生理过程的检验、替代、调节或者支持；

（4）生命的支持或者维持；

（5）妊娠控制；

（6）通过对来自人体的样本进行检查，为医疗或者诊断目的提供信息。

二、医疗器械的分类

（一）根据《医疗器械监督管理条例》分类

第一类是风险程度低，实行常规管理可以保证其安全、有效的医疗器械。如棉签、基础外科手术器械、医用 X 射线胶片等；第二类是具有中度风险，需要严格控制管理以保证其安全、有效的医疗器械，如无菌止血纱布、导尿管、X 射线检查床等；第三类是具有较高风险，需要采取特别措施严格控制管理以保证其安全、有效的医疗器械，如可吸收性止血纱布、一次性使用输血袋、钴–60 治疗机等。

（二）根据《医疗器械分类规则》分类

医疗器械根据预期目的和结构特征的不同，分为有源医疗器械、无源医疗器械和体外诊断试剂。

1. **有源医疗器械**　有源医疗器械是指任何依靠电能或其他能源而不是直接由人体或重力产生的能源来发挥其功能的医疗器械，如各类医用电气类器械 –X 光机、心电监护设备等。

有源医疗器械包括能量治疗器械、诊断监护器械、输送体液器械、电离辐射器械、有源植入器械、实验室仪器设备、医疗消毒灭菌设备、独立软件、其他有源医疗器械或有源辅助设备等。

2. **无源医疗器械**　无源医疗器械是指不依靠任何电能或其他能源，而是直接由人体或重力产生的能源来发挥其功能的医疗器械，如心血管支架、手术刀、一次性使用注射器等。无源医疗器械包括药液输送保存器械、改变血液体液器械、普通医用敷料、功能性医用敷料、外科侵入器械、重复使用外科手术器械、一次性无菌器械、植入器械、避孕和计划生育器械、消毒清洁器械、护理器械、其他无源接触或无源辅助医疗器械等。

无源医疗器械根据使用中接触人体的部位的不同，分为不接触人体的器械（护理设备或器械、其他辅助试剂）和接触或进入人体的器械（表面接触器械和外部侵入器械）。按使用时限还可分为暂时使用（24 小时内）、短期使用（24 小时至 30 天）、长期使用（30 天以上）的器械。

（1）接触或进入人体器械 根据使用时限分为：暂时使用、短期使用、长期使用；根据接触人体的部位分为：皮肤或腔口、创伤或组织、血液循环系统或中枢神经系统；根据有源器械失控后造成的损伤程度分为：轻微损伤、损伤、严重损伤。

（2）非接触人体器械 对于除体外诊断试剂外的非接触人体器械，根据其对医疗效果的影响程度分为：基本不影响、有间接影响、有重要影响；体外诊断试剂根据产品风险程度的高低分为：低风险、中等风险、高风险；表面接触器械是指接触无损伤的皮肤、黏膜及损伤表面的器械，如一些避孕计生器械、医用敷料、重复使用的外科手术器械等；

外部侵入或接入器械是指借助外科手术、全部或部分进入人体的器械，包括接触血管某一点、组织或牙本质、血液循环系统以及中枢神经系统的器械，如植入器械、药液和血液输送保存器械、一次性无菌外科手术器械等接触或植入人体的器械。

此外，在管理上，还可将无源医疗器械按其使用的目标及时限分为一、二、三类医疗器械。按临床应用目标可分为眼科光学器械、口腔材料和器械、外科植入物、医用高分子制品、手术器械等。

3. 体外诊断试剂 体外诊断试剂，是指按医疗器械管理的体外诊断试剂，包括在疾病的预测、预防、诊断、治疗监测、预后观察和健康状态评价的过程中，用于人体样本体外检测的试剂、试剂盒、校准品、质控品等产品。可以单独使用，也可以与仪器、器具、设备或者系统组合使用。

体外诊断试剂包括试剂盒、校准品、质控品、试剂、微生物培养基、样本处理用产品、染色液等。

三、生物医用材料及分类

生物医用材料（Biomedical Material）是用于对生物体进行诊断、治疗、修复或替换其病损组织、器官或增进其功能的新型高技术材料。

（1）按材料组成和性质分为医用金属材料、医用高分子材料、生物陶瓷材料和生物医学复合材料。

（2）按用途可分为骨、牙、关节、肌腱等骨骼 - 肌肉系统修复材料和替换材料，皮肤、乳房、食道、呼吸道、膀胱等软组织材料，人工心瓣膜、血管、血管内插管等细血管系统材料，血液净化膜和分离膜、气体选择性透过膜、角膜接触镜等医用膜材料等医用膜材料，组织黏合剂和缝线材料，药物释放载体材料，临床诊断及生物传感器材料，齿科材料等。

（3）按材料在生理环境中的生物化学反应水平，又可分为近于惰性的生物医学材料、生物活性材料、可生物降解和吸收的生物材料。

四、医疗器械风险管理与全过程监管

《医疗器械监督管理条例》对医疗器械的监管工作要求如下。

为了保证医疗器械的安全、有效，保障人体健康和生命安全，制定本条例。在中华人民共和国境内从事医疗器械的研制、生产、经营、使用活动及其监督管理，应当遵守本条例。

医疗器械是与人体生命安全相关的特殊产品，医疗器械的风险将可能引起对人体的伤害甚至造成死亡。鉴于医疗器械的使用属于高风险领域，因此对医疗器械进行风险管理世界各国对医疗器械监管的主要手段。

安全是一个相对的概念，世界上没有绝对安全的事物，风险是普遍客观存在的，只要使用医疗器械就会有风险。通过对医疗器械风险的管理和控制，当医疗器械为患者和社会带来的收益大于其风险时，我们认为该产品的风险可以接受。

风险是损害发生概率和损害严重程度的结合，认识风险一定要把这两个要素结合起来。医疗器械的风险即可能发生在不正常（故障）状态下，也可能发生在正常状态下。

我们研究医疗器械的风险，主要关注医疗器械使用中，对患者的风险，也包括对操作者、其他人员、其他设备和环境的风险。二对风险的控制则由使用环节上溯至医疗器械的设计、制造、检验、储运等过程。因此对医疗器械实施风险管理，应当对医疗器械的整个生命周期中的风险进行控制（图4-1）。

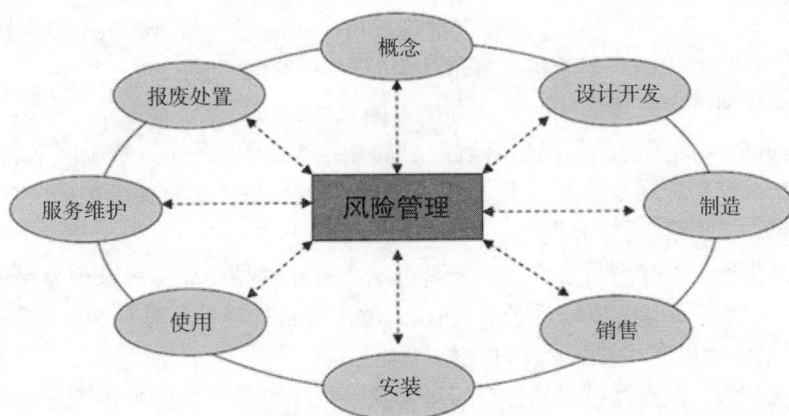

图 4-1　医疗机械风险管理

我国对医疗器械实行全过程监管，包括医疗器械的研制、生产、经营、使用和上市后再评价。对医疗器械监管的目的是保证医疗器械的安全有效。

随着新版《医疗器械监督管理条例》的发布实施，我国对医疗器械的监管工作重心逐步从注重上市前注册审批向强化事中事后的监管方面倾斜。通过强化日常监管、属地管理等等来促进医疗器械的生产经营和使用单位各方面的责任落实，特别要强调生产企业质量管理体系是否保持有效运行状态，生产经营条件是否持续符合法定要求。最终建立起与医疗器械这个产业链、利益链、风险链相适应、相匹配的责任链，通过强化事中和事后的监管来落实响应的责任。

五、医疗器械监管法规体系

我国的医疗器械监管工作从20世纪80年代开始。2000年国务院发布了《医疗器械监督管理条例》标志着我国的医疗器械监管工作正迈上规范化法制化的道路。各级医疗器械监管部门在过去14年间共同努力，以"条例"为基础，围绕医疗器械监管工作需要，建立起一整套医疗器械监管法规体系。

旧版"条例"及其配套法规文件体系在规范和促进我国医疗器械产业发展、保障公众用械安全有效方面发挥了重大作用。经过14年发展，我国医疗器械产业有了很大发展，国产医疗器械产品的种类和质量，医疗器械产业的规模和技术水平以及可能发生的风险也发生了很大变化。如

X光CT装置、磁共振装置、彩色B超、直线加速器、血管支架、人工关节等都已经国产化。新产品不断出现，高风险医疗器械产品快速增加。2000年我国医疗器械生产企业不到5千家，年产值约300亿元；而到2013年，我国的医疗器械生产企业已达15900多家，年产值已经超过3000亿元，进出口总额已达343.10亿美元，其中出口总额达193.35亿元。

随着医疗器械产业的高速发展，旧版条例在许多方面已难以适应新情况、新变化。针对实践中存在的问题，2006年原国家食品药品监督管理局决定立项，开始了对《医疗器械监督管理条例》的修订准备工作。经过重新修订的新版"条例"已于2014年正式实施。其配套部门规章和规范性文件也已经初步完成制修订工作。

新"条例"及配套法规文件将涵盖医疗器械研究、注册、生产、流通、使用、上市后再评价等各个监管环节。

下面列述一下医疗器械各个监管环节中的重要法规文件。

1. 医疗器械研究 医疗器械分类规则（修订中）；医疗器械分类目录（修订中）；医疗器械标准管理办法（修订中）；医疗器械命名规则（制定中）；医疗器械编码规则（制定中）；创新医疗器械特别审批程序；医疗器械临床试验审批管理规定（制定中）；医疗器械临床试验质量管理规范（制定中）；医疗器械临床试验机构资格认定管理办法（制定中）。

2. 医疗器械注册 医疗器械注册管理办法（国家食品药品监督管理总局令第4号）；体外诊断试剂注册管理办法（国家食品药品监督管理总局令第5号）；医疗器械说明书和标签管理规定（国家食品药品监督管理总局令第6号）；关于第一类医疗器械备案有关事项的公告（国家食品药品监督管理总局2014年第26号公告）。

3. 医疗器械生产 医疗器械生产监督管理办法（国家食品药品监督管理总局令第7号）；关于医疗器械生产经营备案有关事宜的公告（国家食品药品监督管理总局2014年第25号公告）；医疗器械生产质量管理规范及其配套文件（修订中）。

4. 医疗器械流通 医疗器械经营监督管理办法（国家食品药品监督管理总局令第8号）；医疗器械经营质量管理规范（制定中）；医疗器械广告审查办法（修订）。

5. 医疗器械使用 医疗器械使用监督管理办法（制定中）；医疗器械使用质量管理规范（制定中）。

6. 医疗器械不良事件监测及再评价 医疗器械不良事件监测和再评价管理办法（制定中）；医疗器械召回管理办法（试行）（卫生部令第82号）。

7. 其他 医疗器械检验机构资质认定管理办法（制定中）。

提示：医疗器械法规体系由国务院条例、部门规章、规范性文件、工作文件和地方行法规这几个层级组成，按照立法原则，下位法应当服从上位法。

六、医疗器械标准知识

在医疗器械监管工作中，会经常接触和使用各类标准。

标准是为在一定的范围内获得最佳秩序，经协商一致制定并经由一个公认机构批准，共同使用的和重复使用的一种规范性文件。

依据《中华人民共和国标准化法》的规定，国家标准、行业标准均可分为强制性和推荐性两种属性的标准。《标准化法》第七条中规定："保障人体健康，人身、财产安全的标准和法律、行政法规规定的强制执行的标准是强制性标准，其他标准是推荐性标准。"

我国的强制性标准依据《标准化法》的有关规定制定，由政府批准发布，是社会各方必须执行的技术文件，主要用于生产和流通领域。强制性标准在我国具有强制约束力，属于技术法规的范畴。《标准化法》第十四条规定："强制性标准，必须执行。不符合强制性标准的产品，禁止生产、销售和进口。"依据《标准化法》及《医疗器械监督管理条例》凡是违反了强制性标准的，要依据法律规定的处罚原则坚决加以处罚。

推荐性标准是一种可供选择的技术约定，它不是技术法规，也不具有法律强制性。《标准化法》第十四条规定："推荐性标准，国家鼓励企业自愿采用。"对于推荐性标准，则主要依靠市场竞争机制，采取各种行之有效的手段贯彻实施标准，也可把贯彻执行标准作为投资、认证、采购的先决条件，使推荐性标准在客观上具有强制性作用，确保推荐性标准的贯彻实施。

推荐性标准的内容经法规规定，也可具有强制性的作用。

下面列述一下医疗器械监管工作常用的标准：GB/T 19000 质量管理体系　基础和术语；GB/T 19001 质量管理体系　要求；YY/T 0287 医疗器械　质量管理体系　用于法规的要求；YY/T 0316 医疗器械　风险管理对医疗器械的应用；GB 9706 医用电气设备安全系列标准；GB/T 16886 医疗器械生物学评价系列标准。

提示：通过国家食品药品监督管理总局网站，可以对医疗器械相关标准目录进行查询。

七、医疗器械突发事件

（一）医疗器械安全突发性事件概念

医疗器械安全突发性事件，是指突然发生，造成或者可能造成社会公众健康严重损害的重大医疗器械质量事件、医疗器械不良反应事件、重大制造销售假劣医疗器械案件以及其他严重影响公众健康的突发医疗器械安全事件。

重大医疗器械安全突发事件是指在全省范围内影响大、设计范围广，致人严重残疾、一人以上死亡、三人以上重伤、十人以上轻伤或者造成其他特别严重后果的医疗器械安全事件。

较大医疗器械安全突发事件是指在市或县（区）辖区内较大范围内发生，造成一人重伤、五人以上轻伤或者其他严重后果的医疗器械安全事件。

（二）医疗器械安全突发性事件特点

（1）不可预见性，影响力强，涉及面广，持续性大，信息呈现多渠道传播特征，容易引发人们关注。

（2）医疗器械安全突发事件一般是短时间内发生，政府、社会、民众、大众传播媒介等无法事先遇见，因而民众对这类事件一般无法进行事先的心理准备。

（3）医疗器械安全突发事件危害公众的健康和生命安全。

（三）医疗器械安全突发性事件趋势

国家食品药品监督管理总局根据医疗器械日常监管、投诉举报、不良事件监测、风险监测和舆情监测等情况做出相应分析，结果表明去年我国医疗器械安全形势总体平稳向好，全年未发生重大质量安全事件，但也存在着一些突出问题和薄弱环节。解决这些问题，要保证医疗器械监管工作要以"保安全"为中心任务，以法规建设和能力建设为重点，着力打牢基础、健全法规、强化支撑、完善体系、加强监管，全面推进"十二五"规划，科学运用风险管理方法，探索建立分级分类管理制度，强化高风险产品监管，集中开展医疗器械"五整治"专项行动，大力推进政务公开和信息化建设，不断提升队伍素质能力，进一步提高医疗器械监管科学化水平。要求各级食品药品监管部门要紧紧围绕医疗器械安全有效的监管目标，认真履行职责，创新工作方式，加大高风险产品监管力度，着力建立完善的长效监管机制，健全各项规章制度，构建有效的技术支撑体系和风险防控体系。

第二节 医疗器械注册（备案）管理

一、医疗器械注册（备案）工作概况

在中华人民共和国境内销售、使用的医疗器械，应当向食品药品监督管理部门申请注册或者办理备案。医疗器械注册是食品药品监督管理部门根据医疗器械注册申请人的申请，依照法定程序，对其拟上市医疗器械的安全性、有效性研究及其结果进行系统评价，以决定是否同意其申请的过程。医疗器械备案是医疗器械备案人向食品药品监督管理部门提交备案资料，食品药品监督管理部门对提交的备案资料存档备查。医疗器械注册人、备案人以自己名义把产品推向市场，对产品负法律责任。

第一类医疗器械实行备案管理。第二类、第三类医疗器械实行注册管理。

境内第一类医疗器械备案，备案人向设区的市级食品药品监督管理部门提交备案资料。境内第二类医疗器械由省、自治区、直辖市食品药品监督管理部门审查，批准后发给医疗器械注册证。境内第三类医疗器械由国家食品药品监督管理总局审查，批准后发给医疗器械注册证。

进口第一类医疗器械备案，备案人向国家食品药品监督管理总局提交备案资料。进口第二类、第三类医疗器械由国家食品药品监督管理总局审查，批准后发给医疗器械注册证。

香港、澳门、台湾地区医疗器械的注册、备案，参照进口医疗器械办理。

二、医疗器械注册（备案）申报资料

第一类医疗器械产品备案和申请第二类、第三类医疗器械产品注册，应当提交的资料有：产品风险分析资料；产品技术要求；产品检验报告；临床评价资料；产品说明书及标签样稿；与产品研制、生产有关的质量管理体系文件；证明产品安全、有效所需的其他资料。

第一类医疗器械的产品技术要求由备案人办理备案时提交食品药品监督管理部门。第二类、第三类医疗器械的产品技术要求由食品药品监督管理部门在批准注册时予以核准。在中国上市的医疗器械应当符合经注册核准或者备案的产品技术要求。

提示：说明书、标签和产品技术要求是监督检查的重要依据。

三、医疗器械备案工作

办理医疗器械备案，备案人应当按照《医疗器械监督管理条例》第九条的规定提交备案资料。备案资料符合要求的，食品药品监督管理部门应当当场备案；备案资料不齐全或者不符合规定形式的，应当一次告知需要补正的全部内容，由备案人补正后备案。对备案的医疗器械，食品药品监督管理部门应当按照相关要求的格式制作备案凭证，并将备案信息表中登载的信息在其网站上予以公布。

已备案的医疗器械，备案信息表中登载内容及备案的产品技术要求发生变化的，备案人应当向原备案部门提出变更备案信息。备案资料符合形式要求的，食品药品监督管理部门应当将变更情况登载于变更信息中，将备案资料存档。

四、医疗器械注册审批工作

医疗器械注册审批工作由注册受理、技术审评、行政审批三部分组成。其中注册受理环节主要对申请者提交的注册资料进行形式审查，技术审评环节负责对产品的安全性和有效性进行审评，同时对产品的研制及生产体系进行体系核查。行政审批环节依据技术审评意见决定是否准予注册。医疗器械注册工作时限约为二类 120 个工作日，三类 150 个工作日。专家审评、联合审评及补充资料时间不计入申报时限内。

已注册的第二类、第三类医疗器械，医疗器械注册证及其附件载明的内容发生变化，注册人应当向原注册部门申请注册变更。变更申请通过后，食品药品监督管理部门发给医疗器械注册变更文件。医疗器械注册变更文件与原医疗器械注册证合并使用，其有效期与该注册证相同。取得注册变更文件后，注册人应当根据变更内容自行修改产品技术要求、说明书和标签。

五、医疗器械注册证书

获准注册（备案）的医疗器械由注册审批（备案）部门颁发医疗器械注册证书（备案凭证）。注册证书（备案凭证）监督检查的重要依据。

医疗器械注册证书有效期为五年(2014 年 10 月 1 日前注册的产品，注册证书有效期为四年)，注册证书有效期内生产的产品为合法产品。医疗器械注册证有效期届满需继续销售的产品应办理延续注册手续。

注册证编号的编排方式为：×1 械注 ×2×××3×4××5×××6。其中：×1 为注册审批部门所在地的简称：境内第三类医疗器械、进口第二类、第三类医疗器械为"国"字；境内第二类医疗器械为注册审批部门所在地省、自治区、直辖市简称；×2 为注册形式："准"字适用于境内医疗器械；"进"字适用于进口医疗器械；"许"字适用于香港、澳门、台湾地区的医疗器械；×××3 为首次注册年份；×4 为产品管理类别；××5 为产品分类编码；×××6 为首次注册流水号。

延续注册的，×××3 和 ×××6 数字不变。产品管理类别调整的，应当重新编号。

第一类医疗器械备案凭证编号的编排方式为：×1 械备 ×××2××××3 号。

其中：×1 为备案部门所在地的简称：进口第一类医疗器械为"国"字；境内第一类医疗器械为备案部门所在地省、自治区、直辖市简称加所在地设区的市级行政区域的简称（无相应设区的市级行政区域时，仅为省、自治区、直辖市的简称）；×××2 为备案年份；×××3 为备案流水号。

提示：由于新老法规的衔接过渡问题，2019 年之前将会出现新旧两种注册证书并存的情况。旧版医疗器械注册证书格式详见原国家食品药品监督管理局第 16 号令《医疗器械注册管理办法》。新旧法规过渡期问题详见"国家食品药品监督管理总局关于实施《医疗器械注册管理办法》和《体外诊断试剂注册管理办法》有关事项的通知"（食药监械管〔2014〕144 号）。

六、注册（备案）证明文件

中华人民共和国医疗器械注册证

（格式）

注册证编号：

注册人名称	
注册人住所	

续表

生产地址	
代理人名称	（进口医疗器械适用）
代理人住所	（进口医疗器械适用）
产品名称	
型号、规格	
结构及组成	
适用范围	
附件	产品技术要求
其他内容	
备注	

审批部门： 批准日期： 年 月 日

有效期至： 年 月 日

（审批部门盖章）

中华人民共和国医疗器械注册变更文件

（格式）

注册证编号：

产品名称	
变更内容	"***（原注册内容或项目）"变更为"***（变更后的内容）"。
备注	本文件与""注册证共同使用。

审批部门： 批准日期： 年 月 日

（审批部门盖章）

中华人民共和国医疗器械注册证（体外诊断试剂）

（格式）

注册证编号：

注册人名称	
注册人住所	
生产地址	
代理人名称	（进口体外诊断试剂适用）
代理人住所	（进口体外诊断试剂适用）
产品名称	
包装规格	
主要组成成分	
预期用途	
附件	产品技术要求、说明书

续表

产品储存条件及有效期	
其他内容	
备注	

审批部门：　　批准日期：　　年　　月　　日

有效期至：　　年　　月　　日
（审批部门盖章）

中华人民共和国医疗器械注册变更文件（体外诊断试剂）

（格式）

注册证编号：

产品名称	
变更内容	"***（原注册内容或项目）"变更为"***（变更后的内容）"。
备注	本文件与""注册证共同使用。

审批部门：　　批准日期：　　年　　月　　日

（审批部门盖章）

第一类医疗器械备案凭证

******（备案人）：

　　根据相关法规要求，对你单位第一类医疗器械:******（产品名称/产品分类名称）予以备案，备案号：******。

** 食品药监督管理局
（国家食品药品监督管理总局）
（盖章）
日期：年 月 日

第一类医疗器械备案信息表

备案号：

备案人名称	
备案人组织机构代码	（境内医疗器械适用）
备案人注册地址	
生产地址	
代理人	（进口医疗器械适用）
代理人注册地址	（进口医疗器械适用）
产品名称	
型号/规格	
产品描述	
预期用途	

续表

备注	
备案单位 和日期	** 食品药品监督管理局 （国家食品药品监督管理总局） 备案日期：年月日
变更情况	**** 年 ** 月 ** 日，** 变更为 **。 ……

第一类体外诊断试剂备案信息表

备案号：

备案人名称	
备案人组织机构代码	（境内医疗器械适用）
备案人注册地址	
生产地址	
代理人	（进口医疗器械适用）
代理人注册地址	（进口医疗器械适用）
产品分类名称	
包装规格	
产品有效期	
预期用途	
主要组成成分	
备注	
备案单位 和日期	** 食品药品监督管理局 （国家食品药品监督管理总局） 备案日期：年月日
变更情况	**** 年 ** 月 ** 日，** 变更为 **。 ……

七、体外诊断试剂

体外诊断试剂是一类特殊产品。在我国，绝大部分体外诊断试剂按照医疗器械进行管理，少部分按照药品管理。

按医疗器械管理的体外诊断试剂，包括在疾病的预测、预防、诊断、治疗监测、预后观察和健康状态评价的过程中，用于人体样本体外检测的试剂、试剂盒、校准品、质控品等产品。可以单独使用，也可以与仪器、器具、设备或者系统组合使用。

按照药品管理体外诊断试剂包括：用于血源筛查的体外诊断试剂和采用放射性核素标记的体外诊断试剂，不属于本章讨论范围。

体外诊断试剂的监管与一般医疗器械基本相同，但是在产品命名、分类、临床评价以及体系核查等监管环节与一般医疗器械存在一些差异。

对于这些差异，请参考国家食品药品监督管理总局令第 5 号《体外诊断试剂注册管理办法》。

八、法律责任

需要在监督检查工作中应用的与医疗器械注册相关的法律责任条款，主要列述在《医疗器械监督管理条例》《医疗器械注册管理办法》及《体外诊断试剂注册管理办法》中。

医疗器械违法行为发生在 2014 年 6 月 1 日以前的，适用修订前的《医疗器械监督管理条例》及其配套法规，但新修订的《医疗器械监督管理条例》及其配套法规不认为违法或者处罚较轻的，适用新修订的《医疗器械监督管理条例》及其配套法规。违法行为发生在 2014 年 6 月 1 日以后的，适用新修订的《医疗器械监督管理条例》及其配套法规。

第三节　医疗器械生产监管

新版《医疗器械监督管理条例》及《医疗器械生产监督管理办法》对医疗器械生产监管工作做出了比较大的调整，将原有的"先生产许可、后产品注册"模式调整为"先产品注册、后生产许可"的监管模式，明确了生产许可的监管模式，确立了医疗器械生产质量管理规范的法律地位，规范了委托生产双方责任，强化了法律责任落实和处罚力度。

从事医疗器械生产活动，应当具备下列条件：

（1）有与生产的医疗器械相适应的生产场地、环境条件、生产设备以及专业技术人员；

（2）有对生产的医疗器械进行质量检验的机构或者专职检验人员以及检验设备；

（3）有保证医疗器械质量的管理制度；

（4）有与生产的医疗器械相适应的售后服务能力；

（5）产品研制、生产工艺文件规定的要求。

一、医疗器械生产许可（备案）

开办第一类医疗器械生产企业的，应当向所在地设区的市级食品药品监督管理部门办理第一类医疗器械生产备案，提交备案企业持有的所生产医疗器械的备案凭证复印件和有关资料。食品药品监督管理部门应当当场对企业提交材料的完整性进行核对，符合规定条件的予以备案，发给第一类医疗器械生产备案凭证。

从事第二类、第三类医疗器械生产的，生产企业应当向所在地省、自治区、直辖市人民政府食品药品监督管理部门申请生产许可并提交有关资料以及所生产医疗器械的注册证。省、自治区、直辖市食品药品监督管理部门应当自受理之日起 30 个工作日内对申请材料进行审核，并按照医疗器械生产质量管理规范的要求开展现场核查。现场核查应当根据情况，避免重复核查。需要整改的，整改时间不计入审核时限。符合规定条件的，依法作出准予许可的书面决定，并于 10 个工作日内发给医疗器械生产许可证；不符合规定条件的，作出不予许可的书面决定，并说明理由。

医疗器械生产许可证有效期为 5 年，载明许可证编号、企业名称、法定代表人、企业负责人、住所、生产地址、生产范围、发证部门、发证日期和有效期限等事项。医疗器械生产许可证附医疗器械生产产品登记表，载明生产产品名称、注册号等信息。

医疗器械生产许可证载明内容发生变更的，应当及时办理变更手续。许可证到期继续从事生产活动的，应当办理延续手续。

提示：由于新老法规的衔接过渡问题，将会出现新旧两种生产许可（生产企业许可）证明文件并存的情况。新旧法规过渡期问题详见"国家食品药品监督管理总局关于实施《医疗器械生产监督管理办法》和《医疗器械经营监督管理办法》有关事项的通知"（食药监械监〔2014〕143 号）。

二、医疗器械生产许可（备案）证明文件

医疗器械生产许可证（样本）

医疗器械生产许可证

许可证编号：

企业名称：　　　　　　　　　　　生产地址：

法定代表人：　　　　　　　　　　生产范围：

企业负责人：

住　　所：　　　　　　　　　　　发证部门：

有效期限：至　　　年　　月　　日　发证日期：　　　年　　月　　日

国家食品药品监督管理总局制

医疗器械生产产品登记表

第　　页，共　　页

企业名称

许可证编号

许可证
有效期限

生产范围

生产产品列表

序号	产品名称	注册号	登载日期	备注

发证部门（公章）：

年　　月　　日

第一类医疗器械生产备案凭证（样表）

备案编号：XX 食药监械生产备 XXXXXXXX 号

企业名称				
住所				
生产地址				
法定代表人		企业负责人		
生产范围				
	产品名称	产品备案号	登载日期	备注

生产产品列表

备案部门（公章）

备案日期：　　年　　月　　日

三、医疗器械生产监督管理

省、自治区、直辖市食品药品监督管理部门负责管理本行政区域内医疗器械生产企业的监督检查工作，编制本行政区域内医疗器械生产企业监督检查计划，明确设区的市级食品药品监督管理部门和县级食品药品监督管理部门的监督检查职责，并报国家食品药品监督管理部门。国家食品药品监督管理部门可直接对医疗器械生产企业进行监督检查，并对省、自治区、直辖市食品药品监督管理部门的监督检查工作进行监督和抽查。

食品药品监督管理部门依照风险管理原则，对医疗器械产品的生产实施分类分级管理。省、自治区、直辖市食品药品监督管理部门结合监管实际，明确本行政区域的重点监管医疗器械产品，确定对相关医疗器械生产企业的检查重点、检查频次和覆盖率。

根据《医疗器械生产企业分类分级监督管理规定》，医疗器械生产企业分为四个监管级别：

四级监管是对《国家重点监管医疗器械产品目录》涉及的生产企业和质量管理体系运行状况差、存在较大产品质量安全隐患的生产企业进行的监管活动。

三级监管是对《省级重点监管医疗器械产品目录》涉及的生产企业和质量管理体系运行状况较差、存在产品质量安全隐患的生产企业进行的监管活动。

二级监管是对除《国家重点监管医疗器械产品目录》和《省级重点监管医疗器械产品目录》以外的第二类医疗器械涉及的生产企业进行的监管活动。

一级监管是除《国家重点监管医疗器械产品目录》和《省级重点监管医疗器械产品目录》以外的第一类医疗器械涉及的生产企业进行的监管活动。

医疗器械生产企业生产多个类别医疗器械产品的，按产品的最高风险类别确定监管级别（表4-1）。

表 4-1　医疗器械生产企业分类分级监督管理目录指南

监管级别	企业类别	产品类型
四级	《国家重点监管医疗器械产品目录》涉及的生产企业和质量管理体系运行状况差、存在较大产品质量安全隐患的生产企业	一次性使用无菌医疗器械 填充材料 植入性医疗器械 同种异体医疗器械 动物源医疗器械 体外循环及血液处理医疗器械 手术防黏连类医疗器械及其他 其他根据不良事件监测、风险监测和监督抽验情况发现有严重问题的产品
三级	《省级重点监管医疗器械产品目录》涉及的生产企业和质量管理体系运行状况较差、存在产品质量安全隐患的生产企业	除《国家重点监管医疗器械目录》以外的其他第三类产品 其他根据不良事件监测、风险监测和监督抽验情况发现有较严重问题的产品
二级	除《国家重点监管医疗器械产品目录》和《省级重点监管医疗器械产品目录》以外的第二类医疗器械涉及的生产企业	
一级	除《国家重点监管医疗器械产品目录》和《省级重点监管医疗器械产品目录》以外的第一类医疗器械涉及的生产企业	

实施四级监管的医疗器械生产企业，由省级食品药品监督管理部门确定检查频次并组织开展检查，每年对每家企业的全项目检查应不少于一次。设区的市食品药品监督管理部门的检查频次和要求由省级食品药品监督管理部门确定。

实施三级监管的医疗器械生产企业，由省级食品药品监督管理部门对设区的市食品药品监督管理部门开展分类分级监管的执行情况进行监督检查，并每年安排辖区内一定比例的三级监管企业进行抽查，但每两年对每家企业至少组织开展一次全项目检查。设区的市食品药品监督管理部门确定辖区内三级监管企业的检查频次并组织开展检查，每年对每家企业的全项目检查应不少于一次。县（区）食品药品监督管理部门的检查频次和要求由设区的市食品药品监督管理部门确定。

实施二级监管的医疗器械生产企业，由省级食品药品监督管理部门对设区的市食品药品监督管理部门开展分类分级监管执行情况进行监督检查，并每年安排辖区内一定比例的二级监管企业进行抽查，但每四年对每家企业至少组织开展一次全项目检查。设区的市食品药品监督管理部门确定辖区内二级监管企业的检查频次并组织开展检查，每两年对每家企业的全项目检查应不少于一次。县（区）食品药品监督管理部门的检查频次和要求由设区的市食品药品监督管理部门确定。

实施一级监管的医疗器械生产企业，由设区的市食品药品监督管理部门对县（区）食品药品监督管理部门开展分类分级监管的情况进行监督检查。设区的市食品药品监督管理部门在第一类产品生产企业备案后三个月内须组织开展一次全项目检查，并每年安排辖区内一定比例的一级监管企业进行抽查，但每五年内对每家企业至少组织开展一次全项目检查。县（区）食品药品监督管理部门应加强一级监管企业的跟踪检查和日常检查。

四、医疗器械委托生产

委托生产是一种新型的生产方式，有利于发挥生产效率，降低生产成本，能够更加合理的配置社会资源。目前有许多医疗器械产品通过委托生产的方式组织生产，但是委托生产监管难度较大。新版《医疗器械监督管理条例》及《医疗器械生产监督管理办法》对医疗器械委托生产的监管进行了明确。

医疗器械委托生产的委托方应当是委托生产医疗器械的境内注册人或者备案人。其中，委托生产不属于按照创新医疗器械特别审批程序审批的境内医疗器械的，委托方应当取得委托生产医疗器械的生产许可或者办理第一类医疗器械生产备案。

医疗器械委托生产的受托方应当是取得受托生产医疗器械相应生产范围的生产许可或者办理第一类医疗器械生产备案的境内生产企业。受托方对受托生产医疗器械的质量负相应责任。

委托生产医疗器械，由委托方对所委托生产的医疗器械质量负责。受托方应当是符合本条例规定、具备相应生产条件的医疗器械生产企业。委托方应当加强对受托方生产行为的管理，保证其按照法定要求进行生产。

委托方在同一时期只能将同一医疗器械产品委托一家医疗器械生产企业（绝对控股企业除外）进行生产。具有高风险的植入性医疗器械不得委托生产，具体目录由国务院食品药品监督管理部门制定、调整并公布。

医疗器械委托生产备案凭证（样表）

委托方信息	企业名称		
	组织机构代码	生产许可/备案编号	
	住所	电话	邮编
	生产地址	电话	邮编
	法定代表人	企业负责人	联系人
受托方信息	企业名称		
	组织机构代码	生产许可/备案编号	
	住所	电话	邮编
	生产地址	电话	邮编
	法定代表人	企业负责人	联系人
委托生产产品信息	产品名称	产品注册号/备案号	委托期限

备案部门（公章）

备案日期： 年 月 日

五、医疗器械生产质量管理规范

医疗器械质量管理体系是实现对医疗器械生产全过程控制，保障医疗器械安全有效的重要手段，也是世界各国普遍采用的管理方式和国际上评价医疗器械质量的基本内容。根据我国医疗器械监管工作实际，借鉴发达国家的经验，在我国建立和实施医疗器械质量管理体系法规显得越来越迫切。在 2000 年国家局制定的《医疗器械生产企业质量体系考核办法》（局令第 22 号）以及部分产品的生产实施细则，引入了质量管理体系概念。该《办法》和部分产品的生产实施细则的发布实施，对淘汰不具备生产条件的生产企业，遏制低水平重复起了重要作用。随着医疗器械产业的快速发展，现行的生产企业质量管理体系制度已不能适应监管的需要。2009 年，国家食品药品监督管理局发布了《医疗器械生产质量管理规范》及其配套文件。《医疗器械生产质量管理规范》的制定结合了我国医疗器械监管法规和企业现状，借鉴国际医疗器械质量管理体系监管和我国实施药品 GMP 的经验，并以《医疗器械 – 质量管理体系 – 用于法规的要求》（YY/T0287）标准作为制定相关文件的基本原则。

规范及规范配套文件由以下部分组成。

1.《规范》　是对第二、三类医疗器械生产企业质量管理全过程的总体要求。

2.《实施细则》　是针对某一大类医疗器械制定的实施要求，根据产品体系特点和产品风险程度不同分别制定。《实施细则》作为各类医疗器械检查中具体实施的配套文件。目前已经发布的《实施细则》有《无菌医疗器械实施细则（试行）》和《植入性医疗器械实施细则（试行）》。

3.《检查评定标准》　为统一生产企业现场检查，配合《实施细则》制定相应的《检查评定标准》，包括现场检查项目、评定标准和要求，作为检查员的具体操作文件。

《医疗器械生产质量管理规范》是医疗器械生产质量管理体系的基本准则，适用于医疗器械的设计开发、生产、销售和服务的全过程。医疗器械生产企业应当根据产品的特点，按照《医疗器械生产质量管理规范》的要求，建立质量管理体系，并保持有效运行。

《医疗器械生产质量管理规范》全文共十三章六十九条。分别是第一章总则；第二章管理职责；第三章资源管理；第四章文件和记录；第五章设计和开发；第六章采购；第七章生产管理；第八章监视和测量；第九章销售和服务；第十章不合格品控制；第十一章顾客投诉和不良事件监测；第十二章分析和改进；第十三章附则。

提示：关于新版《医疗器械监督管理条例》发布后的《医疗器械生产质量管理规范》的实施工作，请参考《关于医疗器械生产质量管理规范执行有关事宜的通告》（国家食品药品监督管理总局 2014 年第 15 号通告）。

六、监督检查方式

各级食品药品监督管理部门对医疗器械生产企业实施的监督检查主要包括全项目检查、飞行检查、日常检查和跟踪检查等。

全项目检查是指针对医疗器械生产企业质量管理体系整体运行情况的全项目检查。

飞行检查是指食品药品监督管理部门根据监管工作需要，对医疗器械生产企业实施的突击性有因检查。

日常检查是指对受检医疗器械生产企业实施的监督检查或有侧重的单项监督检查。

跟踪检查是指针对监督管理中发现问题采取的整改措施与效果的复核性检查。

第四节　医疗器械流通监管

一、医疗器械经营监督管理

为加强医疗器械经营监督管理，规范医疗器械经营行为，保证医疗器械安全、有效，根据《医疗器械监督管理条例》及相关规定，国家食品药品监督管理部门制定了《医疗器械经营监督管理办法》。

根据所经营医疗器械风险程度，对经营实施分类管理：第一类医疗器械的经营不需经营许可和备案；第二类医疗器械的经营实行备案管理；第三类医疗器械的经营实行许可管理。

国家食品药品监督管理部门主管全国医疗器械经营监督管理工作。省、自治区、直辖市食品药品监督管理部门负责指导和监督下级食品药品监督管理部门开展医疗器械经营的监督管理工作。设区的市级食品药品监督管理部门负责医疗器械经营许可和备案。地方各级食品药品监督管理部门负责本行政区内医疗器械经营的监督管理工作。

（一）经营许可、备案的条件与程序

从事医疗器械经营的企业，应当具备以下条件。

1. 具有与经营范围和经营规模相适应的质量管理机构或者质量管理人员，质量管理人员应当具有国家认可的相关专业学历或者职称。

2. 具有与经营范围和经营规模相适应的经营、贮存场所。

3. 具有与经营范围和经营规模相适应的贮存条件，全部委托其他医疗器械经营企业贮存的可以不设立库房。

4. 具有与经营的医疗器械相适应的质量管理制度。

5. 具备与经营的医疗器械相适应的专业指导、技术培训和售后服务的能力，或者约定由相关机构提供技术支持。

从事第三类医疗器械经营的企业还应当具有符合医疗器械经营质量管理要求的计算机信息管理系统，保证经营的产品可追溯。鼓励从事第一类、第二类医疗器械经营的企业建立符合医疗器械经营质量管理要求的计算机信息管理系统。

从事第二或第三类医疗器械经营的企业，应分别填写医疗器械经营备案或许可申请表，向所在地设区的市级食品药品监督管理部门提出申请，并提交相关资料。所在地设区的市级食品药品监督管理部门按照医疗器械经营质量管理规范的要求开展现场核查。

医疗器械注册人、备案人或者生产企业在其住所或者生产地址销售医疗器械，不需办理经营许可或者备案；在其他场所贮存并现货销售医疗器械的，应当按照规定办理经营许可或者备案。

（二）经营许可、备案的管理

《医疗器械经营许可证》有效期为5年，载明许可证编号、企业名称、法定代表人、企业负责人、住所、经营场所、经营方式、经营范围、库房地址、发证部门、发证日期和有效期限等事项。医疗器械经营备案凭证应当载明编号、企业名称、法定代表人、企业负责人、住所、经营场所、经营方式、经营范围、库房地址、备案部门、备案日期等事项。

《医疗器械经营许可证》事项的变更分为许可事项变更和登记事项变更。许可事项变更包括经营场所、经营方式、经营范围、库房地址的变更。登记事项变更是指上述事项以外其他事项的

变更。

因分立、合并而存续的医疗器械经营企业，应当依照规定申请变更许可；因企业分立、合并而解散的，应当申请注销《医疗器械经营许可证》；因企业分立、合并而新设立的，应当申请办理《医疗器械经营许可证》。

《医疗器械经营许可证》有效期届满需要延续的，医疗器械经营企业应当在有效期届满 6 个月前，向原发证部门提出《医疗器械经营许可证》延续申请。原发证部门应当按照规定对延续申请进行审核，必要时开展现场核查，在《医疗器械经营许可证》有效期届满前作出是否准予延续的决定。符合规定条件的，准予延续，延续后的《医疗器械经营许可证》编号不变。不符合规定条件的，责令限期整改；整改后仍不符合规定条件的，不予延续，并书面说明理由。逾期未作出决定的，视为准予延续。

医疗器械经营备案凭证中企业名称、法定代表人、企业负责人、住所、经营场所、经营方式、经营范围、库房地址等备案事项发生变化的，应当及时变更备案。

（三）经营质量管理

医疗器械经营企业应当按照医疗器械经营质量管理规范要求，建立覆盖质量管理全过程的经营管理制度，并做好相关记录，保证经营条件和经营行为持续符合要求。

医疗器械经营企业对其办事机构或者销售人员以本企业名义从事的医疗器械购销行为承担法律责任。医疗器械经营企业销售人员销售医疗器械，应当提供加盖本企业公章的授权书。授权书应当载明授权销售的品种、地域、期限，注明销售人员的身份证号码。

医疗器械经营企业应当建立并执行进货查验记录制度。从事第二类、第三类医疗器械批发业务以及第三类医疗器械零售业务的经营企业应当建立销售记录制度。进货查验记录和销售记录信息应当真实、准确、完整。

医疗器械经营企业应当采取有效措施，确保医疗器械运输、贮存过程符合医疗器械说明书或者标签标示要求，并做好相应记录，保证医疗器械质量安全。说明书和标签标示要求低温、冷藏的，应当按照有关规定，使用低温、冷藏设施设备运输和贮存。

（四）监督管理

食品药品监督管理部门应当定期或者不定期对医疗器械经营企业符合经营质量管理规范要求的情况进行监督检查，督促企业规范经营活动。对第三类医疗器械经营企业按照医疗器械经营质量管理规范要求进行全项目自查的年度自查报告，应当进行审查，必要时开展现场核查。

省、自治区、直辖市食品药品监督管理部门应当编制本行政区域的医疗器械经营企业监督检查计划，并监督实施。设区的市级食品药品监督管理部门应当制定本行政区域的医疗器械经营企业的监管重点、检查频次和覆盖率，并组织实施。

1. 有下列情形之一的，食品药品监督管理部门应当加强现场检查。

（1）上一年度监督检查中存在严重问题的。

（2）因违反有关法律、法规受到行政处罚的。

（3）新开办的第三类医疗器械经营企业。

（4）食品药品监督管理部门认为需要进行现场检查的其他情形。

2. 有下列情形之一的，食品药品监督管理部门可以对医疗器械经营企业的法定代表人或者企业负责人进行责任约谈。

（1）经营存在严重安全隐患的。

（2）经营产品因质量问题被多次举报投诉或者媒体曝光的。

（3）信用等级评定为不良信用企业的。

（4）食品药品监督管理部门认为有必要开展责任约谈的其他情形。

二、医疗器械使用监督管理

为加强使用环节医疗器械质量的监督管理，保障医疗器械使用安全、有效，根据《医疗器械监督管理条例》及相关规定，制定《医疗器械使用质量监督管理办法》。

国家食品药品监督管理部门主管全国医疗器械使用环节的产品质量监督管理工作，根据科学技术发展和监管工作需要，制定在用医疗器械检验技术要求。地方各级食品药品监督管理部门负责本行政区域内医疗器械使用环节的产品质量监督管理工作。

（一）采购、验收与储存

使用单位应当由专门的管理机构或者指定人员统一采购医疗器械，其他机构或者人员不得自行采购医疗器械。

使用单位应当查验和妥善保存供货者资质、医疗器械的合格证明文件等采购信息的有关凭证，建立医疗器械采购管理制度。

使用单位采购医疗器械应当逐台套（批次）进行质量验收，并建立医疗器械进货查验记录。除验明供货者资质和产品证明文件外，还应当填写真实、完整的进货查验记录。

使用单位验收医疗器械时，应当核实储运条件是否符合产品标签标示及产品说明书的要求。对有特殊储运要求的医疗器械，应当查验储运条件及相关记录是否符合要求，并做好记录。

使用单位应当建立医疗器械出入库登记、出库复核、效期管理等出入库管理制度并做好记录，记录应当准确、完整。

（二）维护、维修与售后服务

使用单位应当建立医疗器械定期检查、检验、校准、保养、维护、维修和质量管理制度，应当按照产品说明书的要求进行检查、检验、校准、保养、维护和维修，并做好日常维护记录，建立日常维护档案。

国家对高风险和大型医疗器械实行定期检验制度，具体检验产品目录与期限由国家食品药品监督管理部门制定、公布和调整。使用单位应当按照国家食品药品监督管理部门公布的目录与期限委托有资质的检验机构对相应的在用医疗器械进行检验，合格后方能继续使用。

使用单位应当建立医疗器械保养、维护、维修和质量管理人员培训、考核制度，建立培训档案。使用单位可以自行承担或者通过合同方式委托生产企业或第三方医疗器械维修服务机构进行日常维护工作，并做好相关的记录。国内生产企业及境外生产企业境内代理人应当配合使用单位或第三方医疗器械维修服务机构开展日常维护工作。

（三）使用、转让与处置

使用单位在使用医疗器械前，应当进行质量检查。使用无菌医疗器械前，应当对直接接触医疗器械的包装及其有效期进行常规检查。包装破损、标示不清、超过有效期或者可能影响使用安全的，不得使用。

使用大型医疗器械以及植入和介入类医疗器械的，应当将医疗器械的名称、关键性技术参数等信息以及与使用质量安全密切相关的必要信息记载到病历等相关记录中。

使用单位应当建立医疗器械销毁、报废制度，对淘汰、过期、失效，维修、校准达不到技术要求的，在用医疗器械无产品注册证（或备案凭证）的，直接接触无菌医疗器械包装破损的，应当停止使用，并对医疗器械名称、规格型号、批号或出厂编号等进行登记，经本单位批准后销毁或报废。

使用单位之间转让或捐赠在用医疗器械，转让方或捐赠方应当提供产品的合法证明文件，并经具有资质的检验机构检验合格后方可转让或捐赠。受让方或接受方应当查验医疗器械的合法证明及检验合格报告后方可使用，并对受让或接受的医疗器械质量负责。转让或捐赠双方应当签订协议，并移交医疗器械资料档案。

（四）监督管理

使用单位应按照《医疗器械使用质量管理规范》要求，对医疗器械质量管理工作进行自查。

食品药品监督管理部门应当对使用单位医疗器械质量管理情况进行监督检查，并记录日常监督检查结果，纳入监督管理档案。

省级以上食品药品监督管理部门应根据实际需要，编制抽验计划并组织实施，及时向社会公布医疗器械质量公告，依法查处违法违规行为。

使用单位发现使用的医疗器械对消费者存在安全隐患的，应当立即报告所在地食品药品监督管理部门。

各级食品药品监督管理部门应当建立医疗器械使用单位质量安全信用等级分类监督管理制度，对医疗器械使用单位违反质量安全信用的行为予以记录，并对严重违法违规行为予以公布。

（五）有关术语说明

境外生产企业境内代理人，是指经境外生产企业对其提供的医疗器械质量授权，且在境内依法取得法人资格的企业。

第三方医疗器械维修服务机构，是指具有承担医疗器械日常维护服务的必要条件和能力，且依法取得法人资格的企业。

过期医疗器械，是指使用期超过产品说明书或包装、标签上标示的有效期的医疗器械。

失效医疗器械，是指不符合强制性标准以及经注册或备案的产品技术要求的，不能保证其使用的安全性和有效性的医疗器械。

第五节　医疗器械不良事件监测

一、医疗器械不良事件定义及分类

（一）医疗器械不良事件定义

1. 医疗器械不良事件的定义　医疗器械不良事件，是指获准上市的质量合格的医疗器械在正常使用情况下发生的，导致或者可能导致人体伤害的各种有害事件。

2. 定义的几个要素　医疗器械不良事件定义中有三个必要的要素：获准上市的、质量合格的、正常使用情况下。因此，有必要对三个要素深入理解才能真正把握这个概念。

首先"获准上市的"这个要素实际上排除了上市之前在研究或临床试验阶段发生任何有害事件，也排除了假冒、无注册证产品使用时可能发生的事件。

其次"质量合格的"这个要素实际排除了任何因产品质量引发的伤害事件。但是在报告不良事件时，无需考虑质量实质上是否合格，可以认为经过出厂检验的医疗器械产品原则上应该都是合格产品，按照可疑即报的原则报告。

最后"正常使用情况下"这个要素排除了使用错误造成的事件和引发的伤害。

3. 容易混淆的概念　了解了医疗器械不良事件的定义，但是在实践中如何开展监测工作还必须弄明白几个容易混淆的概念。

（1）医疗器械不良事件报告的主体　医疗器械不良事件报告的主体在《监测办法》中有非常明确的规定。《监测办法》中第十一条用"应当"明确规定了医疗器械生产企业、经营企业和医疗器械使用单位是医疗器械不良事件报告的法定主体，同时第十三条规定了个人可以向监测技术机构或地县级以上食品药品监督管理部门报告医疗器械不良事件，从条文规定上就明确了个人不是法定强制报告主体，而属于自愿报告，《监测办法》中第三条也表明"国家鼓励公民、法人和其他相关社会组织报告医疗器械不良事件。"各级监测机构在各自职权范围内按照时限进行报告，监测机构也是法定报告主体。

（2）医疗器械不良事件报告的范围　《监测办法》第十一条、十三条都规定了"应报告的医疗器械不良事件"——产品所发生的导致或者可能导致严重伤害或死亡的医疗器械不良事件。附则的第三十五条对"严重伤害"明确定义，严重伤害，是指有下列情况之一者：危及生命；导致机体功能的永久性伤害或者机体结构的永久性损伤；必须采取医疗措施才能避免上述永久性伤害或者损伤。

在实践中可能就会出现疑虑：是否只有发生严重伤害和死亡或濒临事件才需要报告？如何准确把握何种情况是严重伤害？其中"濒临事件"是医疗器械不良事件所特有的用语，指所发生的事件没有造成严重伤害或死亡，但是再次发生时很可能造成严重伤害和死亡，法规中用"可能导致"进行描述。

《监测办法》中所定义的"严重伤害"是与其他各国以及 GHTF 组织的定义是完全一样的。在《监测办法》起草调研的过程中，也了解到其他发达国家甚至美国的法定报告主体和监测部门对此概念的理解能达到一致也是经历了一个过程，通过一件件具体的事件判定，各方报告主体逐步统一了标准和认识。考虑到我国开始监测的历史不长，对概念的理解一致需要一定的过程，因此既要保证"严重伤害"这个重要的概念与国际通行的概念一致，又要解决实践操作层面的问题，《监测办法》的第十一条第三款规定"报告医疗器械不良事件应当遵循可疑即报的原则"。《监测办法》的第十一条第一、二款都是针对医疗器械生产企业、经营企业和医疗器械使用单位的规定，所以整个从条文规定来看生产经营企业和使用单位应遵循可疑即报的原则来报告医疗器械不良事件，无法确定或难以判断的情况下先执行可疑即报。比如上节谈到的无法准确判定正常使用情况下完全可以按照可疑即报原则先行上报，监测机构进行进一步的处理。

监测机构则应从县、市、省级到国家，应充分理解和掌握医疗器械不良事件的概念和后续处理，随着监测工作的深入开展和对情况的熟悉，监测机构和生产经营企业和使用单位进一步的沟通和交流，最终解决对概念的理解达成一致。

（二）医疗器械不良事件分类

医疗器械不良事件有两种分类方法：按照医疗器械不良事件严重程度分类和按照医疗器械管理类别统计分类。

1. 按照医疗器械不良事件严重程度，划分成四个级别。

Ⅰ级——有过错事实并且造成后果的事件：如果两者有因果关系，根据后果的严重程度构成"医疗事故"或"医疗差错"，在不良事件中级别应属最高。

Ⅱ级——无过错事实但造成后果的事件：医疗行为无过错，主要由药物、医疗器械、植入物等造成的医疗意外，或不可避免的医疗并发症和疾病的自然转归，其后果可能比较严重，但一般不构成"医疗事故"或"医疗差错"。

Ⅲ级——有过错事实但未造成后果的事件：虽然发生的错误事实（指错误的行为已实施在患者

身上），但未给患者机体与功能造成任何损害或有轻微后果，而不需任何处理可完全康复。

Ⅳ级—无过错事实也未造成后果的事件：由于及时发现错误，未形成医疗行为的过错事实，其级别最低。

2. 按照医疗器械管理类别统计分类，划分为三类。

一类医疗器械不良事件：通过常规管理足以保证其安全性、有效性的医疗器械不良事件。

二类医疗器械不良事件：对其安全性、有效性应该加以控制的医疗器械不良事件。

三类医疗器械不良事件：植入人体；用于支持、维持生命；对人体具有潜在危险；对其安全性、有效性必须严格控制的医疗器械不良事件。

二、医疗器械不良事件产生的原因

1. 产品的固有风险

（1）设计因素　受目前科学技术条件、认知水平、工艺等因素的限制，医疗器械在研发过程中不同程度的存在目的单纯、考虑单一、设计与临床实际不匹配、应用定位模糊等问题，如设计心脏瓣膜时瓣膜开考过大，临床应用后就可能出现开放性卡瓣的情况，不但不能起到治疗的作用，还会给患者造成栓塞，导致病情恶化。设计缺陷包括设计策划、设计评审、设计验证、设计确认、未履行风险分析原则等诸多环节中存在的缺陷，例如所选择的材料不具有预期的适用性。有些缺陷是由于现有方法学，如安全性评价方法、临床研究方法的局限性等而难以避免的。由于设计缺陷导致的不良事件约占全部不良事件的14%。

（2）材料因素　医疗器械的许多材料源于工业，不可避免地要面临生物相容性、放射性、微生物污染及化学物质残留、降解等实际问题，一种对于医疗器械本身很好的材料，不一定就能完全适用于临床。而更多的化学材料对人体安全性的评价，不是在短时间内能够完成的。

（3）临床应用因素　主要是风险比较大的医疗器械，如人心脏瓣膜、血管内支架，在预期设计、使用过程中都存在很大的风险，包括手术操作过程、与其他医疗器协同、应用人群特性、医师对新医疗器械的熟练程度等。

2. 医疗器械性能、功能故障或损坏

医疗器械使用者在按照产品性能规范、符合其要求的条件下使用时，医疗器械发生故障或损坏，不能按照预期的意思达到所期望的目的，如心脏瓣膜置换术后发生碟片脱落；整形外科的一些软组织充填物使用后沿重力方向以为或受肌肉获得挤压移位导致外观畸形等。

3. 标签、产品使用说明书问题

企业在产品注册时由药品监督管理局批准的标签、产品使用说明书是具有法律效力的，如角膜塑形镜，简称 ok 镜，要根据已用镜片的矫正效果，不定期的验配更换新镜片。由于产品说明书不明确，部分患者在长期佩戴 ok 镜后发生视觉模糊、角膜发炎等情况，严重者受阿米巴原虫、铜绿假单细胞等感染，甚至导致角膜穿孔。

产品的标签、使用说明书是产品的有机组成部分，更是具有法律效力的技术文件。如果由于认知或技术条件限制等原因导致产品标签或使用说明书内容不够准确、具体和全面，就不能发挥指导正确使用的作用，甚至误导患者或者操作者，造成不良事件发生。例如，角膜塑型镜在上市初期由于产品使用说明书内容不明确，部分患者在长期佩戴后发生视觉模糊、角膜发炎、眼球受损等不良事件。这类不良事件往往危害大且波及面广，约占不良事件总数的60%~70%。

4. 上市前研究的局限性

产品上市前的安全性评价包括物理学评价、化学评价、生物学评价和临床评价。上市前评价研究的结果，相对于整个产品的生命周期和使用范围来说，仅是用于判断是否能够正式用于人体的阶段性结论。尤其是上市前临床试验，因受伦理、社会、经济等因素的限制，普遍存在研究时间短、例数少、对象窄、人群选择偏倚等问题，而一些发生率较低的

长期效应只有在产品投入市场，大量人群长期使用后才可能被发现。

三、常见医疗器械不良事件表现

医疗器械按照现行的分类原则分为 44 大类。根据医疗器械发生不良事件的情况，主要介绍其中 15 大类的部分医疗器械常见的不良事件及其主要表现。

1. 腹部外科手术器械　腹部外科手术器械（分类代码 6808），广泛应用于胃、肝、胆、脾等腹腔内脏手术。包括腹部外科用剪（胃内手术剪、直角剪）、腹部外科用钳（胆石钳、脾蒂钳、腹膜钳、胃组织取样钳）、腹部外科用钩、针（胆道拉钩、双头腹壁拉钩、阑尾拉钩、气腹针）、腹部外科用其他器械（荷包成型器、压肠板、单双胆石匙、胆道探条、腹壁固定牵开器、食道吻合器、肠道吻合夹、肠道吻合器）。其中消化道吻合器的不良事件较为常见。

消化道吻合器主要不良事件表现消化道吻合器主要用于人体食道及胃肠道手术时的对端或端侧吻合，在使用中可能会发生导致人体伤害的不良事件，主要表现为吻合口瘘、局限性腹膜炎、吻合口出血、发热等。

2. 注射穿刺器械　注射穿刺器械，分类代码 6815。包括一次性使用无菌注射器及其胶塞、一次性使用无菌注射针、一次性静脉输液针、一次性使用光纤针、静脉留置针、一次性配药用注射针、穿刺针等产品。其中以静脉留置针、一次性使用无菌注射器的不良事件较为常见。

（1）静脉留置针主要不良事件表现　静脉留置针又称套管针，具有减少重复静脉穿刺、减轻患者痛苦，提高护理工作效率等优点。留置针是由钢质针心、软外套管及塑料针座、肝素帽组成。适合于需要长期输液或输注药物的患者，也常规用于手术及躁动患者。外套管质地柔软可随血管形状弯曲，置于血管内不易刺破血管壁而造成液体外渗，可降低重复穿刺率。静脉留置针在使用中，可能会发生穿刺部位红肿 / 疼痛、静脉炎等症状。

（2）一次性使用无菌注射器主要不良事件表现　一次性使用无菌注射器是我国 20 世纪 80 年代引进的一种新型医疗器械，使用方便，避免交叉感染。主要用于人体注射药液或抽血，在使用中可能会发生导致人体伤害的不良事件，主要表现为注射部位疼痛、皮肤瘙痒、寒战、发热等。

3. 医用电子仪器设备　医用电子仪器设备，分类代码 6821。主要包括植入式心脏起搏器、体外心脏起搏器、心脏除颤器、心脏调搏器、主动脉内囊反搏器、心脏除颤起搏仪、体外震波碎石机、患者有创监护系统、颅内压监护仪、单导心电图机、多导心电图机、胎儿心电图机、脑电图机、脑电阻仪、脑电波分析仪、患者监护仪、麻醉气体监护仪、呼吸功能监护仪、综合肺功能测定仪、呼吸功能测试仪等产品。其中，心脏起搏器的不良事件较为多见。

心脏起搏器主要不良事件表现：心脏起搏器能替代心脏的起搏点，使心脏有节律地跳动。心脏起搏器是由电池和电路组成的脉冲发生器，能定时发放一定频率的脉冲电流，通过起搏电极导线传输到心房或心室肌，使局部的心肌细胞受到刺激而兴奋，兴奋通过细胞间的传导扩散传布，导致整个心房和（或）心室的收缩。人工心脏起搏器发出有规律的电脉冲，能使心脏保持跳动。心脏起搏器是治疗心律失常等疾病的一种有效手段，在使用中可能会发生导致人体伤害的不良事件，主要表现为心外肌肉收缩、静脉血栓 / 狭窄、电极导线感染等。

4. 医用光学器具、仪器及内窥镜设备　医用光学器具、仪器及内窥镜设备，分类代码 6822。主要包括眼人工晶体、角膜接触镜（软性、硬性、塑形角膜接触镜）及护理用液、内窥镜（腹腔镜、关节镜、肾镜、胰腺镜、椎间盘镜、脑窦镜、胆道镜）、心及血管内窥镜（心内窥镜、血管内窥镜）、上消化道、支气管、大肠、结肠、胰腺等电子内窥镜、裂隙灯显微镜、视野机、诊断用纤维内窥镜（上消化道镜、结肠镜、大肠镜、支气管镜）、各类手术显微镜（眼科、显微外科、儿鼻喉科等）产品。其中以人工晶体、隐形眼镜的不良事件较为多见。

（1）人工晶体主要不良事件表现 人工晶体（IOL）是一种植入眼内的人工透镜，以取代天然晶状体的作用。在使用中，可能会发生导致人体伤害的不良事件，主要表现为角膜水肿、角膜损伤、前房出血、眼内炎、青光眼、瞳孔变形移位等。

（2）隐形眼镜主要不良事件表现 隐形眼镜或叫角膜接触镜，是一种戴在眼球角膜上，用以矫正视力或保护眼睛的镜片。根据材料的软硬它包括硬性、半硬性、软性三种。隐形眼镜不仅从外观上和方便性方面给近视、远视、散光等屈光不正患者带来了很大的改善，而且视野宽阔、视物逼真。此外，在控制青少年近视、散光发展，治疗特殊的眼病等方面也发挥了特殊的功效。在使用中，可能会发生眼睛干涩、红肿、疼痛、流泪、畏光、视物不清、充血、刺激感等症状。

5. 医用高频仪器设备 医用高频仪器设备，分类代码6825。主要包括高频电刀、内窥镜高频手术器、后尿道电切开刀、射频控温热凝器、高频痔疮治疗仪、高频电灼器、体外热电场治疗仪（高频）、微波手术刀、微波肿瘤热疗仪、微波前列腺治疗仪、微波治疗机等产品。高频电刀的不良事件较为多见。

高频电刀主要不良事件表现：高频电刀是一种取代机械手术刀进行组织切割的电外科器械，通过有效电极尖端产生的高频高压电流对肌体组织进行加热，实现对肌体组织的分离和凝固，从而起到切割和止血的目的。高频电刀在使用中可能会发生导致人体伤害的不良事件，主要表现为切口组织灼/烧伤、切口脂肪液化、出血过多等。

6. 物理治疗及康复设备 物理治疗设备，分类代码6826。主要包括空气加压氧舱、氧气加压氧舱、体内低频脉冲治疗仪、电化学癌症治疗机、光量子血液治疗机、紫外线治疗机、红外线治疗机、远红外辐射治疗机、电动牵引装置、防打鼾器等产品。

颈椎牵引器和温热理疗床的不良事件较为常见。

（1）颈椎牵引器主要不良事件表现 颈椎牵引器主要是利用充气牵引原理，拉伸矫正颈椎，在使用中可能会发生导致人体伤害的不良事件，主要表现为头晕、头痛、恶心、眼花、颈部皮肤红肿/瘙痒、颈部酸胀疼痛等。

（2）温热理疗床主要不良事件表现 温热理疗床是利用电热原理和远红外光波技术，集脊椎矫正、热灸、推拿、指压、温热效应等为一体的理疗设备，临床主要用于对高血压（颈源性）、腰椎间盘突出症、慢性胃炎、风湿性关节炎、失眠症、便秘、颈椎病、妇女痛经、慢性前列腺炎（非细菌感染）、胃脘痛的辅助治疗及保健。温热理疗床在使用中可能会发生导致人体伤害的不良事件，主要表现为烫伤、红疹、瘙痒、头晕、恶心、呕吐、心慌、胸闷、心跳加速、血压升高等。

7. 体外循环及血液处理设备 体外循环及血液处理设备，分类代码6845。主要包括人工心肺机、鼓泡式氧合器、膜式氧合器、血泵、贮血滤血器、血液透析装置、血液透析滤过装置、血液滤过装置、血液净化管路、透析血路、血路塑料泵管、动静脉穿刺器、多层平板型透析器、中空纤维透析器、中空纤维滤过器、吸附器、血浆分离器、血液解毒（灌流灌注）器、血液净化体外循环血路（管道）、术中自体血液回输机、单采血浆机、人体血液处理机、腹水浓缩机、血液成分输血装置、血液成分分离机、腹膜透析机、腹膜透析管等器械。血液透析机的不良事件较为常见。

血液透析机主要不良事件表现：血液透析机是用来进行血液透析或滤过的医疗设备，临床主要用于治疗急性或慢性肾衰竭、尿毒症。血液透析机在使用中可能会发生导致人体伤害的不良事件，主要表现为恶心、呕吐、寒战、发热、头晕、血压上升/下降、心率下降等。

8. 植入材料和人工器官 植入材料和人工器官，分类代码6846。主要包括骨板、骨钉、骨螺钉、骨针、骨棒、脊柱内固定器材、人工食道、人工血管、人工椎体、人工关节、人工尿道、人工瓣膜、人工肾、义乳、血管支架、前列腺支架、胆道支架、食道支架、植入式助听器、人工肝支持装置等器械，基本为Ⅲ类产品。宫内节育器、骨科植入物、乳房植入体、血管内支架、人工心脏瓣膜和助听器的不良反应较为常见。

（1）宫内节育器主要不良事件表现　宫内节育器是置入人体进行妊娠控制的医疗器械，在使用中可能会发生导致人体伤害的不良事件，主要表现为脱落、下移、出血、疼痛、意外妊娠、异位妊娠、贫血、盆腔炎、子宫穿孔等。

（2）骨科植入物主要不良事件表现　骨科植入物主要包括骨接合植入物及骨与关节植入物。

骨接合植入物主要包括接骨板、接骨螺钉、髓内针、矫形用棒、矫形用钉、带锁髓内针、脊柱内固定植入物等。

骨与关节植入物主要包括人工髋关节、人工膝关节、人工肘关节等。

骨科植入物在使用过程中可能会发生导致人体伤害的不良事件，主要表现为因植入物变形、折弯、断裂、松动、脱落等而引起的过敏反应、疼痛、感染、不愈合等。

（3）乳房植入体主要不良事件表现　乳房植入体作为植入性整形美容医疗器械，主要用于乳房再造、乳房修复和隆乳，包括生理盐水填充乳房植入体、硅凝胶填充乳房植入体和其他填充乳房植入体。乳房植入体在使用中可能会发生导致人体伤害的不良事件，主要表现为乳房包膜挛缩、组织肿胀延长、假体破裂等。

（4）血管内支架主要不良事件表现　血管内支架主要用于大动脉瘤性血管狭窄、闭塞，外压性动静脉狭窄、闭塞，动脉瘤，动脉夹层，器官移植术后的血管狭窄，动脉粥样硬化性狭窄、闭塞等疾病的治疗。血管内支架在使用中可能会发生导致人体伤害的不良事件，主要表现为支架内血栓形成、再狭窄、过敏反应等。

（5）人工心脏瓣膜主要不良事件表现　人工心脏瓣膜适用于瓣膜损坏、严重影响循环系统功能的疾病，如风湿性心脏病、先天性畸形、遗传性疾病、外伤等，在使用中可能会发生导致人体伤害的不良事件，主要表现为开放性卡瓣、瓣叶脱落、碟片被卡、瓣膜狭窄、血栓栓塞、发热、胸闷、气短、心悸等。

（6）助听器主要不良事件表现　助听器是用放大了的声音来帮助失聪者补偿听力的一种医疗器械，在使用中可能会发生导致人体伤害的不良事件，主要表现为耳鸣、耳道肿痛、头痛等。

9. 手术室、急救室、诊疗室设备及器具　手术室、急救室、诊疗室设备及器具，分类代码6854。主要包括手术机器人、手术导航系统、各种电动、气动呼吸机、同步呼吸机、各种立式麻醉机、综合麻醉机、小儿麻醉机、各种早产儿培养箱、辐射式新生儿抢救台、新生儿培养箱、胰岛素泵、一次性输液镇痛泵、化疗泵、输液泵、注射泵等器械。呼吸机和婴儿培养箱的不良事件较为常见。

（1）呼吸机主要不良事件表现　呼吸机是大、中型医院必备的抢救设备，是呼吸衰竭治疗、危重患者抢救以及麻醉呼吸管理的必需设备，是延长患者生命从而为进一步治疗争取宝贵时间的重要工具。呼吸机在使用中可能会发生导致人体伤害的不良事件，主要表现为因潮气量过大、通气量不足、氧流量不稳定等而引起的患者皮肤潮红、心动过速、高血压、心肌缺血等。

（2）婴儿培养箱主要不良事件表现　婴儿培养箱是一种用已加热空气来控制婴儿所处环境温度的婴儿舱，主要用于对低体重婴儿、病危儿、新生儿的恒温培养、体温复苏、输液、输氧、抢救、住院观察等。婴儿培养箱在使用中可能会发生导致人体伤害的不良事件，主要表现为因温度失控、氧浓度失控、报警失灵而导致的婴儿烫伤、缺氧、感染等。

10. 病房护理设备及器具 病房护理设备及器具，分类代码6856。主要包括医院集中供氧系统、婴儿吸氧罩、纯氧饱和医疗装置、电动多功能病床、电动防褥疮床垫、多体位治疗床、氧气袋、输氧面罩、鼻氧管、电动轮椅车、手动轮椅车、医用空气净化系统等器械。鼻氧管的不良事件较为常见。

鼻氧管主要不良事件表现：鼻氧管临床主要供患者吸氧用，在使用中可能会发生导致人体伤害的不良事件，主要表现为流鼻涕，鼻部不适、有灼烧感，鼻根部出现皮疹等。

11. 口腔科材料 口腔科材料，分类代码6863。主要包括合成树脂牙、义齿基托树脂、齿科金属及合金植入材料、齿科陶瓷类植入材料、齿科高分子植入材料、齿科碳素植入材料、齿科复合植入材料、固体根充材料、根充糊剂、液体根充材料、银合金粉、复合树脂充填材料、水门汀类、牙本质黏合剂、洞衬剂、垫底材料、盖髓材料等产品。义齿的不良事件较为常见。

义齿主要不良事件表现：义齿，即通常人们所讲的假牙，有固定义齿和活动义齿两种，临床适用于人体牙、牙列缺失和缺损的活动修复。义齿在使用中可能会发生导致人体伤害的不良事件，主要表现为牙龈红肿、溃烂、出血等。

12. 医用卫生材料及敷料 医用卫生材料及敷料，分类代码6864。主要包括明胶海绵、胶原海绵、生物蛋白胶、透明质酸钠凝胶、聚乳酸防粘连膜、止血海绵、医用脱脂棉、医用脱脂纱布、脱脂纱布块、纱布垫、生物止血膜、医用棉球、棉签、纱布绷带、弹力绷带、石膏绷带、创口贴等产品。明胶海绵、防粘连剂和创可贴的不良事件较为多见。

（1）明胶海绵主要不良事件表现 明胶海绵临床主要用于创口渗血区止血、急救止血和手术止血，在使用中可能会发生导致人体伤害的不良事件，主要表现为皮肤红肿、瘙痒、发热、感染、创/伤口愈合延迟等。

（2）防粘连剂主要不良事件表现 防粘连剂主要用于手术中防止或减少术后组织粘连的形成，如妇产科、普通外科、骨科等各种手术后的防粘连。防粘连剂在使用中可能会发生导致人体伤害的不良事件，主要表现为过敏反应、感染、中毒反应、局部刺激等。

（3）创可贴主要不良事件表现 创可贴是人们生活中最常用的一种医疗器械，适用于创伤较为表浅，伤口整齐干净、出血不多而又不需要缝合的小伤口的止血和护创。创可贴在使用中，可能会发生皮肤瘙痒、红肿、皮疹、发炎等症状。

13. 医用缝合材料及黏合剂 医用缝合材料及黏合剂，分类代码6865。包括各种聚乙二醇缝合线、聚乳酸缝合线、胶原缝合线、羊肠线、各种锦纶、丙纶、涤纶缝合线、不锈钢缝线、蚕丝线、骨水泥等凝固黏合材料、医用 α 氰基丙烯酸脂类、输卵管黏堵剂、血管吻合黏合剂、表皮黏合剂、黏合带、生物胶、医用几丁糖、卡波姆凝胶、皮肤缝合钉、医用拉链。医用缝合线和骨水泥的不良事件较为常见。

（1）医用缝合线主要不良事件表现 医用缝合线临床上主要用于一般外科手术的缝合，在使用中可能会发生导致人体伤害的不良事件，主要表现为伤口红肿、疼痛、化脓、不愈合/愈合延迟等。

（2）骨水泥主要不良事件表现 骨水泥是聚甲基丙烯酸甲酯的俗称，它是由聚合粉剂和单体液体两部分组成，粉剂主要成分是聚甲基丙烯酸酯类共聚物及适量的引发剂过氧化苯甲酰，液体为甲基丙烯酸甲酯单体，临床主要用于黏接修复骨组织、骨折固定中辅助加固，包括人工关节固位、骨折固定和骨缺损修复等方面。骨水泥在使用中可能会发生导致人体伤害的不良事件，主要表现为一过性低血压、低氧血症、心律失常、心搏骤停、心肺功能障碍等。

14. 医用高分子材料及制品 医用高分子材料及制品，分类代码6866。主要包括一次性使用输液器、输血器、静脉输液（血）针、血袋、采血器、血液成分分离器材、输液用空气净化设备、胸腔引流管、腹腔引流管、脑积液分流管、导尿管、胆管引流管、气管切开插管、支气管插管、麻醉机用呼吸囊、鼻饲管、胃管、十二指肠管等产品。一次性使用输液器、导尿管和避孕套的不良事件较为常见。

（1）一次性使用输液器主要不良事件表现　一次性使用输液器主要用于临床重力输液，在使用中可能发生人体寒战、高热、恶心、呕吐等症状。

（2）导尿管主要不良事件表现　导尿管临床主要经由尿道插入膀胱以便引流尿液出来，在使用中可能会发生导致人体伤害的不良事件，主要表现为尿道红肿、疼痛、血尿、腰痛等。

（3）避孕套主要不良事件表现　避孕套也称安全套，主要用于避孕及预防性传播疾病感染。避孕套在使用中可能会发生导致人体伤害的不良事件，主要表现为接触部位红肿、瘙痒，及因避孕套破损导致受孕等。

15. 介入器材　介入器材，分类代码6877。产品包括血管内造影导管、球囊扩张导管、中心静脉导管、套针外周导管、微型漂浮导管、动静脉测压导管、造影导管、球囊导管、PTCA导管、PTA导管、微导管、溶栓导管、指引导管、消融导管、追踪球囊、一次性介入治疗仪探头、硬导丝、软头导丝、肾动脉导丝、微导丝、推送导丝、超滑导丝、动脉鞘、静脉血管鞘、微穿刺血管鞘、滤器、弹簧栓子、栓塞微球、铂金微栓子、封堵器。

中心静脉导管主要不良事件表现：中心静脉导管临床主要用于支持性静脉输液治疗及血液取样，在使用中可能会发生导致人体伤害的不良事件，主要表现为导管脱落、断裂滑入体内，静脉炎，感染等。

四、医疗器械不良事件监测过程

医疗器械不良事件是指获准上市的质量合格的医疗器械在正常使用的情况下发生的，导致或者可能导致人体伤害的各种有害事件。

医疗器械不良事件监测是指对医疗器械不良事件的发现、报告、评价和控制的过程。

为加强医疗器械不良事件监测和再评价工作，根据《医疗器械监督管理条例》，卫生部和国家食品药品监督管理总局制定了《医疗器械不良事件监测和再评价管理办法》（试行）。办法适用于医疗器械生产企业、经营企业、使用单位、医疗器械不良事件监测技术机构、食品药品监督管理部门和其他有关主管部门。

对于医疗器械不良事件的监测，国家食品药品监督管理总局负责全国医疗器械不良事件监测和再评价工作；省、自治区、直辖市食品药品监督管理部门负责本行政区域内医疗器械不良事件监测和再评价工作；卫生部和地方各级卫生主管部门负责医疗卫生机构中与实施医疗器械不良事件监测有关的管理工作；国家药品不良反应监测中心承担全国医疗器械不良事件监测和再评价技术工作，省、自治区、直辖市医疗器械不良事件监测技术机构承担本行政区域内医疗器械不良事件监测和再评价技术工作。

（一）不良事件报告

医疗器械生产企业、经营企业和使用单位是医疗器械不良事件的报告主体，应当建立医疗器械不良事件监测管理制度，指定机构并配备专（兼）职人员承担本单位医疗器械不良事件监测工作。医疗器械生产企业、经营企业和使用单位应当建立并保存医疗器械不良事件监测记录。

医疗器械生产企业应当主动向医疗器械经营企业和使用单位收集其产品发生的所有可疑医疗器械不良事件，医疗器械经营企业和使用单位应当给予配合。

生产第二类、第三类医疗器械的企业还应当建立相应制度，以保证其产品的可追溯性。

报告医疗器械不良事件应当遵循可疑即报的原则。

医疗器械经营企业和使用单位在向所在地省、自治区、直辖市医疗器械不良事件监测技术机构报告的同时，应当告知相关医疗器械生产企业。医疗器械生产企业、经营企业和使用单位认为必要时，可以越级报告，但是应当及时告知被越过的所在地省、自治区、直辖市医疗器械不良事件监测技术机构。

个人发现导致或者可能导致严重伤害或死亡的医疗器械不良事件，可以向所在地省、自治区、直辖市医疗器械不良事件监测技术机构或者向所在地县级以上食品药品监督管理部门报告。

第二类、第三类医疗器械生产企业应当在每年1月底前对上一年度医疗器械不良事件监测情况进行汇总分析，并填写《医疗器械不良事件年度汇总报告表》，报所在地省、自治区、直辖市医疗器械不良事件监测技术机构。医疗器械经营企业、使用单位和第一类医疗器械生产企业应当在每年1月底之前对上一年度的医疗器械不良事件监测工作进行总结，并保存备查。

医疗器械生产企业、经营企业和使用单位发现突发、群发的医疗器械不良事件，应当立即向所在地省、自治区、直辖市食品药品监督管理部门、卫生主管部门和医疗器械不良事件监测技术机构报告。医疗器械生产企业、经营企业和使用单位认为必要时，可以越级报告。

（二）再评价

医疗器械生产企业应当根据医疗器械产品的技术结构、质量体系等要求设定医疗器械再评价启动条件、评价程序和方法。

医疗器械生产企业应当及时分析其产品的不良事件情况，开展医疗器械再评价。

医疗器械生产企业通过产品设计回顾性研究、质量体系自查结果、产品阶段性风险分析和有关医疗器械安全风险研究文献等获悉其医疗器械存在安全隐患的，应当开展医疗器械再评价。

医疗器械生产企业在开展医疗器械再评价的过程中，应当根据产品上市后获知和掌握的产品安全有效信息和使用经验，对原医疗器械注册资料中的安全风险分析报告、产品技术报告、适用的产品标准及说明、临床试验报告、标签、说明书等技术数据和内容进行重新评价。

医疗器械生产企业应当制定再评价方案，并将再评价方案、实施进展情况和再评价结果按照以下规定报告。

（1）境内第三类医疗器械和境外医疗器械的生产企业，向国家食品药品监督管理总局报告；境内第一类和第二类医疗器械生产企业，向所在地省、自治区、直辖市食品药品监督管理部门报告。

（2）医疗器械生产企业应当在再评价方案开始实施前和结束后30个工作日内分别提交再评价方案和再评价结果报告。

（3）再评价方案实施期限超过1年的，医疗器械生产企业应当报告年度进展情况。

国家食品药品监督管理总局和省、自治区、直辖市食品药品监督管理部门负责监督检查医疗器械生产企业的再评价工作，必要时组织开展医疗器械再评价。国家食品药品监督管理总局可以对境内和境外医疗器械开展再评价，省、自治区、直辖市食品药品监督管理部门可以对本行政区域内批准上市的第一类、第二类医疗器械组织开展再评价。

对已经发生严重伤害或死亡不良事件，且对公众安全和健康产生威胁的医疗器械，国家食品药品监督管理总局和省、自治区、直辖市食品药品监督管理部门应当会同同级卫生主管部门直接组织医疗器械不良事件监测技术机构、医疗器械生产企业、使用单位和相关技术机构、科研机构、有关专家开展再评价工作。

食品药品监督管理部门组织开展医疗器械再评价的，由同级医疗器械不良事件监测技术机构制定再评价方案，组织实施，并形成再评价报告。

（三）控制

在按照《医疗器械不良事件监测和再评价管理办法（试行）》报告医疗器械不良事件后，医疗器械经营企业和使用单位应当配合医疗器械生产企业和主管部门对报告事件进行调查，提供相关资料并采取必要的控制措施。

根据医疗器械不良事件的危害程度，医疗器械生产企业必要时应当采取警示、检查、修理、重新标签、修改说明书、软件升级、替换、收回、销毁等控制措施。

国家食品药品监督管理总局可以对境内和境外医疗器械，省、自治区、直辖市食品药品监督管理部门可以对本行政区域内食品药品监督管理部门批准上市的境内第一类、第二类医疗器械，采取发出警示、公告、暂停销售、暂停使用、责令召回等措施。

出现突发、群发的医疗器械不良事件时，省级以上食品药品监督管理部门应当会同同级卫生主管部门和其他主管部门采取相应措施。

国家食品药品监督管理部门定期通报或专项通报医疗器械不良事件监测和再评价结果，公布对有关医疗器械采取的控制措施。

五、医疗器械不良事件监测意义

实施医疗器械不良事件监测和再评价，是产品上市后管理的重要内容之一，是医疗器械上市前审批的重要补充，目的是通过及时有效地发现不良事件，掌握上市产品的安全有效信息，采取合理和必要的应对措施，促使产品的持续改进，以防止、避免或减少类似不良事件的重复发生，更有效地保障公众的身体健康和生命安全。

六、医疗器械不良事件监测相关法规

（1）《医疗器械监督管理条例》。
（2）《医疗器械不良事件监测和再评价管理办法（试行）》。
（3）《医疗器械不良事件监测工作指南（试行）》。

七、各级食品药品监督管理部门对不良事件的处置

（一）省（区、市）食品药品监督管理局

1. 医疗器械不良事件的处置　省（区、市）食品药品监督管理局针对所发生的医疗器械不良事件，在医疗器械生产企业采取的控制措施可能不足以有效防范有关医疗器械对公众安全和健康产生的威胁时，可以对本行政区域内批准上市的境内第一类、第二类医疗器械，采取发出警示、公告、暂停销售、暂停使用、责令召回等措施。

2. 突发、群发不良事件的处置　出现突发、群发的医疗器械不良事件时，省（区、市）食品药品监督管理部门应当会同同级卫生主管部门和其他主管部门采取相应措施，按照有关规定、应急预案处理。相关程序如：组织救护，力求消除或者控制伤害范围，控制问题器械，追踪来源和流向，组织检验检测，展开事件调查等。

（二）国家食品药品监督管理总局

1. 医疗器械不良事件的处置　国家食品药品监督管理总局针对所发生的医疗器械不良事件，在医疗器械生产企业采取的控制措施可能不足以有效防范有关医疗器械对公众安全和健康产生的威胁是，可以对境内和境外医疗器械，采取发出警示、公告、暂停销售、暂停使用、责令召回等措施。

2. 突发、群发不良事件的处置 出现突发、群发的医疗器械不良事件时，国家食品药品监督管理部门应当会同同级卫生主管部门和其他主管部门采取相应措施，按照有关规定、应急预案处理。相关程序如：组织救护，力求消除或者控制伤害范围，控制问题器械，追踪来源和流向，组织检验检测，展开事件调查等。

3. 其他 国家食品药品监督管理总局定期通报或专项通报医疗器械不良事件监测和再评价结果，公布对有关医疗器械采取的控制措施。

第六节 医疗器械标准体系介绍

医疗器械标准分为国家标准、行业标准，新修订的医疗器械监督管理条例取消了注册产品标准，调整为产品技术要求，不纳入标准进行管理。

国家标准或行业标准是指需要在全国范围内统一技术要求的标准。

注册产品标准是指由制造商制定，应能保证产品安全有效，并在产品申请注册时，经设区的市级以上药品监督管理部门依据国家标准和行业标准相关要求复核的产品标准。

国家食品药品监督管理总局"关于执行＜医疗器械标准管理办法＞有关事项的通知"（国药监械〔2002〕223 号）指出：强制性国家标准、行业标准是企业必须执行的最基本要素。注册产品标准应执行国家标准、行业标准和有关法律、法规的要求，并按国务院药品监督管理部门公布的《医疗器械注册产品标准编写规范》的要求起草。医疗器械的研制、生产、经营和使用应符合相应的国家标准、行业标准或产品技术要求。无相应标准的医疗器械，不得生产、经营和使用。

一、标准工作的管理机构和职能

1. 国家食品药品监督管理部门履行下列职责。

（1）组织贯彻医疗器械标准工作的法律、法规，制定医疗器械标准工作的方针、政策和管理办法。

（2）组织制定和实施医疗器械标准工作规划和计划，指导、监督全国医疗器械标准工作。

（3）组织起草医疗器械国家标准，组织制定、发布医疗器械行业标准，依据国家标准和行业标准的相关要求复核进口医疗器械的注册产品标准及境内生产的第三类医疗器械注册产品标准。

（4）监督实施医疗器械标准。

（5）管理各医疗器械专业标准化技术委员会。

（6）组织转化国际标准，开展对外标准工作交流。

（7）负责医疗器械标准工作的表彰和奖励，管理标准工作经费。

2. 国家食品药品监督管理部门设立医疗器械标准化技术委员会，负责全国医疗器械标准化工作的技术指导和协调，履行下列职责。

（1）开展医疗器械标准体系的研究，提出医疗器械标准工作政策及标准项目规划的建议。

.（2）受国务院药品监督管理部门的委托，审核医疗器械国家标准、行业标准，复核进口医疗器械的注册产品标准及境内生产的第三类医疗器械注册产品标准。

（3）指导、协调各医疗器械专业标准化技术委员会的工作。

（4）开展标准工作的培训、宣传、技术指导和国内外标准化学术交流活动。

（5）通报医疗器械标准工作信息。

3. 国家设立的各医疗器械专业标准化技术委员会的主要任务如下。

（1）宣传贯彻标准化工作的法律、法规、方针和政策。

（2）提出医疗器械各专业国家标准或行业标准制定、修订及研究项目的规划和计划建议。开展医疗器械标准研究工作。

（3）承担国家标准和行业标准的制定、修订任务，负责报批标准的整理、校核、编辑工作。

（4）承担医疗器械标准工作的技术指导。协助各级药品监督管理部门处理标准执行中的技术问题。

（5）负责收集、整理医疗器械标准资料，建立本专业内的医疗器械标准技术档案。

（6）开展医疗器械国家标准、行业标准的宣传贯彻和学术交流活动，协助培训标准工作人员。

4. 省、自治区、直辖市药品监督管理部门在本行政区域内履行下列职责。

（1）贯彻医疗器械标准工作的法律、法规、方针和政策。

（2）在本行政区域内监督实施医疗器械标准。

（3）负责辖区内生产的医疗器械注册产品标准的复核和第三类医疗器械注册产品标准的初审。

（4）指导、协调委托承担的国家标准、行业标准的起草工作。

设区的市级药品监督管理部门负责本行政区域内第一类医疗器械注册产品标准的复核。

设区的市、县（市）药品监督管理部门负责本行政区域内医疗器械标准实施的监督检查工作。

二、国家标准和行业标准的制定和发布

标准起草单位应对标准的要求、试验方法、检验规则，开展科学验证、进行技术分析、做好验证汇总，按规定起草标准草案稿，编写标准编制说明和有关附件。

医疗器械国家标准和行业标准由国家设立的各医疗器械专业标准化技术委员会或国家食品药品监督管理部门设立的医疗器械标准化技术委员会组织制定和审核。

三、医疗器械产品技术要求

医疗器械申请人或者备案人应当编制拟注册或者备案医疗器械的产品技术要求。第一类医疗器械的产品技术要求由备案人办理备案时提交食品药品监督管理部门。第二类、第三类医疗器械的产品技术要求由食品药品监督管理部门在批准注册时予以核准。在发给医疗器械注册证时，经过核准的产品技术要求以附件形式发给申请人。

产品技术要求主要包括医疗器械成品的性能指标和检验方法，其中性能指标是指可进行客观判定的成品的功能性、安全性指标以及与质量控制相关的其他指标。

在中国上市的医疗器械应当符合经注册核准或者备案的产品技术要求。

按照《医疗器械产品技术要求编写指导原则》的规定，医疗器械产品技术要求的编制应符合国家相关法律法规；应采用规范、通用的术语。如涉及特殊的术语，需提供明确定义，并写到"4.术语"部分；检验方法各项内容的编号原则上应和性能指标各项内容的编号相对应；文字、数字、公式、单位、符号、图表等应符合标准化要求；内容引用国家标准、行业标准或中国药典，应保证其有效性，并注明相应标准的编号和年号以及中国药典的版本号。医疗器械产品技术要求的内容应符合以下要求：

1. **产品名称**　产品技术要求中的产品名称应使用中文，并与申请注册（备案）的中文产品名称相一致。

2. **产品型号/规格及其划分说明**　产品技术要求中应明确产品型号和/或规格，以及其划分

的说明。

对同一注册单元中存在多种型号和/或规格的产品，应明确各型号及各规格之间的所有区别（必要时可附相应图示进行说明）。

对于型号/规格的表述文本较大的可以附录形式提供。

3. 性能指标

（1）产品技术要求中的性能指标是指可进行客观判定的成品的功能性、安全性指标以及质量控制相关的其他指标。产品设计开发中的评价性内容（例如生物相容性评价）原则上不在产品技术要求中制定。

（2）产品技术要求中性能指标的制定应参考相关国家标准/行业标准并结合具体产品的设计特性、预期用途和质量控制水平且不应低于产品适用的强制性国家标准/行业标准。

（3）产品技术要求中的性能指标应明确具体要求，不应以"见随附资料"、"按供货合同"等形式提供。

4. 检验方法　检验方法的制定应与相应的性能指标相适应。应优先考虑采用公认的或已颁布的标准检验方法。检验方法的制定需保证具有可重现性和可操作性，需要时明确样品的制备方法，必要时可附相应图示进行说明，文本较大的可以附录形式提供。

对于体外诊断试剂类产品，检验方法中还应明确说明采用的参考品/标准品、样本制备方法、使用的试剂批次和数量、试验次数、计算方法。

5. 对于第三类体外诊断试剂类产品　产品技术要求中应以附录形式明确主要原材料、生产工艺及半成品要求。

6. 医疗器械产品技术要求编号为相应的注册证号（备案号）　拟注册（备案）的产品技术要求编号可留空。

四、标准的实施与监督

医疗器械的研制、生产、经营和使用应符合相应的国家标准、行业标准或注册产品标准。无相应标准的医疗器械，不得生产、经营和使用。

生产不符合医疗器械注册产品标准的医疗器械的，视为不符合医疗器械行业标准。

县级以上食品药品监督管理部门的医疗器械监督检查人员应按规定对医疗器械生产、经营、使用单位实施标准的情况进行监督检查。有关单位和个人不得拒绝和隐瞒情况。医疗器械监督检查人员对所取得的资料和样品负有保密义务。

五、注册产品标准的修订

2014 年 6 月 1 日以前，医疗器械监管执行注册产品标准，2014 年 6 月 1 日以后，医疗器械监管执行产品技术要求。

产品技术要求是指医疗器械成品的产品性能指标和检验方法。申请人或者备案人应当编制拟注册或者备案医疗器械的产品技术要求。

第二类、第三类医疗器械的产品技术要求由食品药品监督管理部门在批准注册时予以核准。申请人或者备案人在中国上市的医疗器械应当符合经注册核准或者备案的产品技术要求。

六、ISO9000、ISO13485 和 YY／T0287 标准

ISO9000 认证标准是国际标准化组织（International Organization for Standardization，简称 ISO）在 1987 年提出的概念，延伸自旧有 BS5750 质量标准，是指由 ISO/TC176（国际标准化组织质量

管理和质量保证技术委员会）制定的国际标准。ISO9000 不是指一个标准，而是一组标准的统称。根据 ISO9000-1:1994 的定义："ISO9000 族是由 ISO/TC176 制定的所有国际标准。"ISO9000 是 ISO 发布之 12000 多个标准中最畅销、最普遍的产品。

医疗器械行业一直将 ISO13485 标准作为质量管理体系认证的依据。这个标准是在 ISO 9001：1994 标准的基础上，增加了医疗器械行业的特殊要求制定的，也就是所谓 1+1 的标准。因此，满足 ISO 13485 标准也就符合 ISO 9001：1994 标准的要求。ISO 9001：2000 标准颁布以后，ISO ／ TC 210 又颁布了新的 ISO 13485：2003 标准。

ISO13485：2003 标准的全称是《医疗器械质量管理体系用于法规的要求》(Medical Device-Quality Management System-requirements for Regulatory)。该标准由 SCA/TC221 医疗器械质量管理和通用要求标准化技术委员会制定，是以 ISO9001：2000 为基础的独立标准。标准规定了对相关组织的质量管理体系要求，但并不是 ISO9001 标准在医疗器械行业中的实施指南。

该标准自 1996 年发布以来，得到全世界广泛的实施和应用，新版 ISO13485 标准于 2003 年 7 月 3 日正式发布。与 ISO9001：2000 标准不同，ISO13485：2003 是适用于法规环境下的管理标准：从名称上即明确是用于法规的质量管理体系要求。医疗器械在国际上不仅只是一般的上市商品在商业环境中运行，它还要受到国家和地区法律、法规的监督管理，如美国的 FDA、欧盟的 MDD（欧盟医疗器械指令）、中国的《医疗器械监督管理条例》。因此，该标准必须受法律约束，在法规环境下运行，同时必须充分考虑医疗器械产品的风险，要求在医疗器械产品实现全过程中进行风险管理。所以除了专用要求外，可以说 ISO13485 实际上是医疗器械法规环境下的 ISO9001。

我国将 ISO13485 标准等同转换为 YY ／ T0287 标准，该标准为需要证实其有能力提供持续满足顾客要求和适用于医疗器械和相关服务的法规要求的医疗器械和相关服务的组织，规定了质量管理体系要求。本标准的主要目的是便于实施经协调的质量管理体系的法规要求。

第七节　医疗器械临床试验质量管理规范与核查

医疗器械临床试验，是指在经资质认定的医疗器械临床试验机构中，对拟申请注册的医疗器械在正常使用条件下的安全性和有效性进行确认或者验证的过程。医疗器械临床试验包括方案设计、实施、监查、核查、检查、数据采集、记录、分析总结和报告等。

医疗器械临床试验应当遵循依法原则、伦理原则和科学原则，并遵守《医疗器械临床试验质量管理规范》。

一、试验前准备

临床试验前，申办者必须完成试验用医疗器械的临床前研究，包括产品的结构组成、工作原理和作用机理、预期用途及适用范围、适用的技术要求和质量检验、动物试验以及风险分析等，且结果应当能支持所提议的临床试验；必须准备充足的试验用医疗器械，且试验用医疗器械的研制必须符合适用的医疗器械质量管理体系相关要求。

临床试验开始前，临床试验机构和研究者与申办者应当就试验设计、试验质量控制以及试验中的职责分工等达成书面协议。同时，申办者应当向所在地省、自治区、直辖市食品药品监督管理部门备案。

二、受试者权益保障

医疗器械临床试验应当遵循《赫尔辛基宣言》确定的伦理准则。

伦理审查与知情同意是保障受试者权益的主要措施。参与临床试验的各方应当按照试验中各自的职责承担相应的伦理责任。

伦理委员会应当秉承伦理和科学的原则，审查和监督临床试验的实施。在临床试验过程中发生下列情况之一的，研究者应当及时向临床试验机构的医疗器械临床试验管理部门报告，并经其及时通报申办者，报告伦理委员会。

（1）严重不良事件；

（2）影响受试者权益、安全和健康或者临床试验科学性的临床试验方案偏离。包括请求偏离和报告偏离。

受试者的选择一般应当在非弱势群体中选取，不能在非弱势群体中选取的除外。以弱势群体为受试者，应当遵守伦理委员会提出的有关附加要求，在临床试验中针对其健康问题进行专门设计，并有益于其健康。

受试者有权在临床试验的任何阶段退出。

三、临床试验方案制定

开展医疗器械临床试验，申办者应当按照试验用医疗器械的类别、风险、预期用途等特性组织制定科学、合理的临床试验方案。

对尚未在境内外批准上市的，安全性、性能从原理上还未经医学证实的新产品，临床方案设计时一般应当先进行小样本可行性试验，待初步确认其安全性后，再根据统计学要求确定样本量开展后续临床试验。

医疗器械临床试验方案应当包括以下内容：

（1）一般信息；

（2）临床试验的背景资料；

（3）试验目的；

（4）试验设计；

（5）安全性评价方法；

（6）有效性评价方法；

（7）统计考虑；

（8）对临床试验方案修正的规定；

（9）对不良事件和器械缺陷报告的规定；

（10）直接访问源数据/文件；

（11）临床试验涉及的伦理问题和说明以及《知情同意书》文本；

（12）数据处理与记录保存；

（13）财务和保险；

（14）试验结果发表约定。

四、伦理委员会职责

医疗器械伦理委员会至少由 5 人组成，且应当有不同性别的委员。委员应当具有评估和评价所提议试验的科学、医学和伦理学等方面的资格或者经验，其中至少应当有 1 名委员为法律工作者，1名委员为临床试验机构以外的代表。所有委员应当熟悉医疗器械临床试验的伦理准则及相关规范和管理规定。

医疗器械伦理委员会应当遵守国际公认的伦理准则和食品药品监督管理部门的要求，建立相应的工作程序并形成文件，按照工作程序履行职责。

伦理委员会如果发现经其同意的临床试验开展后，受试者权益不能得到保障的，可以在任何时间书面要求暂停或者终止该项临床试验。伦理委员会应当保留全部有关记录至完成试验后至少十年备查。

五、申办者职责

申办者负责发起、申请、组织、监查临床试验，并对临床试验的真实性、可靠性负责。申办者通常为医疗器械生产企业。若申办者为境外机构，则必须在中国境内指定具有独立法人资格的企业作为代理人，代理人承担申办者所有的责任。

申办者负责组织制定和修订研究者手册、临床试验方案、知情同意书、病例报告表、有关标准操作规程及其他相关文件，并负责组织开展临床试验所必需的培训。

申办者对试验用医疗器械临床试验中的安全性负责。当发现可能影响受试者安全或者试验实施、可能改变伦理委员会对继续试验的批准情况时，申办者应当立即通知所有临床试验机构和研究者，并做出相应处理。

申办者可暂停或者终止临床试验，但应当在暂停或者终止决定后一周内通知所有临床试验机构医疗器械临床试验管理部门，并经其及时通知相应的研究者、伦理委员会，书面阐明理由。对暂停的临床试验，未经伦理委员会同意，不得重新开展。在试验结束后，申办者应当书面告知其注册所在地省、自治区、直辖市食品药品监督管理部门。

申办者应当对临床试验承担监查责任，并选择符合要求的监查员履行监查职责。监查员应当有相应的临床医学、药学、生物医学工程、统计学等相关专业背景，并经过必要的培训，熟悉本规范和有关法规，熟悉有关试验用医疗器械的非临床和同类产品临床方面的信息以及临床试验方案及其相关的文件。

六、临床试验机构和研究者职责

医疗器械临床试验机构应当是经资质认定的医疗器械临床试验机构，且必须具备有与临床试验相适应的专业技术人员和设备，并具有组织临床试验和监督的能力，同时设置有独立的伦理委员会。

临床试验机构应当设立相对独立的医疗器械临床试验管理部门，配备相应人员、设备设施，建立工作人员培训、质量监督、不良事件处置和报告等相关工作程序和管理制度。

负责临床试验的研究者应当具备下列条件。

（1）在该临床试验机构中具有相应专业副高以上技术职称和资质。

（2）具有试验用医疗器械所要求的专业知识和经验，必要时应当经过有关培训。

（3）熟悉申办者要求和其所提供的与临床试验有关的资料、文献。

（4）有能力协调、支配和使用进行该项试验的人员和设备，且有能力处理试验用医疗器械发生的不良事件和其他关联事件。

（5）熟悉国家有关法律、法规，以及本规范相应的伦理总则。

七、记录与报告

在临床试验中，研究者应当确保将任何观察与发现均正确完整地予以记录，并认真填写病例报告表。记录至少应当包括：

（1）所使用的试验用医疗器械的信息，包括器械的名称、型号、规格、接收日期、批号或者系列号等；

（2）每个受试者相关的病史及病情进展等医疗记录、护理记录等；

（3）每一受试者使用试验用医疗器械的记录，包括每次使用的日期、时间、器械的状态等；

（4）记录者的签名及日期。

申办者应当准确、完整地记录与临床试验相关的信息。

研究者应当按照临床试验方案的设计要求，验证或者确认试验用医疗器械的安全性和有效性，并完成《临床试验报告》。多中心临床试验的《临床试验报告》应当包含各分中心的临床试验小结。

八、试验用医疗器械管理

申办者应当参照《医疗器械说明书、标签和包装标识管理规定》的有关要求对试验用医疗器械作适当的包装与标识，并标明为"试验用"。试验用医疗器械不得销售。

试验用医疗器械的使用由临床试验机构和研究者负责，研究者应当保证所有试验用医疗器械仅用于该临床试验的受试者，在试验期间应当按照要求储存和保管试验用医疗器械，在临床试验后应当按照国家有关规定和与申办者的协议规定对试验用医疗器械的处理。上述过程需由专人负责并记录。研究者不得把试验用医疗器械转交任何非临床试验参加者。

九、临床试验基本文件管理

临床试验基本文件的管理可用于评价申办者、临床试验机构和研究者对本规范和食品药品监督管理部门有关要求的执行情况。食品药品监督管理部门可以对临床试验基本文件进行检查。

在临床试验的不同阶段，临床试验机构和研究者与申办者应当建立基本文件保存制度。临床试验基本文件分为三个部分：临床试验准备阶段、临床试验进行阶段和临床试验终止或者完成后。

第五章　保健食品安全监管

第一节　保健食品基础知识

一、保健食品定义

1996 年卫生部发布的《保健食品卫生管理办法》对保健食品给出了完整的定义：保健食品系指表明具有特定保健功能的食品。即适宜特定人群使用，具有调节机体功能，不以治疗疾病为目的的食品。

2003 年国家食品药品监督管理局发布的《保健食品注册管理办法（试行）》完善了上述定义：保健食品是指声称具有特定保健功能或者以补充维生素、矿物质为目的的食品。即适宜于特定人群食用，具有调节机体功能，不以治疗疾病为目的，并且对人体不产生任何急性、亚急性或者慢性危害的食品。

2009 年《食品安全法》的第五十一条明确国家对声称具有特定保健功能的食品实行严格监管。明确规定具有特定保健功能的食品不得对人体产生急性、亚急性或者慢性伤害，其标签、说明书不得涉及疾病预防、治疗功能，内容必须真实，应当载明适宜人群、不适宜人群、功效成分或者标志性成分及其含量等；产品的功能和成分必须与标签、说明书相一致。

2010 年 9 月，复核的《保健食品监督管理条例》将保健食品定义为：保健食品，即具有特定保健功能的食品，是指适宜于特定人群食用，具有调节机体功能，不以治疗疾病为目的，对人体不产生急性、亚急性或者慢性危害的食品。以补充维生素、矿物质为目的的营养素补充剂按照保健食品进行管理。

二、保健食品基本要求

食品有两个基本特征，一为安全性，二为功能性。保健食品是供消费者直接食用的终端产品，根据《食品安全法》，其要求首先是安全，不得对人体产生任何危害，包括急性、亚急性或者慢性危害；其次，保健食品具有特定保健功能，应用于特定人群，对机体功能具有一定调节作用，但不能治疗疾病，不能取代药物对患者的治疗作用。由于保健食品是消费者通过自由选择而获取的，其营销过程中，对其功效信息的传播不得涉及疾病的预防和治疗作用，内容必须真实，应当载明适宜人群、不适宜人群、功效成分或者标志性成分及其含量等；产品的功能和成分必须与标签、说明书相一致。保健食品的基本要求有以下几点：①食用安全是根本；②功能作用应有科学共识；③生产工艺可行；④产品质量可控；⑤依法声称；⑥企业是第一责任人。

三、保健食品基本功能

保健食品具有特定的保健功能，这些功能的设立也是政府注册管理的一部分内容。

1. 保健功能的设立　保健功能的设立有几方面考虑，包括：

（1）以中国传统养生保健理论和现代医学理论为指导，以满足群众保健需求、增进人体健康为目的。

（2）功能定位于调节机体功能，降低疾病发生的风险，针对特定人群，不以治疗疾病为目的。

（3）功能声称应被科学界所公认，具有科学性、适用性、针对性，功能名称应该可行、准确、易懂，并且得到社会的认可。

（4）功能评价方法和判定标准应科学、公认、可行。

2. 功能分类 目前我国实行注册管理的特定保健功能有27项，包括：增强免疫力，辅助降血脂，辅助降血糖，抗氧化，辅助改善记忆，缓解视疲劳，促进排铅，清咽，辅助降血压，改善睡眠，促进泌乳，缓解体力疲劳，提高缺氧耐受力，对辐射危害有辅助保护功能，减肥，改善生长发育，增加骨密度，改善营养性贫血，对化学性肝损伤有辅助保护作用，祛痤疮，祛黄褐斑，改善皮肤水分，改善皮肤油分，调节肠道菌群，促进消化，通便，对胃黏膜有辅助保护功能。

四、保健食品生产概述

1. 保健食品产品形态 保健食品的剂型类别：目前我国保健食品的剂型，有传统食品形态的剂型，如袋泡茶、谷类制品、酒类制品等；药品剂型，有胶囊、口服液、冲剂、片剂等。

保健食品的典型食物状态：饮料、乳制品、保健酒、饼干、蛋白粉。

2. 保健食品常见生产工艺 保健食品生产工艺是以食品工艺学、中药药剂学等理论为指导，研究保健食品的原材料、半成品、成品的加工过程和方法，各操作单元有机联合作业和质量控制，使加工过程中功效成分不损失，不破坏，不转化和不产生有害的中间体。

生产工艺的主要环节包括原料前处理、提取、纯化、浓缩、干燥、制剂成型、杀菌、包装、检验、入库等环节。

3. 保健食品生产设备与设施 主要包括空气净化装置，水处理系统装置，生物发酵装置，分离纯化装置，加热杀菌装置，冷藏冷却装置，制剂生产设备以及物料输送与包装设备。

第二节 中医药在保健食品中的应用

一、保健食品中的常用中药材

原卫生部"关于进一步规范保健食品原料管理的通知"（卫法监发[2002]51号），按照中药的药性分类，也充分说明食药同源在保健食品中是无处不在的。

1. 解表类（具有辛温，辛凉作用） 如香薷、藿香、淡豆豉、薄荷、葛根、紫苏、升麻、牛蒡子、白芷、桑叶等。

2. 清热类（具有清热泻火、清热解毒、清热凉血、清热明目等作用） 如决明子、马齿苋、栀子、鱼腥草、淡竹叶、菊花、野菊花、蒲公英、车前子、车前草、积雪草、栀子、金银花、知母、槐米、地骨皮、竹茹等。

3. 利湿化湿类（具有淡渗利湿、清热利湿、芳香化湿等作用） 荷叶、泽兰、泽泻、土茯苓、木瓜、赤小豆、砂仁、茯苓、白术、白豆蔻等。

4. 理气类（具有疏肝理气、行气和胃等作用） 丁香、八角、茴香、刀豆、小茴香、佛手、香橼、橘皮、木香、青皮、厚朴、厚朴花、枳壳、枳实、香附、薤白、玫瑰花、玫瑰茄、荜拨、玳玳花等。

5. **温里药（具有温中散寒、温阳健脾作用）**　肉豆蔻、肉桂、花椒、高良姜、姜（生姜、干姜）、薤白、吴茱萸、黑胡椒等。

6. **理血药（具有活血、养血、凉血止血等作用）**　三七、丹参、玄参、生地黄、红花、牡丹皮、赤芍、茜草、益母草、蒲黄、桃仁、川芎、白及、小蓟、大蓟、槐花；鲜白茅根、银杏叶、侧柏叶等。

7. **消导药（具有开胃健脾、通利大便等作用）**　山药、山楂、白扁豆、白扁豆花、芡实、鸡内金、麦芽、郁李仁、莱菔子、莲子、黑芝麻、蜂蜜、薏苡仁、熟大黄、刺玫果、番泻叶、制大黄、生何首乌、沙棘、榧子等。

8. **平喘、止咳化痰、宣肺利咽药**　白果、杏仁（甜、苦）、罗汉果、青果、紫苏籽、川贝母、牛蒡根、平贝母、诃子、远志、知母、桑白皮、浙贝母、湖北贝母、越橘等。

9. **祛风散寒、平肝熄风类药**　乌梢蛇、蝮蛇、天麻、白芍、姜黄、川牛膝、芦荟、五加皮、罗布麻、珍珠、石决明、桑枝、蒺藜等。

10. **补益类药（具有补气、补阴、补血、补肾壮筋作用）如下**

（1）补气类：人参、人参叶、人参果、太子参、红景天、西洋参、绞股蓝、党参、黄芪、刺五加、枣（大枣、酸枣、黑枣）等。

（2）补阴类：玉竹、百合、女贞子、玄参、石斛、麦门冬、龟甲、墨旱莲、鳖甲等。

（3）补血类：阿胶、枸杞子、桑葚、黄精、当归、熟地黄、龙眼肉（桂圆）等。

（4）补肾壮筋类：马鹿胎、马鹿草、马鹿骨、葫芦巴、韭菜子、淫羊藿、菟丝子、蛤蚧、怀牛膝、杜仲、杜仲叶、沙苑子、补骨脂、骨碎补、山茱萸、制何首乌、巴戟天等。

11. **养心安神类药**　远志、丹参、刺五加、柏子仁、首乌藤、红景天、西洋参、酸枣仁等。

12. **收涩药（具有涩精、敛汗作用）**　芡实、益智仁、覆盆子、诃子、牡蛎等。

二、保健食品标志成分

1. **多糖类**　由10个以上的单糖苷键连接而成的碳水化合物成为多糖。如膳食纤维、香菇多糖、真菌多糖、金针菇多糖、灵芝多糖、虫草多糖、甘露糖等。主要来源：灵芝、香菇、枸杞、银耳、螺旋藻、虫草、猪苓、党参、人参、昆布、黑木耳、山药、刺五加、黄芪、茯苓等。

2. **功能性甜味料（剂）类**　如单糖、低聚糖、多元糖醇等；不多于10个的单糖苷键连接而成的碳水化合物成为低聚糖分子，如低聚乳糖、低聚果糖、低聚异麦芽糖、大豆低聚糖。主要存在于发酵工业制品原料：大豆、玉米、淀粉、半果糖等；酵母菌等发酵产品。

3. **皂苷**　苷元为三萜或螺旋甾烷类化合物的一类糖苷。含皂苷的有人参、西洋参、刺五加、绞股蓝、山药、三七、麦冬、黄精、太子参、怀牛膝、远志、土茯苓、党参、酸枣仁、甘草等药材。

4. **功能性油脂（脂肪酸）类**　如多不饱和脂肪酸、油酸、亚油酸、亚麻酸、磷脂、胆碱等；植物油（红花油、大豆油、葵花籽油、玉米胚芽油、米糠油、芝麻油、菜子油、月见草油、黑加仑、沙棘子油、紫苏油）等等。

5. **黄酮（生物类黄酮和异黄酮等）**　黄酮类化合物泛指两个具有酚羟基的苯环（A-与B-环）通过中央三碳原子相互连接而成的一系列化合物。黄酮类化合物结构中常连接有酚羟基、甲氧基、甲基、异戊烯基等官能团。此外，它还常与糖结合成苷。银杏叶、茶叶、大豆、山楂、沙棘、蜂蜜、蜂胶、陈皮、葛根、罗布麻、红花、红景天、甘草、金银花、银杏和茶叶的提取物、豆、甘蓝、蔷薇果、木瓜根、柑橘类、洋葱、青椒、绿茶、谷粒等等。

6. **氨基酸、肽与蛋白质类**　阿胶、鳖甲、蛤蚧、马鹿胎、马鹿茸、乌梢蛇等。

7. **醌类、蒽醌、苯醌、萘醌类**　芦荟、大黄、决明子、番泻叶、紫草、何首乌等。

8. **其他**　不能归为大的类别。

历年法定保健功能见表 5-1。

表 5-1　历年法定保健功能

原料	功效成分/标志性成分	原料	功效成分/标志性成分
大蒜	大蒜素	黄芪	黄芪甲苷
茶叶	茶多酚、儿茶酚、茶氨酸	当归	阿魏酸
葡萄子	原花青素	番茄	番茄红素
红曲	洛伐他汀	赤芍、白芍	芍药苷
蜂皇浆	10-羟基-2-癸烯酸	灵芝孢子粉	灵芝总三萜
金银花	绿原酸	山茱萸	熊果酸
栀子	栀子苷	天麻	天麻素
珍珠粉	氨基酸、钙	丹参	原儿茶醛、丹参酮ⅡA
冬虫夏草	虫草素	五味子	五味子甲素
螺旋藻	胡萝卜素	红景天	红景天苷

第三节　保健食品注册管理

一、保健食品注册管理相关法律法规及规范性文件简介

（一）规章

1.《保健食品管理办法》（卫生部令第 46 号 1996 年 3 月 15 日发布）该办法于 1996 年 6 月 1 日起实施，正文有 7 章共 35 条，对保健食品的定义、审批、生产经营、标签、说明书及广告宣传、监督管理、罚则等作出了具体规定。

2.《保健食品注册管理办法（试行）》（国家食品药品监督管理局局长令 19 号 2005 年 4 月 30 日颁布，2005 年 7 月 1 日实施，以下简称《办法》。《办法》分正文和附件两个部分，其中正文有九章共 105 条，附件 4 个，对保健食品的申请与审批、原料与辅料、标签与说明书、试验与检验、再注册、复审、法律责任等作出了具体规定，与之前颁布的法规文件相比，《办法》主要修改和增补了以下内容。

（1）提高了保健食品注册申请的技术要求，加强了对申报资料真实性的核查。

——《办法》规定申请人在申请保健食品注册时，必须提供产品研发报告；申请新功能的，必须同时提供功能研发报告。

——在审查过程中，增加了对申请注册的保健食品的试验情况和样品试制情况进行现场核查的程序，以确保实验数据和样品的真实性。

——增加了对样品进行样品检验和复核检验的内容，以确保申报样品的质量标准与申请注册产品的质量标准一致。

（2）为申报新功能、使用新原料留下了空间。已有的法规文件规定受理和审批的功能必须是卫生部公布的 27 种功能，不在公布范围内的功能不得申报。本《办法》允许申报不在公布范围内的功能，但是申请人必须先自行进行动物试验和人体试食试验，并向国家食品药品监督管理总局

确定的检验机构提供功能研发报告（包括功能学评价方法等），确定的检验机构对其功能学评价方法和试验结果进行验证后方可申报。

已有的法规文件规定保健食品原料只能是卫生部公布的名单内的物品，公布名单外的只允许使用 1 个，总数不得超过 14 个。本《办法》规定不在公布范围内的原料也可以使用，但必须提供相应的毒理学安全评价试验报告及相关的食用安全资料。

（3）简化了审批程序，明确并缩短了审批时限。保健食品审批职能移交国家食品药品监管局后，根据已有的法规文件的要求，所有变更内容都必须报国家食品药品监督管理局审批，这既影响机关工作效率，又增加管理成本，同时还加重了企业负担，不利于政府职能的转变。因此，《办法》对变更事项进行了分类，对不需要技术审评而且可以通过事后监督的方式来解决的变更事项采取备案制。

已有的法规文件对保健食品注册申请没有明确审批时限。一个新产品的注册申请在不需要提交补充材料的情况下，从受理到审批至少需要 8 个月的时间。本《办法》对保健食品受理、审批、检验的时限作了明确规定，同时还将新产品的注册时限缩短为 5 个月。

（4）规定了保健食品批准证书的有效期，增加了再注册内容，对保健食品批准证书实行动态管理。

（5）根据《中华人民共和国行政许可法》，专设了一节"一般规定"，体现公正、公平、公开、高效、便民和救济的原则。

（6）根据《中华人民共和国行政许可法》，专设了一章"法律责任"，明确了申请人、行政机关及其工作人员、确定的检验机构的法律责任。

（7）调整了技术转让的规定，原规定保健食品批准证书只能转让一次，已生产的保健食品必须转让给具备生产条件的生产企业，未生产的保健食品可以转让给不具备生产条件的任何机构。本《办法》对保健食品的转让次数未作限制，但是明确了受让方的条件，即接受转让的保健食品生产企业，必须是依法取得保健食品卫生许可证并且符合《保健食品良好生产规范》的企业。

（8）扩大了允许变更的事项，原规定中只允许变更产品名称、产品规格、保质期、申请人自身名称和地址，本《办法》在原规定的基础上增加了缩小适宜人群、扩大不适宜人群、注意事项、功能项目、改变食用量、质量标准、改变中国境内代理机构、进口保健食品生产厂商在中国境外改变生产场地。

（二）规范性文件

1. 产品注册相关规定

（1）《保健食品注册管理办法（试行）有关问题的通知》（国食药监注 [2005]281 号，2005 年5 月 27 日实施）对注册管理办法实施过渡期有关问题作出了具体规定，明确有关问题事宜。

关于保健食品注册申请受理与审批：对 2005 年 7 月 1 日以前由国家食品药品监督管理局正式受理，但未完成审批的产品，仍按照原有有关规定进行审批。自 2005 年 7 月 1 日起，各省级食品药品监督管理部门正式承担国产保健食品注册申请的受理和现场核查等工作。进口保健食品注册申请的受理工作暂由国家食品药品监督管理局保健食品审评中心承担，现场核查工作由国家食品药品监督管理局负责。

关于保健食品的试验与检验：《通知》指出。国家食品药品监督管理局正在研究确定一批具备条件的检验机构承担保健食品的试验和检验工作。在这项工作没有开展之前，国产保健食品的试验暂由卫生部和省级卫生行政部门认定的检验机构承担，样品检验和复核检验暂由具备相应检验能力的副省级以上药品检验机构或卫生部、省级卫生行政部门认定的保健食品检验机构承担，进口保健食品的试验暂由中国疾病预防控制中心营养与食品安全所承担，样品检验和复核检验暂由中国药品生物制品检定所或卫生部、省级卫生行政部门认定的保健食品检验机构承担。

关于保健食品功能范围：在国家食品药品监督管理局未重新公布保健食品功能范围之前，仍按照卫生部公布的 27 种保健功能进行受理和审批。如拟申报 27 种保健功能以外的新功能，申请人在研发之前，一定要充分论证，尽可能降低投资风险。

关于保健食品样品的试制：自 2005 年 7 月 1 日起，新研制的保健食品样品应当在符合《保健食品良好生产规范》的车间试制，其加工过程必须符合《保健食品良好生产规范》的要求。申请人如不具备生产条件，可委托具备生产条件的单位试制。

（2）《关于受理保健食品技术转让、变更注册申请有关问题的通知》（食药监许函 [2009]277 号，2009 年 10 月 29 日实施）通知要求自 2009 年 11 月 1 日起，各省级局在受理保健食品技术转让或变更申请工作中，对于申请人自身名称、地址与原批准证书不一致的情况，如，应当要求申请人提供备案相关证明资料（加盖申请人单位公章）；如该产品未经国家局备案，应当不予受理，要求申请人先报国家局备案后再申请技术转让或变更。并要求各省级局进一步认真做好产品申报资料受理审查工作。

（3）《关于保健食品申请人变更有关问题的通知》（食药监许 [2010]4 号，2010 年 1 月 7 日实施）为规范保健食品申请人变更相关工作，该通知要求自 2010 年 1 月 7 日起，对保健食品批准证书由多方（含双方）申请人共同持有变为单方持有的申请，按照技术转让注册申请办理；此前已受理但未按照技术转让注册申请申报的产品，请相关单位做好有关退审工作，并告知申请人按照技术转让注册申请重新申报。

（4）《关于调整进口保健食品注册申请表及批准证书有关内容的通知》（国食药监许 [2010]73 号 2010 年 2 月 05 日实施）对进口保健食品注册申请表及批准证书有关内容进行调整，并颁发了调整后的注册表及批准证书样式。

（5）《关于进一步加强保健食品注册有关工作的通知》（国食药监许 [2010]100 号 2010 年 3 月 15 日实施）该通知就进一步加强保健食品注册有关工作进行明确。

对于国家食品药品监督管理局不予批准的国产产品，申请人重新申报保健食品时应当使用首次申请时的产品名称，并向首次申请受理所在地省级食品药品监督管理局提出申请。产品原不予行政许可相关内容涉及试验、试制现场的，省级食品药品监督管理局应当重新组织开展现场核查，提出明确核查意见。

对于技术审评中发现的保健食品申报资料涉嫌雷同的，将组织核查，必要时开展涉嫌雷同产品研制情况的现场核查。国家食品药品监督管理局将根据核查情况，从严开展审评审批，确认雷同的，予以退审。

保健食品注册检验机构的检验报告一经出具，不得更改。检验报告内容有误的，由申请人提供相关情况说明；需要注册检验机构进行说明的，由注册检验机构提供相关情况说明。

对于保健食品技术转让产品注册申请，以及增加功能项目，改变产品规格、食用量、保质期和质量标准的变更申请，省级食品药品监督管理局应当开展现场核查，提出审查意见。

（6）"关于保健食品申请人变更受理与技术审评有关问题的通知"（食药监许函 [2010]135 号，2010 年 4 月 22 日实施）对申请人变更受理和技术审评工作做出了进一步规定：多方申请人均不具备生产能力的，可以转让给其中一个申请人。拟接受转让的申请人可以委托具备产品生产能力的保健食品生产企业生产，并提供受委托方具备生产能力的证明文件复印件。多方申请人中部分申请人注销的，应当提供当地工商行政管理部门出具的申请人注销的证明文件。

2.《保健食品通用卫生要求》（卫监发 [1996] 第 38 号，1996 年 7 月 18 日实施） 对保健食品的原料要求、感官要求、理化要求、微生物指标等作出了具体规定。

3. 原辅料管理相关规定

（1）"关于进一步规范保健食品原料管理的通知"（卫法监发 [2002]51 号，2002 年 2 月 28 日实施）制定了《既是食品又是药品的物品名单》、《可用于保健食品的物品名单》和《保健食品禁用物品名单》。其中《既是食品又是药品的物品名单》中的 87 种药食同源物品，可以在普通食品中使用；而《可用于保健食品的物品名单》中可用于保健食品的物品，只可以有限度用于保健食品原料之中。

同时对原料的使用作出了具体规定：申报保健食品中含有动植物物品或原料的，动植物物品或原料总个数不得超过 14 个。如使用附件 1 之外的动植物物品或保健饮料食品原料，个数不得超过 4 个；使用附件 1 和附件 2 之外的动植物物品或原料，个数不得超过 1 个，且要按照有关要求进行安全性毒理学评价。

（2）《中华人民共和国食品添加剂卫生办法》（原卫生部于 2002 年 3 月 28 日发布）和《食品添加剂新品种管理办法》：原卫生部于 2010 年 3 月 15 日发布对食品添加剂的生产经营和使用作出了规定。

4. 特殊原料、工艺等申报审评规定

（1）关于印发《营养素补充剂申报与审评规定（试行）》等 8 个相关规定的通告（国食药监注 [2005] 第 202 号，2005 年 7 月 1 日实施）包括：

《营养素补充剂申报与审评规定》对营养素补充剂的配方、种类和用量、化合物名单及申报要求作出了具体规定。

《真菌类保健食品申报与审评规定》对真菌菌种、生产条件和申报要求作出了具体规定。

《益生菌类保健食品申报与审评规定》对益生菌菌种、生产条件和申报要求作出了具体规定。

《核酸类保健食品申报与审评规定》对核酸产品的纯度、配方、申报范围和不适宜人群等作出了具体规定。

《野生动植物类保健食品申报与审评规定》对以野生物动植物为原料的产品作出了具体规定。

《氨基酸螯合物等保健食品申报与审评规定》对以氨基酸螯合物、褪黑素、大豆磷脂、蚂蚁、芦荟、酒、不饱和脂肪酸、甲壳素、超氧化物歧化酶等为原料的产品、使用微生物发酵的产品作出了具体规定。

《应用大孔吸附树脂分离纯化工艺生产的保健食品申报与审评规定》对使用大孔吸附树脂为工艺生产产品的申报、检测提出了具体要求。

《保健食品申报与审评补充规定》对同一产品两种剂型、缓释剂型、不同颜色不同口味、增补剂型以及适宜人群不适宜确定问题作出了具体规定。

（2）"关于含辅酶 Q_{10} 保健食品产品注册申报与审评有关规定的通知"（国食药监许 [2009]566 号，2009 年 9 月 2 日实施）。

（3）"关于含大豆异黄酮保健食品产品注册申报与审评有关规定的通知"（国食药监许 [2009]567 号，2009 年 9 月 2 日实施）该通知对大豆异黄酮的来源、检测、不适宜人群、注意事项等作出了具体规定。

（4）"关于以红曲等为原料保健食品产品申报与审评有关事项的通知"（国食药监许 [2010]2 号，2010 年 1 月 5 日实施）为规范以红曲、硒、铬、芦荟、大黄、何首乌、决明子和阿胶等为原

料的保健食品产品申报与审评工作,该通知就以红曲、硒、铬等为原料的保健食品产品注册申报与审评有关事项做出明确。

5. 申报材料和批准证书相关规定

(1)《保健食品注册申报资料项目要求(试行)》(国食药监注[2005]第203号,2005年7月1日实施)对申报资料的要求、申请表的填写要求、补充资料的要求作出了具体规定。

(2)关于印发《保健食品注册申请表式样》等三种式样的通告(国食药监注[2005]204号,2005年7月1日实施)对申请表、批准证书和审评意见通知书等作出了具体规定,包括:保健食品注册申请表式样、保健食品批准证书式样、保健食品通知书式样。

6. 现场核查相关规定

(1)《保健食品样品试制和试验现场核查规定(试行)》(国食药监注[2005]261号,2005年7月1日起实施)共4章21条,对样品试制现场和试验现场核查内容、核查程序等作出了具体规定。

(2)"关于进一步加强保健食品注册现场核查及试验检验工作有关问题的通知"(国食药监注[2007]11号,2007年1月11日实施)。对现场核查的内容进一步细化、确保核查工作质量,并对试验检验工作作出了具体规定。《通知》要求省级食品药品监督管理部门严格按照《保健食品注册管理办法(试行)》等有关规定对申报资料的真实性、规范性、完整性进行审查。现场核查时,应严格执行《保健食品样品试制和试验现场核查规定(试行)》,逐项进行核查,并做出准确的核查结论,不得走过场,尤其是对申报资料的真实性要确保到位。

《通知》指出,承担保健食品试验工作的检验机构应加强管理,承担样品检验和复核检验的检验机构应当完善操作规程,建立工作制度,并对应遵守的规定作了详细要求。

(3)"关于进一步加强保健食品注册受理和现场核查工作的通知"(国食药监许[2009]237号,2009年5月15日实施)。对受理工作、终止申报工作,核查工作以及试验工作作出了具体规定:

——加大对申报资料的规范性,完整性的审查力度。

——要求核查应当真实、准确、规范的填写核查意见和核查结论。

——加强样品试制现场生产资质、生产条件、生产记录的核查。

——加强对试验过程中更改产品名称、申报单位、生产单位有关信息的核查。

——组织开展对部分省级局保健食品现场核查工作的监督检查。

(4)"关于进一步加强保健食品人体试食试验有关工作的通知"(食药监许函[2009]131号,2009年6月12日)加强对人体试食试验伦理学证明文件的审核,涉及人体试食试验的,要求产品注册申报资料中应当增加伦理委员会出具的允许开展该人体试食试验证明文件的复印件,复印件须加盖检验机构印鉴。

7. 标识及命名规定

(1)《保健食品标识规定》(卫法监发[1996],1996年7月18日实施)对保健食品的标签说明书标识内容、标识方式、标识要求等作出了具体规定。

(2)"关于在保健食品标签上标注卫生许可证文号有关问题的批复"(卫法监发[2002]319号)对标签上卫生许可证文号作出了具体规定。

(3)"关于发布保健食品命名规定(试行)的通告"(国食药监注[2007]304号,2007年5月28日实施)为规范保健食品的命名,确保保健食品名称的科学、准确、对保健食品命名、品牌名和通用名的一般要求,品牌名和通用名的特殊要求都作出了明确规定。

二、职责分工

（一）国家食品药品监督管理总局

（1）主管全国保健食品注册管理工作，负责对保健食品的审批。

（2）负责进口保健食品的受理、形式审查。

（3）组织对保健食品检验机构进行认定。

（二）省级食品药品监督管理局

（1）受总局的委托，负责国产保健食品注册申报资料的受理和形式审查。

（2）对保健食品试验和样品试制现场进行核查。

（3）组织对样品进行检验。

（三）确定的检验机构

（1）负责注册前的保健食品安全性毒理学试验、功能学试验（包括动物试验和人体试食试验）、功效成分或标志性成分检测、卫生学试验、稳定性试验。

（2）负责注册中的样品检验和复核检验。

第四节 保健食品生产经营监管

一、相关法律法规和规范

2009 年发布实行《中华人民共和国食品安全法》和《中华人民共和国食品安全法实施条例》对保健食品的生产监管都没有具体规定，在《中华人民共和国食品安全法》修订之前，保健食品的生产监管还部分地参考了以往法规的规定。

1.《保健食品管理办法》 为了实施《中华人民共和国食品卫生法》中有关保健食品的规定，卫生部于 1996 年制订颁布了《保健食品管理办法》，该办法对保健食品的定义、审批、生产经营、标签、说明书和广告宣传管理、监督管理等作出了具体规定。有关生产监管的条款明确：保健食品的生产必须符合相应的规范和卫生要求，必须经省级卫生行政部门批准，才能生产经营。

2.《保健（功能）食品通用标准》（GB16740–1997） 该标准规定了保健食品的定义、产品分类、基本原则、技术要求、试验方法和标签要求，是所有保健食品质量标准的依据。

3.《保健食品良好生产规范》（GB17405–1998） 该规范规定了保健食品生产企业的人员、设计与设施、原料、生产过程、成品储存与运输以及品质和卫生管理方面的基本技术要求。

4.《保健食品标识规定》 原卫生部于 1996 年颁布了《保健食品标识规定》，对保健食品标识和产品说明书的内容及标示方式提出了具体规定。

5.《中华人民共和国食品安全法》 2009 年 2 月颁布的《中华人民共和国食品安全法》要求对保健食品实行严格监管。该法将保健食品的监管职责从卫生行政部门划转到食品药品监管部门，但相应的《保健食品监督管理条例》一直未颁布，《保健食品生产许可管理办法》《保健食品生产监督管理办法》等配套法规也未能出台。

本节以下所介绍的保健食品生产行政许可及日常检查主要依据原有的法律法规，结合《保健食品监督管理条例》（征求意见稿）和《保健食品生产许可管理办法》（初稿）的有关内容，其中现场检查内容主要根据国家局颁布的《保健食品生产企业日常监督现场检查工作指南》（征求意见稿）。

二、职责分工

国家食品药品监督管理部门主管全国保健食品品种注册工作。省、自治区、直辖市食品药品监督管理部门负责本辖区内保健食品生产许可，包括受理、审查和许可证的审批发放及管理工作。

国家食品药品监督管理总局和省级食品药品监督管理局公布保健食品生产许可相关信息。

县级以上食品药品监督管理部门负责对保健食品生产企业日常生产活动的监督检查，重点检查生产企业是否按照批准或者备案的保健食品配方、生产工艺组织生产。

三、生产许可程序

（一）法律依据

1. 法律依据 《中华人民共和国食品安全法》《保健食品注册管理办法（试行）》及其他有关法规。

2. 许可机关 国家食品药品监督管理部门制定全国保健食品生产许可管理办法。省、自治区、直辖市食品药品监督管理部门负责本辖区内保健食品生产许可，包括受理、审查和许可证的审批发放及管理工作。

（二）许可条件

1. 自主生产

（1）基本条件 申请保健食品生产许可的企业（以下简称申请企业），应当符合保健食品良好生产规范规定的基本条件。

1）具有与生产的保健食品品种、数量相适应的食品原料处理和食品加工、包装、贮存等场所，保持该场所环境整洁，并与有毒、有害场所以及其他污染源保持规定的距离。

2）具有与生产的保健食品品种、数量相适应的生产设备或者设施，有相应的消毒、更衣、洗手、采光、照明、通风、防腐、防尘、防蝇、防鼠、防虫、洗涤以及处理废水、存放垃圾和废弃物的设备或者设施。

3）具有与生产的保健食品品种、数量相适应的设备布局和工艺流程，防止待加工食品与直接入口食品、原料与成品交叉污染，避免食品接触有毒物、不洁物。

4）从业人员应当经保健食品生产知识培训、熟悉操作规程，健康符合有关要求。企业的生产负责人、质量安全负责人应当熟悉保健食品相关法规，具有相关专业大专以上学历或中级以上技术职称，有保健食品生产和质量管理经验；具有能对所生产保健食品进行质量管理和质量检验的技术人员。

5）具有与生产的保健食品品种、数量相适应的保证保健食品安全的培训、从业人员健康检查、健康档案等健康管理制度、进货查验制度、出厂检验记录、原料验收记录、生产过程等食品安全管理制度。

6）法律法规和国家产业政策对生产保健食品有其他要求的，应当符合要求。

（2）申请资料

1）《保健食品生产许可申请表》。

2）营业执照复印件；新开办企业提供法定代表人、企业负责人资格证明复印件（董事会决议或企业任命文件）、身份证复印件以及工商行政部门出具的企业名称预先核准证明文件复印件。

3）申报生产产品的《国产保健食品产品批准证书》复印件（含附件）、质量标准、标签及说明书样稿。

4）生产场所使用证明文件复印件（房屋／土地产权证明，如为租赁场所应同时提供有效的租赁协议）。

5）申报生产产品的配方、工艺流程图。

6）主要生产设备及检验仪器清单（包括设备名称、型号或规格、生产单位、数量等）。

7）生产管理、卫生管理及质量管理制度目录。

8）许可审查所需其他资料：企业的管理结构图；企业专职技术人员情况介绍；企业总平面图及各生产车间布局平面图（包括人流、物流图，洁净区域划分图，净化空气流程图等）和设备设施布局平面图；有资质单位出具的洁净区洁净度（洁净度、压差、温湿度等）检测报告复印件；检验室人员、设施、设备情况介绍及可检测项目情况说明（分别以列表形式提供人员情况、设施设备情况及开展的检测项目情况）；保健食品生产管理和自查情况报告；省级食品药品监督管理部门认定的检验机构出具的连续三批试生产产品检验报告书（样品由企业自行送检）。

9）申报人不是法定代表人或负责人本人，应当提交企业《授权委托书》。

2. 委托生产　经所在地省级食品药品监督管理局批准，具有生产条件的保健食品生产企业可以接受委托生产保健食品。委托企业对委托生产保健食品的质量安全负责；受托企业应当保证生产符合《保健食品良好生产规范》并承担相应法律责任。

（1）基本条件　委托生产保健食品的，必须具备以下条件。

1）在境内合法登记的企业法人；

2）持有《保健食品产品注册证》；

3）具有与产品质量控制相适应的质量负责人；

4）具有与产品经营相适应的储存条件；

5）建立相应的产品生产跟踪、验收交接、检验、出库、销售、回收、投诉处理等质量管理制度及记录。

接受委托生产保健食品的，必须具备以下条件。

1）持有与委托生产产品相同剂型的《保健食品生产许可证》；

2）具有生产受委托生产保健食品的能力和条件（包括原料处理、加工、包装贮存等设备、场地、生产技术人员等）；

3）具有与委托产品原辅料、中间产品、成品质量标准检验要求相适应的检验室；

4）具有完善的可追溯的产品生产质量管理制度；

5）生产场地、设备和其他条件必须满足同一时期内生产品种和总量的要求。

（2）申请资料

1）保健食品委托生产申请表；

2）经过公证的双方签订的委托生产合同，包括合同的基本要件、工艺流程以及原料、中间产品、成品的质量标准等；

3）委托产品质量管理制度文件；

4）申请委托生产产品的《保健食品产品注册证》和委托方的企业营业执照或合法登记的证明文件复印件；

5）受委托方的《保健食品生产许可证》、营业执照复印件；

6）委托生产保健食品的标签、产品说明书（样稿），应标明委托生产双方名称、地址以及被委托方保健食品生产许可证号；

7）省局认定的检验机构出具的连续三批试生产产品检验报告书（样品由企业自行送检）；

8）食品药品监督管理部门认为有必要提供的其他材料。

（三）许可程序及工作时限

省级食品药品监督管理局收到申请资料后，在 5 日内对申请资料的规范性、完整性进行形式审查，并作出是否受理的决定。

1. 办理程序　受理资料→对申请材料进行审核，进行现场检查→作出审查结论→通知申请人，申请人持受理通知书取证。

2. 办理工作时限　自受理之日起，20 日内作出行政许可决定（不含受理 5 个工作日）；审查期间申请企业补正材料、现场检查或整改等所需时间不包括在审查时限内。

四、保健食品良好规范

为规范保健食品的生产，1998 年卫生部颁布了《保健食品良好规范》GB17405-1998（即保健食品 GMP），该标准是保健食品生产的基本要求，它规定了保健食品生产企业的人员、设计与设施、原料、生产过程、成品贮存与运输以及品质和卫生管理方面的基本技术要求。2002 年卫生部颁布了《卫生部关于检查〈保健食品良好生产规范〉贯彻执行情况的通知》（卫法监发 [2002]198号），规定了我国保健食品生产企业必须符合《保健食品良好生产规范》的要求，2003 年，卫生部颁布了《卫生部关于印发〈保健食品良好生产规范〉审查方法和评价准则的通知》（卫法监发[2003]77 号），对审查方法和评价准则作出了具体的规定。根据《中华人民共和国食品安全法》规定，国家对声称具有特定保健功能的食品实行严格监管。有关监督管理部门应当依法履职，承担责任。具体管理办法有国务院规定。目前国家食品药品监督管理总局正在组织对《保健食品良好生产规范（GB17405-1998）》进行修订，并已形成了征求意见稿。

五、生产日常监管制度

保健食品日常监督检查是指食品药品监督管理部门对已取得《保健食品生产许可证》的保健食品生产企业，按照《中华人民共和国食品安全法》及保健食品相关规定进行的现场监督检查工作。

（一）检查依据

1.《中华人民共和国食品安全法》及其实施条例；

2.《保健食品管理办法》；

3.《保健食品注册管理办法（试行）》；

4.《保健食品标识规定》；

5.《保健食品良好生产规范》（GB17405）；

6. 保健食品批准证书及核准的产品配方、工艺；

7. 企业标准；

8. 其他相关法规文件。

（二）检查重点内容

现场检查重点内容主要包括：许可事项和标签标识、人员、原料、生产过程、成品储存、品质管理、委托生产七大部分。各地区可以此为参考，结合辖区实际情况，有针对性地选择检查内容，并制订相应的实施方案。具体检查要点见国家局颁布的《保健食品生产企业日常监督现场检查工作指南》（征求意见稿）。

（三）处理措施

1. 检查结束后，检查人员可要求企业人员回避，汇总检查情况，核对检查中发现的问题，讨论确定检查意见。遇到特殊情况时，应当及时向主管领导汇报。

2. 与企业沟通，核实发现的问题，通报检查情况。经确认，填写《现场检查笔录》。笔录应当全面、真实、客观地反映现场检查情况，并具有可追溯性（符合规定的项目与不符合规定的项目均应记录）。

3. 对发现的不合格项目，能立即整改的，应当监督企业当场整改。不能立即整改的，监督人员应当下达《现场监督检查意见书》，根据企业生产管理情况，责令限期整改，并跟踪复查。逾期不整改或整改后仍不符合要求的，应当移交稽查部门处理。

4. 对发现涉嫌存在违法行为的，应当直接移交稽查部门依法查处。

5. 若检查中发现保健食品广告存在夸大宣传等问题，应当及时移送负责广告监管的行政管理部门。

6. 要求企业负责人在《现场检查笔录》《现场监督检查意见书》上签字确认，拒绝签字或由于企业原因无法实施检查的，应当由至少2名检查人员在检查记录中注明情况并签字确认。

7. 将日常监督现场检查材料、企业整改材料及跟踪检查材料，归入日常监督管理档案。

（四）主要检查方式

1. 语言交流

（1）积极与企业领导层沟通，通过了解企业发展历史、质量体系近期运行状况和产品市场情况，分析判断企业运行中质量管理工作是否存在问题、存在哪方面问题、当前急需解决哪些问题。

（2）可与企业部门领导以及质量管理和质量控制等特殊岗位人员采取面对面交流的方式，判断人员能否承担该岗位赋予的相应职责。对于不了解、不熟悉、不能行使职权的或由他人代答的，应当视企业整体情况提出人员调配建议。

（3）对于现场检查中发现的问题，应当认真地与企业沟通交流，提出切实可行的整改要求和时限。

2. 文字资料

（1）检查文件中涵盖的质量体系过程，判断质量体系的全过程是否都已被识别。

（2）检查对识别出的过程是否都已形成控制文件，判断文件内容是否覆盖了全过程。

（3）检查文件规定的内容，判断是否与现场观察的实际情况相一致。

（4）检查文件间的关联性，判断文件要求是否能够满足企业和产品的特点，是否恰当。

（5）检查各项记录间的可追溯性，判断能否根据各项记录的相互关系完成产品生产过程的质量追溯。

3. 现场观察　根据工艺的不同，生产现场包括前处理、制粒、填充、压片、包装现场；原辅料、半成品、成品检验现场；原料库、中转库、成品库等。

（1）根据生产流程，查看生产现场布局是否合理，有无反复交叉、往复的情况。生产场地的整体规划与生产情况（生产量和销售量）是否匹配。

（2）正常生产车间是否整洁，设备、场地实际状况与记录或文件是否一致。现场有无刻意遮挡、破乱不堪的角落。生产废料、办公垃圾堆积的地方是否会对产品质量造成影响。

（3）观察生产人员、检验人员操作是否熟练，生产能力与实际销售情况是否匹配。在生产现场，可以适时地询问员工操作要求，判断是否与文件规定一致。

六、保健食品经营企业基本要求

（一）加强保健食品经营企业自身管理

《中华人民共和国食品安全法》规定，食品生产经营企业应当建立本单位的食品安全管理制度，加强对职工食品安全知识的培训，配备专职或者兼职食品安全管理人员，做好对所生产经营食品的检验工作，依法从事食品生产经营活动。

保健食品经营企业的卫生状况是保证保健食品卫生，防止保健食品污染和食物中毒最重要的部分，必须明确责任，严格管理。因此，保健食品经营企业应当建立本单位的保健食品安全管理制度，加强对职工保健食品安全知识的培训，配备专职或者兼职保健食品安全管理人员，做好对所经营保健食品的检验工作。加强对所经营保健食品的安全管理，严格保健食品卫生质量的自我控制，保证保健食品卫生，保障人民健康，是保健食品经营企业的法律义务。

具体而言，保健食品经营企业加强保健食品安全自身管理主要有以下形式：首先，保健食品经营企业要建立本单位的保健食品安全管理制度。建立健全完善的各项保健食品安全管理制度是保健食品经营企业保证其经营的保健食品达到相应保健食品安全要求的基本前提。不同类型的保健食品经营单位应制定相应的管理制度，保健食品安全管理制度一般应包括经营保健食品索证索票制度、台账管理制度、库房管理制度、保健食品销售与展示卫生制度、从业人员健康检查制度、从业人员食品安全知识培训制度和卫生检查制度等。通过建立相关规章制度。把法律有关规定变成保健食品经营企业的具体规章制度，并要求每个保健食品从业人员认真遵守，通过制度来加强对保健食品经营过程中的管理。其次，通过各种形式，对职工进行保健食品安全知识的教育培训，使职工树立"食品安全无小事"的意识，不断增强保健食品安全意识的自觉性和责任心。宣传普及食品安全法，使保健食品从业人员树立起食品卫生的法制观念，增强守法的自觉性；定期培训，提高保健食品从业人员的保健食品安全知识水平，增强保证保健食品安全的自觉性。再次，良好的保健食品安全管理组织与机构是全面落实食品安全管理制度的基础。每个保健食品经营企业都要配备专职或者兼职的保健食品安全管理人员，所有的保健食品安全管理人员，都应经过食品安全法规和食品卫生知识的学习和培训。

（二）保健食品的储存

《中华人民共和国食品安全法》规定，食品经营者应当按照保证食品安全的要求贮存食品，定期检查库存食品，及时清理变质或者超过保质期的食品。

因此，保健食品贮存过程的卫生管理是保健食品卫生管理的重要环节。不同保健食品要求不同的贮存条件，如温度、湿度不完全相同，贮存期也不相同，但一般以较低的温度为宜。按温度要求，仓库可分为冷藏库及一般常温仓库。

1. 保健食品贮存的卫生要求

（1）对入库保健食品应做好验收工作，过期变质保健食品不能入库。入库后按入库的先后批准、生产日期分别存放，并对库存保健食品定期进行卫生质量检查，做好质量预报工作，及时处理有变质征兆和过期的保健食品。

（2）保健食品严禁与放射性物质、有毒物、不洁物同室存放，同仓库贮存。

（3）各类食品应分类存放，食品与非食品。原料与半成品、卫生质量有问题的食品与正常食品、短期存放的食品与长期存放的食品以及有特殊气味的食品与易于吸收气味的食品不能混杂堆放。

（4）食品在仓库中的堆放要有足够间隙，不可过分密集，与地板墙壁间应保持一定距离。

（5）食品贮存过程中应注意防霉、防虫、防尘、防鼠及保持适当的温湿度。

（6）对于要求低温储存的保健食品（如具有生物活性的益生菌类保健食品）应有相应冷藏设备或采取其他保鲜措施防止其生物活性物质失活或变质。

2. 保健食品仓库的卫生管理

（1）食品仓库应建立在放射性工作单位的防护监测区之处，并且应远离其他污染源，以防止对食品的污染。直射光线能促进某些食品的变质，所以仓库应向北，并有遮光窗帘。

（2）食品仓库应搞好清洁卫生，避免灰尘或异物污染食品。仓库内要消灭害虫和鼠类，易碎物品要严防碰破。例如灯泡要用铁丝网罩盖。

（3）制定食品出入库的检验制度、定期检查制度等各项卫生管理制度。加强对贮存食品的卫生检查。

（4）食品入库后，按入库的先后次序、生产日期分别存放，先进先发，防止长期积压造成变质。生食品和熟食品、食品和食品原料要分别存放，防止交叉污染。

（5）由于各种食品要求贮存条件不同，有些食品专库存放。

（6）应定期进行仓库的清扫与消毒，消毒前应清库，并应注意防止消毒剂对食品的污染。

3. 过期保健食品的管理 保健食品经营者应当定期检查库存保健食品，通过检查及时发现变质或者超过保质期的保健食品。有时由于一些原因，即使保健食品没有超过保质期，保健食品也会变质。保健食品变质就是保健食品内在质量发生了本质性的物理、化学变化，失去了保健食品应当具备的食用价值。这时食品经营者就应当及时清理这些变质食品。另外，已经超过保质期的保健食品，也并不一定都是变质的保健食品。尽管如此，保健食品经营者在清理时，只要保健食品已经变质或者已经超过保质期，都应当坚决清理，不能存在侥幸心理，更不能将已经变质或者超过保质期的保健食品正常销售。按照《中华人民共和国食品安全法》的规定，经营超过保质期的保健食品的，由食品药品监管部门，没收违法所得、违法生产经营的保健食品和用于违法生产经营的工具、设备、原料等物品；违法生产经营的保健食品货值金额不足一万元的，并处二千元以上五万元以下罚款；货值金额一万元以上的，并处货值金额五倍以上十倍以下罚款；情节严重的，吊销许可证。

（三）索证与验收管理

《中华人民共和国食品安全法》规定 食品经营者采购食品，应当查验供货者的许可证和食品合格的证明文件。

食品经营企业应当建立食品进货查验记录制度，如实记录食品的名称、规格、数量、生产批号、保质期、供货者名称及联系方式、进货日期等内容。

食品进货查验记录不得伪造，保存期限不得少于二年。

实行统一配送经营方式的食品经营企业，可以由企业总部统一查验供货者的许可证和食品合格的证明文件，进行食品进货查验记录。

食品进货查验制度，是指食品经营者根据国家有关规定和同食品生产者或其他供货者之间合同的约定，对购进的食品质量进行检查，符合规定和约定的予以验收的制度。这是法律对食品经营者规定的一项重要法律义务，其目的是为了对食品销售者销售的货源进行把关，保证食品经营者所销售食品的质量。

执行进货查验制度，不仅是保证食品安全的措施，也是保护食品经营者自身合法权益的重要措施。食品经营者对所进货物进行检查验收，发现存在食品安全问题时，可以提出异议，经进一步证实所进食品不符合食品安全要求的，可以拒绝验收进货。如果食品经营者不认真执行进货查验制度，对不符合食品安全标准的食品，予以验收进货，则责任随即转移到食品经营者一方。因此食品经营者必须认真执行进货查验制度，避免因盲目采购不安全食品造成的经济损失和一旦造成食物中毒和人身伤亡事故所要承担的法律责任。

食品经营者查验的内容，包括供货者的许可证和食品合格的证明文件。供货者有可能是食品生产者，也有可能是其他食品经营者。是食品生产者的，应查验其食品生产许可证；是其他食品经营者的，应查验其食品经营许可证。食品合格的证明文件，包括合格证、合格印章等，是生产者出具的用于证明出产产品的质量经过检验，符合相关要求的标志。

每个食品经营者，都应当意识到查验供货者的许可证和食品合格的证明文件是必须履行的法律义务，在自己的经营活动中加强对食品进货查验制度的管理，建立严格的食品进货查验制度。严格要求食品及原料采购人员在签订购货合同时，必须查验供货者的许可证和食品合格证明文件，并亲自验货，货证相符方可采购。对购进的食品及食品原料，仓库保管人员应当首先检查有无食品合格的证明文件，以便及时发现问题，堵塞漏洞。

作为对供货者的许可证和食品合格的证明文件进行查验的书面证明，食品进货查验记录不得伪造。有的食品经营企业在进货时没有查验，随便捏造查验信息，有的将已过期或临近过期的食品修改生产日期应付监督检查、有的捏造虚假食品生产者等，这些伪造食品进货查验记录的行为都是法律禁止的。根据《中华人民共和国食品安全法》本法规定，食品经营者进货时未查验许可证和相关证明文件的，由有关部门依据各自职责，责令立即改正，给予警告；拒不改正的，处二千元以上二万元以下罚款；情节严重的，责令停产停业，直至吊销许可证。食品进货查验记录的保存期限不得少于二年，以备日后查验。

随着食品工业化、规模化的发展，一些食品经营企业，如麦当劳、肯德基等，采用了统一配送的经营方式。统一配送经营方式可以降低食品原料采购成本、提高采购效率、确保旗下不同店面经营的食品口感、品质等如一。对于这些企业而言，由企业总部统一查验，可以发挥总部的技术优势，避免食品经营企业各自为政、分别查验造成的繁琐、不一致。因此《食品安全法》规定，实行统一配送经营方式的食品经营企业，可以由企业总部统一查验供货者的许可证和食品合格的证明文件，进行食品进货查验记录。

（四）从业人员健康检查

《中华人民共和国食品安全法》规定，食品生产经营者应当建立并执行从业人员健康管理制度。患有痢疾、伤寒、病毒性肝炎等消化道传染病的人员，以及患有活动性肺结核、化脓性或者渗出性皮肤病等有碍食品安全疾病的人员，不得从事接触直接入口食品的工作。食品生产经营人员每年应当进行健康检查，取得健康证明后方可参加工作。

食品从业人员的健康如何，直接关系到广大消费者的健康。如果这些人患有传染病或者是带菌者，就容易通过被污染的食品造成传染病传播和流行，对消费者的身体健康造成威胁。因此，食品从业人员除应做好个人卫生外，加强食品从业人员的管理，这是贯彻预防为主的重要措施。

1. 食品生产经营者应当建立并执行从业人员健康管理制度 为了预防传染病的传播和由于食品污染引起的食源性疾病及食物中毒的发生，保证消费者的身体健康，食品生产经营者建立并执行从业人员健康管理制度是必要的。从业健康人员健康管理制度一般包括每年进行健康检查、取得健康证明后方能上岗、食品生产经营者为员工建立健康档案、管理人员负责组织本单位员工的健康检查、员工患病及时申报等。

为了防止通过食品从业人员造成传染病的发生，本条延续了《中华人民共和国食品卫生法》的规定，对患有某些特定疾病的人，禁止其从事接触直接入口食品的工作。这些疾病包括痢疾、伤寒、病毒性肝炎等消化道传染病以及活动性肺结核、化脓性或者渗出性皮肤病等有碍食品安全疾病。痢疾，是一种急性肠道传染病，临床以发热、腹痛、大便脓血为主要症状，在环境卫生状况差，卫生习惯不良的情况下易于流行。伤寒造成的症状有腹痛、严重腹泻、头痛等。肠道出血或穿孔是其最严重的并发症，其传染途径为粪口途径，传染力很强。结核病是一种慢性感染性疾患，发病初期多伴有全身性中毒症状，如微热、盗汗、食欲不振、消瘦等。食品从业人员的健康情况如何，只有通过健康检查才能得出结论。如痢疾杆菌、伤寒杆菌等都是生命力、致病力很强的致病菌。痢疾杆菌在患者接触过的物品上可存活 10 天，污染食品后，经过 12 至 24 小时可繁殖 5 万倍，而患有痢疾的食品从业人员，尤其是没有临床症状，不易为人们发现的带菌者，都可以通过粪便大量排出致病菌，人们食用被患有传染病，尤其是那些健康带菌的食品从业人员污染了的食品后，就有可能染上疾病。因此患有某些特定疾病的人，禁止其从事接触直接入口食品的工作。

《中华人民共和国食品安全法》草案中规定患有甲型病毒性肝炎的人员，不得从事接触直接入口食品的工作。与《中华人民共和国食品卫生法》的规定相比，在"病毒性肝炎"前增加了"甲型"二字，换句话说，乙肝患者可以从事接触直接入口食品的工作。在草案征求意见时，对这项规定的争议较大。有的意见认为，该规定有利于进一步消除乙肝歧视，促使人们正确认识乙肝传播途径，是社会的一大进步。有的意见认为，乙肝也是有较强传染性的传染病，如果允许乙肝患者从事直接接触入口食品的工作，有可能造成乙肝病毒携带者的急剧增加，也会威胁人民群众的身体健康。立法机关经过慎重研究，取消了这一规定，延续了食品卫生法的规定。应当说明，本条最后一句规定"不得从事接触直接入口食品的工作"，也就是说，乙肝患者等可以在食品生产经营行业中从事非接触直接入口食品的工作，如商场、超市的上货员、收银员、仓库管理员、保安、技工、文员等，只要不接触直接入口食品，乙肝患者等是完全可以从事有关工作的。用人单位不得歧视从事这些工作的乙肝患者。

2. 食品生产经营人员应定期进行健康检查 食品生产经营中的从业人员直接从事食品生产经营，从业人员健康与否直接决定了所生产的食品是否安全。因此，需要对食品生产经营人员的身体状况进行定期健康检查。发现患有法律禁止从事接触直接入口食品疾病的从业者，应当及时向所在企业、单位申报、及时调整工作岗位、进行治疗。食品生产经营者必须取得卫生监督管理部门的健康证明后才能上岗。健康证明过期的，应当立即停止食品生产经营活动，待再次体检合格后，才能继续上岗。

食品从业人员应当注意个人卫生。食品生产经营人员的衣着应外观整洁，做到指甲常剪、头发常理、经常洗澡等，经常保持个人卫生。食品生产经营人员在进行操作接触食品前或便后以及接触污物以后必须将手洗净，方可从事操作或接触食物。出售直接入口食品时，除将手洗净，还必须使用工具售货。

（五）保健食品中不能加入药物

《中华人民共和国食品安全法》规定 生产经营的食品中不得添加药品，但是可以添加按照传统既是食品又是中药材的物质。按照传统既是食品又是中药材的物质的目录由国务院卫生行政部门制定、公布。

我国自古以来就有食疗的传统，讲究通过饮食调节达到预防、治疗疾病的效果。但是，人们往往急于求成，急于看到食疗的效果。为了迎合人们的这种心理，追求立竿见影的疗效，获取经济利益，一些食品厂家在保健食品等食品中添加禁用药品，欺骗消费者，危害公众身体健康。因此必须严格禁止在食品中添加药品。但是，也应注意到我国传统的中医药学自古以来就有药食同源的思想，即药与食物相同，某些物质既是食物又是中药材。《黄帝内经太素》中写道："空腹食之为食物，患者食之为药物"。中药与食物一样来源于自然中的动植物。很多中药与食物，很难截然分开，可以说身兼两职，如麦芽、淮小麦、浮小麦、山药、百合、藕、刀豆、山楂、乌梅、莲子、杏仁、无花果、山柰、生姜、桂皮、丁香、花椒、胡椒、八角茴香、小茴香、蛇等。因此在我国，药品与食品不能完全一分为二，有些中药材本身也是食品。在明确规定生产经营的食品中不得添加药品这一原则的同时也要允许添加按照传统既是食品又是中药材的物质这一例外。

1. 食品中可以添加按照传统既是食品又是中药材的物质　生产经营的食品中可以添加按照传统既是食品又是中药材的物质。按照传统既是食品又是中药材的物质的目录由国务院卫生行政部门制定、公布。2002 年 3 月，卫生部公布的《关于进一步规范保健食品原料管理的通知》，对药食同源物品、可用于保健食品的物品和保健食品禁用物品作了具体规定。

2. 禁止在食品中加入药物的原因　一般说来，药物只是在人们患病时才服用，并有一定的疗程和期限。而食品则是人们天天要食用的。如果食品加入药物，就会造成消费者"无病吃药"的怪现象。尤其是某些药物的危害性是潜在的、迟发的，不易被人们所发现和认识，长期食用就会危害健康。一些既是食品又是药品的物品，是在我国中医中药千百年来的发展历史中形成的，如山楂、大枣、绿豆等等，这些既是食品也是药品的物品，无论作为食品，还是作为药品，都是有益无害的。因此，对类似这样的物品是允许作为食品生产经营的。然而，对于某些功能性很强的中药，如人参、党参、鹿茸等决不能与"既是食品又是药品的物品"相提并论。这些都是治疗功能很强的药物，加入食品中对于消费者来说，尤其对少年儿童的健康，是有害无益的。

3. 食品加入药物的现状　近年来，尽管国家法律明令禁止，但是一些食品企业仍然千方百计地试图生产销售，并广为宣传其具有各种神奇的疗效作用。例如有的食品厂生产"人参软糖"和"鹿茸软糖"，而近代科学证明，人参具有促进性腺激素的作用，鹿茸是壮阳药，这样的糖果供儿童食用显然是有害的。还有的厂家标榜自己的加药食品是出自"宫廷秘方"。大家知道，所谓"宫廷秘方"都是皇宫太医根据中医"辨证施治"的原则，为皇家贵族成员有针对性开具的"秘方"。以清宫为例，慈禧的膳食确实加有药物，这是太医针对慈禧晚年更年期障碍的病症，有针对性下的处方。根据这样的"宫廷秘方"生产的加药食品对大多数消费者来说显然是有害而无益的。

此外，保健食品添加化学药品的现象在市场中也常有发现，保健食品违法添加化学药物常见情况如下。

（1）减肥类：芬氟拉明、麻黄素、呋塞咪、氢氯噻嗪、西布曲明、去氢表雄酮。

（2）抗疲劳类：西地那非、雄性激素、枸橼酸西地那非。

（3）促进生长发育类：生长激素。

（4）调节血糖类：格列本脲、盐酸二甲双胍、盐酸苯乙双胍。

（5）改善睡眠类：安眠药物。

（6）美容类：雌性激素。

七、保健食品标识规定

（一）食品标签的要求

《中华人民共和国食品安全法》规定预包装食品的包装上应当有标签。标签应当标明下列事项。

1. 名称、规格、净含量；

2. 成分或者配料表；

3. 生产者的名称、地址、联系方式；

4. 保质期；

5. 产品标准代号；

6. 贮存条件；

7. 所使用的食品添加剂在国家标准中的通用名称；

8. 生产许可证编号;

9. 法律、法规或者食品安全标准规定必须标明的其他事项。

专供婴幼儿和其他特定人群的主辅食品,其标签还应当标明主要营养成分及其含量。

食品标签,是指在食品包装容器上或附于食品包装容器上的一切附签、吊牌、文字、图形、符号说明物。食品标签的基本功能是通过对被标识食品的名称、配料表、净含量、生产者名称、批号、生产日期等进行清晰、准确地描述,科学地向消费者传达该食品的质量特性、安全特性以及食用、饮用说明等信息。

加强对预包装食品标签的管理,一是为了满足广大消费者的需要,保护消费者的知情权和选择权。广大消费者可以借助食品标签来选购食品。通过观察标签的整个内容来了解食品。消费者权益保护法规定,经营者对可能危及人身、财产安全的商品和服务,应当向消费者做出真实的说明和明确的警示;消费者享有知悉其购买使用的商品或者接受的服务的真实情况的权利,有权要求经营者提供商品的价格、产地、性能、规格、主要成分等有关情况;消费者在自主选择商品或者接受服务时,有权进行比较、鉴别和挑选。产品质量法要求生产者要标识"所含主要成分的名称和含量"。可见,保证消费者的知情权和选择权是食品经营者的义务。二是生产者和经销者的需要。他们通过标签来扩大宣传,让广大消费者了解企业和产品;同时,不同生产企业以自己特有的标签标志来维护自己的合法权益,以防其他假冒自己的标签食品。三是出口和国际食品行业技术交流的需要。

我国国家质检总局和国家标准化管理委员会2004年发布了两项新版食品标签强制性国家标准,即《预包装食品标签通则》和《预包装特殊膳食用食品标签通则》。

《预包装食品标签通则》规定了预包装食品的包装上应当有标签,标签应当标明特定事项,这是一种强制性规范。通过名称、规格、净含量,消费者可以选择、判断,区别食品的内涵和质量特征;通过成分或者配料表来识别食品的内在质量及特殊效用;对生产者的名称、地址、联系方式的标注有助于消费者根据生产者的美誉度的选择,出现问题的可以方便消费者联系;从保质期可以判断食品的新鲜程度;产品标准代号可以反映质量特性的全方位产品标准;贮存条件可以提醒消费者在特定条件下贮存,防止食品变质。标注生产许可证编号有利于消费者查询,真正购买到放心食品;法律、法规或者食品安全标准规定必须标明的其他事项,是兜底条款,对法律、法规或者食品安全标准规定标明的,必须标明。

需要说明的是,近年来,一些食品生产者在食品标签上标注食品添加剂时,仅非常简单地标注"稳定剂、着色剂、甜味剂"等,具体是哪些稳定剂、着色剂、甜味剂等,并不明确。我们知道,实际中使用的很多食品添加剂属于复合食品添加剂,如果不标明的话,食品经营者有可能在"稳定剂、着色剂、甜味剂"的幌子下,使用大量复合食品添加剂,危害人民群众身体健康。还有的食品生产者,在标注食品添加剂时使用化学式名称,对于普通消费者而言,这些化学式名称可能闻所未闻,但是如果告知其在国家标准中的通用名称,一般都会知晓。因此,本条对此着重做出规定,要求预包装食品的标签应当标明所使用的食品添加剂在国家标准中的通用名称。

《预包装特殊膳食用食品标签通则》第二款规定了专供婴幼儿和其他特定人群的主辅食品,其标签还应当表明主要营养成分及含量。婴幼儿是人类生长发育的基础阶段,必须食用具有一定营养标准的食品,才能保障其身心健康成长。其他特点人群一般指患有特殊疾病的人,如糖尿病患者,或者身体有某种倾向的人,如易疲劳人群等。专供婴幼儿和其他特定人群的主辅食品区别于其他食品之处,就在于为了满足婴幼儿和其他特定人群的需要,其营养成分及含量有所不同。婴幼儿和其他特定人群主辅食品的购买者之所以购买这些食品就在于其声称的主要营养成分及成分含量。如果食品中声称具有某种营养成分而实际上没有、声称营养成分到了一定含量而实际上低于声称含量，就构成了虚假宣传，就不能满足婴幼儿和其他特定人群的需求，影响婴幼儿的健康成长和其他特定人群的身体健康。如果消费者发现并证实其标签标注的营养成分及含量与实际不符，可以依法投诉并可获得赔偿。

（二）保健食品标识规定

保健食品作为特殊的预包装食品，其说标识和产品说明书的有关要求除了《中华人民共和国食品安全法》的有关规定以外，还必须符合《保健食品管理办法》的有关规定。保健食品标签和说明书必须符合国家有关标准和要求，并标明下列内容：保健作用和适宜人群；食用方法和适宜的食用量；贮藏方法；功效成分的名称及含量。因在现有技术条件下，不能明确功效成分的，则须标明与保健功能有关的原料名称；保健食品批准文号；保健食品标志；有关标准或要求所规定的其他标签内容。保健食品的名称应当准确、科学，不得使用人名、地名、代号及夸大容易误解的名称，不得使用产品中非主要功效成分的名称。保健食品的标签、说明书和广告内容必须真实，符合其产品质量要求，不得有暗示可使疾病痊愈的宣传。严禁利用封建迷信进行保健食品的宣传。未经卫生部或国家食品药品监管局依法审查批准的食品、不得以保健食品名义进行宣传。保健食品的名称、标签、说明书必须按照核准内容使用的。原卫生部《保健食品标识规定》及国家食品药品监督管理局《保健食品命名规定（试行）》，对保健食品名称、标识及说明书均作出了明确的规定。

（三）保健食品批文号的规律

由于历史原因，保健食品批准文号较为混乱，掌握保健食品批文号的规律，对于在市场监管中快速发现可疑违法产品颇有裨益。

1. 原卫生部批准文号　有卫食健字（2或4位年份代码）第××××号、卫食健进字（2或4位年份代码）第××××号、卫进食健字（2或4位年份代码）第××××号三种。

（1）原卫生部批准的国产保健食品批文号一览　卫食健字（96）第001～057号（1996年11月4日起）

卫食健字 [1997] 第 001～900 号

卫食健字 [1998] 第 001～640 号

卫食健字 [1999] 第 001～169 号

卫食健字 [1999] 第 0170～0599 号

卫食健字（2000）第 0001～0733 号

卫食健字（2001）第 0001～0445 号

卫食健字（2002）第 0001～0778 号

卫食健字（2003）第 0001～0461 号（2003 年 07 月 08 日止）

（2）原卫生部批准的进口保健食品批文号一览　卫进食健字（96）第001～002号（1996年11月4日起）

卫进食健字 [1997] 第 001～101 号

卫进食健字 [1998] 第 001～075 号

卫进食健字 [1999] 第 001～043 号

卫食健进字 [1999] 第 044 号

卫食健进字 [1999] 第 0045～0092 号

卫食健进字（2000）第 0001～0072 号

卫食健进字（2001）第 0001 ~ 0046 号

卫食健进字（2002）第 0001 ~ 0050 号

卫进食健字（2003）第 0001 ~ 0007 号

卫食健进字（2003）第 0008 ~ 0020 号

卫进食健字（2003）第 0021 ~ 0025 号（2003 年 07 月 08 日止）

2. 国家食品药品监管（总）局批准文号　有国食健字 G+ 四位年份代码 + 四位顺序号、国食健字 J+ 四位年份代码 + 四位顺序号两种。

（1）国家局批准的国产保健食品批文号一览

国食健字 G20030001 ~ 20030077（2003 年 12 月 12 日起）

国食健字 G20040001 ~ 20041503

国食健字 G20050001 ~ 20050977

国食健字 G20060001 ~ G20060834

国食健字 G20070001 ~ G20070432

国食健字 G20080001 ~ G20080699

国食健字 G20090001 ~ G20090632

国食健字 G20100001 ~ G20100802

（2）国家局批准的进口保健食品批文号一览

国食健字 J20030001 ~ 20030004（2003 年 12 月 12 日起）

国食健字 J20040001 ~ 20040054

国食健字 J20050001 ~ 20050027

国食健字 J20060001 ~ 20060016

国食健字 J20070001 ~ 20070011

国食健字 J20080001 ~ 20080019

国食健字 J20090001 ~ 20090025

国食健字 J20100001 ~ 20100021

八、保健食品经营日常监管制度

保健食品日常监督检查是指食品药品监督管理部门对已取得许可的保健食品经营企业，按照《中华人民共和国食品安全法》及保健食品相关规定进行的现场监督检查。

（一）检查依据

1.《中华人民共和国食品安全法》及其实施条例；

2.《保健食品管理办法》；

3.《保健食品注册管理办法（试行）》；

4.《保健食品标识规定》；

5. 其他相关法规文件。

（二）检查重点内容

现场检查重点内容包括保健食品管理制度及其落实情况、标识标签、产品保质期、供货商及产品资质、进货查验记录、批发记录或者票据、产品台账、从业人员体检情况、场地卫生及产品码放、库房卫生储存环境、店内宣传。各地区可以此为参考，结合辖区实际情况，有针对性地选择检查内容，并制订相应的实施方案。具体检查要点见国家局颁布的《保健食品经营企业日常监督现场检查工作指南》（征求意见稿）。

（三）处理措施

（1）检查结束后，检查人员可要求企业人员回避，汇总检查情况，核对检查中发现的问题，讨论确定检查意见。遇到特殊情况时，应当及时向主管领导汇报。

（2）与企业沟通，核实发现的问题，通报检查情况。经确认，填写《现场检查笔录》。笔录应当全面、真实、客观地反映现场检查情况，并具有可追溯性（符合规定的项目与不符合规定的项目均应记录）。

（3）对发现的不合格项目，能立即整改的，应当监督企业当场整改。不能立即整改的，监督人员应当下达《现场监督检查意见书》，根据企业生产管理情况，责令限期整改，并跟踪复查。逾期不整改或整改后仍不符合要求的，应当移交稽查部门处理。

（4）对发现涉嫌存在违法行为的，应当直接移交稽查部门依法查处。

（5）若检查中发现保健食品广告存在夸大宣传等问题，应当及时移送负责广告监管的行政管理部门。

（6）要求企业负责人在《现场检查笔录》、《现场监督检查意见书》上签字确认，拒绝签字或由于企业原因无法实施检查的，应当由至少2名检查人员在检查记录中注明情况并签字确认。

（7）将日常监督现场检查材料、企业整改材料及跟踪检查材料，归入日常监督管理档案。

（四）主要检查方式

1. 语言交流

（1）积极与企业领导层沟通，通过企业和产品经营情况，分析判断企业经营中是否存在问题、存在哪方面问题、当前急需解决哪些问题。

（2）与经营企业部门领导、采购和销售等相关人员采取面对面交流的方式，了解经营全面情况。

（3）对于现场检查中发现的问题，应当认真地与企业沟通交流，提出切实可行的整改要求和时限。

2. 文字资料
检查各项记录间的可追溯性，判断能否根据各项记录的相互关系，完成产品经营的质量追溯。

3. 现场观察
查看经营现场布局是否合理，库房卫生是否符合要求；经营产品与记录或文件是否一致。

第六章 化妆品安全监管

第一节 化妆品基本概念

一、化妆品的定义

目前国际上对化妆品尚无统一定义，各国依据实际情况颁布的化妆品法规中，对化妆品的定义都很类似，只是管理范围和分类略有不同。目前化妆品已成为人们日常生活不可缺少的消费品。我国《化妆品卫生监督条例》对化妆品的定义如下。

化妆品是指以涂擦、喷洒或者其他类似的方法，散布于人体表面任何部位（皮肤、毛发、指甲、口唇等），以达到清洁、消除不良气味、护肤、美容和修饰目的的日用化学工业产品。

《化妆品卫生监督条例》对化妆品的定义，主要涵盖以下三方面内容。

（1）化妆品的施用方式是涂擦、喷洒或者其他类似的方法散布于人体表面的产品。以口服、注射等方法达到美容目的的产品不属化妆品范畴。

（2）化妆品的施用部位是人体表面任何部位，如皮肤、毛发、指甲、口唇等。化妆品不包括牙膏、漱口水等口腔用品。

（3）化妆品的使用目的是清洁、护肤、美容修饰、消除不良气味等。化妆品不得用于预防和治疗疾病为目的，且不允许在产品标签上标注"药妆"（药妆是指只在药店销售的化妆品）。

二、化妆品的分类

化妆品种类繁多，形态交错，有各种各样的分类方法，各有优劣，目前国际上对此并不统一。如：有的按产品使用目的和使用部位分类，有的按剂型分类，有的按生产工艺和配方特点分类等。

国家食品药品监督管理总局在发放生产企业卫生许可证时，为了便于化妆品生产企业的管理将化妆品分为液态类、半固态类、固态类、膏霜乳液类、气雾剂类、有机溶剂类、蜡基类、其他类等8大类。

为了便于产品管理，我国在化妆品行政许可时将化妆品分为特殊用途化妆品和非特殊用途化妆品两大类；为了便于检验，在"关于印发化妆品行政许可检验管理办法的通知"中，按检测项目做了更详细的分类。

（一）特殊用途化妆品类

根据我国《化妆品卫生监督条例》，特殊用途化妆品是指用于育发、染发、烫发、脱毛、美乳、健美、除臭、祛斑、防晒的化妆品。《化妆品卫生监督条例实施细则》对特殊用途化妆品的定义如下。

1. 育发化妆品 是指有助于毛发生长，减少脱发和断发的化妆品。

2. 染发化妆品 是指具有改变头发颜色作用的化妆品。

3. **烫发化妆品**　是指具有改变头发弯曲度，并维持相对稳定作用的化妆品。

4. **脱毛化妆品**　是指具有减少、消除体毛作用的化妆品。

5. **美乳化妆品**　是指有助于乳房健美的化妆品。

6. **健美化妆品**　是指有助于使体形健美的化妆品。

7. **除臭化妆品**　是指有助于消除腋臭的化妆品。

8. **祛斑化妆品**　是指用于减轻皮肤表色素沉着的化妆品。

9. **防晒化妆品**　是指具有吸收紫外线作用、减轻因日晒引起皮肤损伤功能的化妆品。

（二）非特殊用途化妆品类

根据《化妆品行政许可检验管理办法》（国食药监许 [2010]82 号），将非特殊用途化妆品分为以下几类。

1. **发用品**　发用品包括一般发用产品和易触及眼睛的发用产品。一般发用品通常指的是发油类、发蜡类、发乳类、发露类、发浆类化妆品；易触及眼睛的发用产品指的是洗发类、润丝（护发素）类、喷发胶类、暂时喷涂发彩（非染型）。

2. **护肤品**　护肤品包括一般护肤产品和易触及眼睛产品。一般护肤品通常指的是护肤膏霜类、护肤乳液、护肤油类、护肤化妆水、爽身类、沐浴类；易触及眼睛产品指的是眼周护肤类、面膜类、洗面类。

3. **彩妆品**　彩妆品包括一般彩妆品、眼部彩妆品和护唇及唇部彩妆品。一般彩妆品指的是粉底类、粉饼类、胭脂类、涂身彩妆类；眼部彩妆品指的是描眉类、眼影类、眼睑类、睫毛类、眼部彩妆卸除剂；护唇及唇部彩妆品指的是护唇膏类、亮唇油类、着色唇膏类、唇线笔。

4. **指（趾）甲用品**　指（趾）甲用品包括修护类、涂彩类、清洁漂白类化妆品。

5. **芳香品**　芳香品包括香水类、古龙水类、花露水类化妆品。

三、化妆品品质特性

（1）化妆品是经常使用的日常生活用品，对其安全性要求居首要地位。欧盟理事会指令76/768/EEC 的条款 2 中规定，在正常或合理可预见使用条件下进行使用时，化妆品不得对人体健康造成损害。化妆品的使用与外用药物不同，外用药物是在医师指导下使用，允许有一定的副作用，但化妆品是一般不需要医师指导的长期使用产品，并可能长时间停留在皮肤、面部、毛发等部位上，所以在正常以及合理的、可预见的使用条件下，化妆品不得对人体健康产生危害。

（2）化妆品的稳定性是指在规定的存储条件和保质期内保持稳定。例如，有些化妆品属于胶体分散体系，该体系始终存在着分散与聚集两种相互对峙的倾向。尽管体系中存在稳定剂，但在本质上是热力学不稳定系统，只能在一定时间内稳定，所以化妆品的稳定性是相对的。

（3）化妆品有用性主要依赖于其中的活性成分和构成配方主体的基质的效果。化妆品通过柔和的方式，达到有助于保持皮肤正常的生理功能以及清洁、美化、去异味等作用，如我们所熟知的育发、染发、防晒、保湿、美白等。

第二节　化妆品安全风险及成因分析

一、化妆品安全风险定义及特性

风险基本的核心含义是"未来结果的不确定性或损失"。风险具有客观性、偶然性（和不确定性）、损害性、相对性（或可变性）、普遍性和社会性等特性。

1. 化妆品中可能存在的安全性风险物质的含义 化妆品中可能存在的安全性风险物质是指由于化妆品原料带入、生产过程中产生或带入的，可能对人体健康造成潜在危害的物质。

由于化妆品组方的复杂性，人类对化妆品组方成分及潜在威胁认识的局限性，以及对化妆品使用经验积累的不完整性，客观上造成了化妆品使用安全风险。如原料中杂质成分的种类、含量和风险，以及组方后可能会产生哪些新的物质和风险，储运过程中会发生哪些变化等，人们对此类问题的认知程度非常有限。同时由于化妆品的市场竞争，不法生产者为追求某些效果，超限量使用限用物质或者非法添加禁用物质等，主观上带来化妆品使用风险，给消费者健康带来风险。

2. 化妆品风险的特性 化妆品风险具有风险的全部特征性。

化妆品风险的客观性表现在化妆品中所含物质的种类繁多，从客观上加大了使用风险。化妆品的特点是小而全，原料种类多，产品品种多，产品更新换代快，且多为间歇式生产，给生产的稳定性控制增加了难度。

化妆品风险的偶然性表现在并不是所有使用者都出现同样的安全风险事件，也并不是同一安全风险要素会导致所有使用者出现风险事件，这也说明了化妆品风险的不确定性。如安全合格的产品在使用过程中，由于消费者个体差异所导致的变态反应。

化妆品风险的损害性体现在每一个安全事件都会在不同程度造成人体的伤害，也会带来一定的经济损失，以及不良的社会效应。不仅给消费者造成伤害，给经营者带来损失，也给社会带来负面影响。

化妆品风险的社会性主要体现在化妆品的使用已成为社会广泛使用的日常消费品，化妆品风险也已成为社会公共安全的突出问题。

二、化妆品安全风险的构成要素

1. 化妆品风险事故（件） 根据化妆品的安全风险事件（事故）的一般表象，将化妆品安全类型分为直接损伤和间接损伤。直接损伤导致与化妆品直接接触的组织破损、死亡；间接损伤包括感染、过敏（免疫变态反应）、致癌、致畸、致突变等。

2. 化妆品风险损失 化妆品风险涉及的范围不仅包括化妆品成品的不良反应，而且涵盖了包括化妆品原料、化妆品包材和相关产品，以及化妆品生产、储运、销售和使用等全过程中的安全性。

化妆品风险损失包括人身伤害损失、经济损失。从广义上讲，这种损失又包括个人或局部损失、产业损失及国家损失。

化妆品不良反应一般是指人们日常生活中由于使用化妆品而引起的皮肤及附属器官的不良反应。如瘙痒或刺痛，皮肤红斑、丘疹、脱屑、黏膜干燥、色素沉着，毛发及甲出现损害等。

3. 化妆品安全风险因素 化妆品安全风险因素可分为实质风险因素、道德风险因素和心理风险因素三种类型。

（1）化妆品实质风险因素包括：①化妆品原料的安全风险。化妆品安全问题中，作为其源头的化妆品原料一直是关注的焦点，但目前关于化妆品可用原料的标准几乎空白，更多的是借用化工、药品和食品等行业的标准，其他行业的标准并不一定适合化妆品行业要求，尤其是对其中可能导致安全风险的杂质没有明确限定。②违规使用禁、限用物质的安全风险。生产经营者为了突出某些效果，违规使用禁用物质或超量使用限用物质，从而带来安全风险。如违规添加激素、抗生素等。③配方工艺的安全风险：生产经营者为了片面追求所谓产品"质量"，过度使用添加剂。如过度使用色素、香精、防腐剂等，会导致皮肤过敏和刺激性增大的安全风险。

（2）化妆品心理风险因素包括生产经营者过失、疏忽或无意造成的风险，或使用不当即使用者未按使用说明正确使用而导致的伤害。

（3）化妆品道德风险因素包括生产经营者为谋取利益，超限或非法添加有毒、有害物质，或虚假宣传等。

三、化妆品安全风险成因分析

（一）规模分散的化妆品行业结构与化妆品安全隐患

我国化妆品企业跨度非常大，截至2011年全国化妆品生产企业3400余家，但是中小型化妆品企业，占了化妆品企业总数的90%左右，至少18%以上的企业不能维持正常运行。大、中型化妆品企业拥有比较先进的生产设备和较完善的工艺流程，企业可以通过规模化的进货、生产、产品检验，专业化的分工以及企业各层面的高效协作，控制企业的生产成本，在生产优质产品的同时，根据目标消费者群体制定适当的产品价格并占据市场。因而，在国家质检总局的抽查中，大中型化妆品企业的产品质量较稳定。反观为数众多的小型企业，尤其是10人以下的小作坊式的化妆品企业，一方面由于生产装备水平低、科学技术落后、人员流动性大、素质低下、工艺不合理造成产品质量不稳定。另一方面很多小型企业趁某类化妆品正"火"的时候进入市场获取利润，由于他们只追求眼前利益不考虑可持续性，不关注产品安全问题。原料把关不严、生产规范执行不力、委托加工管理不规范，因此该部分企业产品的安全性问题较为突出。

（二）监管层面，法规规章、标准规范亟需健全完善

化妆品监管的技术支撑薄弱，风险控制体系亟待健全，上市后产品检测、风险评估、风险预警和再评价等工作需要进一步加强。生产经营监督措施需要进一步强化，生产全过程监管的制度尚需建立健全，违法违规打击力度太弱，曝光率不高。监管队伍建设亟待加强，基层监管力量薄弱、能力不足、经费缺乏等问题十分突出。

（三）技术层面上的原因

化妆品安全风险成因除了上述市场机制的缺陷、制度规范的不完善，在技术层面主要表现为：

（1）化妆品生产控制不到位。在生产过程中未能采取严格的措施，控制微生物污染，如生产环境、设备的不洁，或者使用的原料物质已被污染等。

（2）化妆品原料导致的过敏反应或刺激反应。由于化妆品中含有某些致敏原料或刺激性原料，具有敏感体质的消费者使用后容易引发过敏反应或皮肤刺激作用的不良反应。对引起不良反应的化妆品，以患者进行的斑贴试验结果可说明，在监测到的不良反应中大约三成左右与过敏反应或刺激反应有关。

（3）化妆品有毒、有害物质伤害。虽然有些物质已列入禁限名单中，但随着化妆品的发展，许多在用物质也可能不断暴露出安全问题，新配方所用的新添加物质安全性也有待验证，因此化妆品安全隐患依然存在。另外，部分不良生产厂家为牟取经济利益，企业的产品备案标准擅自更改批准内容，非法添加和和超量使用禁限用物质多的情况时有发生，例如部分化妆品违法添加激素，导致消费者发生激素依赖性皮炎，给消费者的身心健康造成了伤害。

（4）化妆品的卫生质量不合格。有的化妆品生产企业不按照《化妆品生产企业卫生规范》和《化妆品卫生规范》组织生产，导致化妆品出现卫生质量问题，造成消费者不良反应。

（5）部分美容院化妆品引起消费者不良反应后，未及时停用存在质量问题的化妆品或引导消费者到正规医院就诊，而是擅自为消费者提供治疗服务，导致消费者不良反应进一步恶化。

（四）化妆品经营方面的原因

化妆品的广告宣传问题。个别化妆品企业有意的虚假夸大宣传、误导消费者，极易造成消费者选择与使用化妆品不当，进而带来伤害，或消费者个体具有过敏体质引起了化妆品不良反应。

（五）美容服务业的监管缺失

由于我国目前监管体制机制问题，对于美容服务业的监管形成了一定的盲区。美容服务业使用的化妆品质量问题较多，不良反应投诉比例高。由于美容院的产品进货渠道不规范，为增加盈利空间，许多店家用假冒劣质化妆品，其中部分化妆品重金属、苯酚、氢醌、激素等严重超标，给使用的顾客造成巨大的身心伤害。所以美容院的问题较复杂。在因美容引起的伤害案例中，无证行医或操作不当居首，产品质量问题居次。在产品质量问题中，美容院违法添加禁用物质或无证私自配制问题最严重。

综上所述，我国化妆品生产、经营、准入、监管尚存在漏洞；生产企业缺乏有效的质量控制；企业缺乏自律，生产企业原料把关不严、生产规范执行不力、经营企业索证索票和进货查阅制度执行不到位；检验检测能力尚不能满足市场的需求等突出问题。化妆品安全事件还时有发生，安全问题必须继续予以高度关注。

第三节　化妆品不良反应

一、化妆品不良反应定义及原因

（一）化妆品不良反应定义

根据原国家食品药品监督管理局《关于加快推进化妆品不良反应监测体系建设的指导意见》（国食药监保化 [2011]476 号），化妆品不良反应是指人们在日常生活中正常使用化妆品所引起的皮肤及其附属器的病变，以及人体局部或全身性的损害。不包括生产、职业性接触化妆品及其原料所引起的病变或使用假冒伪劣产品所引起的不良反应。

（二）化妆品不良反应主要原因

（1）化妆品卫生质量不合格，如化妆品中违规添加禁用物质或限用物质超标。产品未经批准擅自上市销售，卫生质量问题较为严重。

（2）消费者具有过敏体质、选择化妆品不当或使用不当。例如，使用化妆品前没有详细阅读产品说明书或没有作相应的皮肤敏感试验。

（3）标签、说明书夸大宣传，误导消费者，尤其是目前电视购物和美容院服务中对所售化妆品存在较多夸大宣传。

（4）美容院对消费者施用化妆品不当，延误就诊和处理不当仍是造成化妆品皮肤病病情加重的重要因素之一。

二、化妆品不良反应特点

（1）从最近几年的发展趋势上看，化妆品皮肤病逐年增加，化妆品皮肤病成为皮肤科常见疾病之一，以化妆品皮炎最为常见。同时，化妆品造成的难以恢复或不可逆皮肤损害的严重病例也在增多。但尚未发现由化妆品引起的群体伤害事件。

（2）同时使用多种化妆品后发生皮肤病的情况增多，如使用多种产品后导致的皮肤病。

（3）致病化妆品来源更加广泛，除传统的购买渠道，如商场、超市、专卖店外，致病化妆品中美容院使用或自制化妆品所占比例增多，而且发现多种致病化妆品来自电视购物渠道。

三、我国化妆品不良反应监测体系

为进一步加强化妆品不良反应监测管理，统一、规范化妆品皮肤不良反应监测的登记、上报、汇总和处理。原卫生部于 2004 年建立中国卫生部化妆品不良反应监测体系。原国家食品药品监督管理局于 2011 年 11 月 24 日发布了《关于加快推进化妆品不良不反应检测体系建设的指导意见》，指导意见明确了化妆品不良反应的体系建设和实施步骤，加强化妆品不良反应监测与评价工作。化妆品不良反应体系于 2005 年起开始运行，其监测范围和职责分工具体如下。

（一）化妆品不良反应监测范围

在此之前化妆品不良反应的监测重点在于各医院确诊的化妆品皮肤病。而在此化妆品不良反应监测体系中，对化妆品不良反应的监测范围扩大为：化妆品皮肤病确诊病例 + 化妆品皮肤病疑似病例。凡在中华人民共和国境内上市销售使用的化妆品所引起的不良反应，均属于我国化妆品不良反应监测工作范围。

（二）化妆品不良反应监测体系的职责分工

原国家食品药品监督管理局、化妆品安全性专家委员会、化妆品不良反应监测中心（即中国疾病预防控制中心环境与健康相关产品安全所）、原国家食品药品监督管理局认定的化妆品皮肤病诊断机构（13 家）。

（1）原国家食品药品监督管理局（以下称国家局）负责全国化妆品不良反应监测的管理。主要是制定化妆品不良反应监测的相关政策，法规规定及技术标准并监督实施；制定监测哨点的人员、设备、环境和管理等方面应具备的条件，组织开展对监测哨点的认定、考核，并实施动态管理。通报全国化妆品不良反应监测情况。

（2）国家化妆品不良反应监测机构（以下称国家监测机构）负责全国化妆品不良反应监测技术支撑工作。主要是承担全国化妆品不良反应报告资料的收集、分析、评价、反馈和报告；承担国家化妆品不良反应监测信息系统的建设与维护；参与化妆品不良反应监测的国际交流；组织开展化妆品不良反应监测方法的研究。

（3）省级食品药品监督管理局（以下称省级局）负责本行政区域内化妆品不良反应监测的管理。主要是制定本行政区域内化妆品不良反应监测工作实施方案并监督实施；组织对本行政区域内监测哨点的考核管理；组织本行政区域内化妆品不良反应监测的宣传培训。

（4）省级化妆品不良反应监测机构（以下称省级监测机构）负责承担本行政区域内化妆品不良反应监测技术支撑工作。主要是承担本行政区域内化妆品不良反应报告资料的收集、分析、评价、反馈和报告；承担本行政区域内化妆品不良反应监测信息系统的建设与维护。

（5）化妆品不良反应监测哨点（以下称监测哨点）主要负责承担本哨点接受就诊或咨询的化妆品不良反应案例的调查、信息的收集，并定期报送监测机构，重大群体性化妆品不良反应及时报告；协助监管部门承担化妆品安全性评价。

（6）化妆品生产经营企业主要负责本企业所生产经营化妆品的不良反应监测和报告工作。发现可能与使用化妆品有关的不良反应案例应详细记录、调查、分析、评价、处理，并定期向所在地监测机构报告，重大群体性化妆品不良反应及时报告，积极采取有效措施，防止化妆品不良反应的重复发生。

（7）消费者协会等社会团体，发现化妆品不良反应案例可直接向所在地监测机构或国家监测机构报告。

第四节　化妆品注册与备案管理

一、国产非特殊用途化妆品备案

国产化妆品企业自行登录国家食品药品监督管理总局国产非特殊用途化妆品备案信息管理平台进行产品信息申报备案，网上的产品信息经省级食品药品监督管理局审核确认后在国家食品药品监督管理总局政务网站统一公布，供公众查询。

委托生产的产品，委托双方应当分别向所在地行政区域内的省级食品药品监督管理部门报送备案信息。境外企业委托国内企业生产的产品及国内企业生产的仅供出口的产品，由实际生产企业向所在地行政区域内的省级食品药品监督管理部门报送备案信息。

（一）备案资料整体要求

凡在中华人民共和国境内生产的非特殊用途化妆品，生产企业应当对备案产品申报资料的完整性、规范性、真实性和产品的安全性负责，并承担相应的法律责任。

（1）生产企业应当在产品上市销售前整理、归档下列资料。

申报资料 1. 产品配方（不包括含量，限用物质除外。下同）；

申报资料 2. 产品销售包装（含产品标签、产品说明书）；

申报资料 3. 产品生产工艺简述；

申报资料 4. 产品技术要求；

申报资料 5. 产品检验报告；

申报资料 6. 委托生产协议复印件（委托生产的产品）。

第 1、2 项资料应当按要求通过统一的网络平台报送至所在地行政区域内的省级食品药品监管部门，其他资料由企业存档备查。

（2）委托生产的产品，委托双方应当分别向所在地的省级食品药品监管部门报送备案信息。境外企业委托国内企业生产的产品及国内企业生产的仅供出口的产品，由实际生产企业向所在地的省级食品药品监管部门报送备案信息。

（3）省级食品药品监管部门收到企业备案信息后，应当在 5 个工作日内组织完成对产品是否属于备案范围、备案信息是否完整、备案信息是否符合规定形式等方面的核查。产品备案信息符合要求的，经省级食品药品监管部门确认后，在国家食品药品监督管理总局政务网站统一公布产品部分信息，供公众查询。

（4）对于不属于备案产品范围的、备案信息不齐全或不符合规定形式的，食品药品监管部门应当在 5 个工作日内告知企业并说明理由。食品药品监管部门在备案信息确认过程中发现产品存在明显违法情形的，对尚未上市销售的产品，应当责令改正；对已经上市销售的产品，应当依法予以查处，并在产品备案信息相关栏目予以标注。

（5）省级食品药品监管部门应当在备案后 3 个月内组织开展对备案产品的检查，发现不符合要求的，责令改正；发现违法的，依法立案查处，并在产品备案信息相关栏目予以标注。

（6）已经备案的产品，拟变更原备案事项的，应当在变更前将相关变更信息通过网络平台重新报送备案；涉及备案管理部门改变的，应当主动注销原备案信息后重新申请备案。

（7）已备案的产品，应当自备案之日起，每满 4 年重新确认产品备案信息。不再生产的，企业应当主动注销原备案信息。

二、化妆品标签管理

化妆品标签上应当注明产品名称、厂名，并注明生产企业卫生许可证编号；小包装或者说明书上应当注明生产日期和有效使用期限。特殊用途的化妆品，还应当注明批准文号。对可能引起不良反应的化妆品，说明书上应当注明使用方法、注意事项。

化妆品标签、小包装或者说明书上不得标注有适应证，不得宣传疗效，不得使用医疗术语。

三、化妆品行政许可批件管理

化妆品行政许可批件（备案凭证）有效期四年。

1. 延续　申请人申请延续化妆品行政许可批件（备案凭证）有效期的，应当在化妆品行政许可批件（备案凭证）期满4个月前提出申请。

因补发化妆品行政许可批件（备案凭证）而未能在规定时限内提出延续申请的，应当在领取补发化妆品行政许可批件（备案凭证）后15日内提出延续申请，但补发申请应当在该化妆品行政许可批件（备案凭证）期满4个月前提出。

2. 变更

（1）产品名称的变更；

（2）生产企业名称、地址的变更（包括自主变更或被收购合并）；

（3）进口产品生产企业中文名称的变更（外文名称不变）；

（4）行政许可在华申报责任单位的变更；

（5）实际生产企业的变更；

（6）变更特殊用途化妆品类别，应按照各类别要求提交相应的资料；

（7）申请其他变更的，应详细说明理由，并提交相关证明文件。

3. 补发　申请补发行政许可批件（备案凭证）的，应提交下列资料。

（1）化妆品行政许可批件（备案凭证）补发申请表；

（2）因行政许可批件（备案凭证）破损申请补发的，应提交化妆品行政许可批件（备案凭证）原件；

（3）因行政许可批件（备案凭证）遗失申请补发的，应提交省级以上（含省级）报刊刊载的遗失声明原件，遗失补发申请应在刊载遗失声明之日起20日后及时提出；

（4）代理申报的，应提交已经备案的行政许可在华申报责任单位授权书复印件，以及行政许可在华申报责任单位营业执照复印件并加盖公章。

4. 纠错　收到国家食品药品监督管理总局颁发的化妆品行政许可批件（备案凭证）后，存在下列情形的，应当一次性提出纠错申请。

情形一：化妆品行政许可批件（备案凭证）打印错误。

情形二：化妆品行政许可批件（备案凭证）编号错误。

情形三：化妆品行政许可批件（备案凭证）中出现的其他错误。

本条所规定的纠错范围，不包括申请人申报错误。

5. 重新申报

（1）重新申报条件　符合下列条件之一的，申请人可以使用同一产品名称重新申报：

未在规定时限内提出申请延续化妆品行政许可批件（备案凭证）有效期的；

终止申报后再次申报的；

主动申请注销原化妆品行政许可批件（备案凭证）的；

不予行政许可后再次申报的。

申请人对终止申报或未获行政许可的产品再次申报的，应当重新提出申请并提交申报资料。终止申报后再次申报的，还应说明终止申报及再次申报的理由；不予行政许可后再次申报的，还应提交不予行政许可（变更 / 延续）决定书复印件，并说明再次申报的理由。

不予行政许可的原因不涉及产品安全性的，重新申报时可以使用原检验报告复印件，国产特殊用途化妆品还可使用原生产卫生条件审核意见复印件，但原申报资料已退回申请人的除外。

（2）不得再次申报的情形　因含禁用物质、限用物质超标或卫生安全性检验结果不合格等涉及产品安全性的原因未获批准的产品，不得再次申报。

四、化妆品行政许可检验管理

化妆品行政许可检验（以下称许可检验）是指依据《中华人民共和国行政许可法》、《化妆品卫生监督条例》及有关法规和规章，在国家食品药品监督管理总局实施化妆品行政许可前，化妆品行政许可检验机构（以下称许可检验机构）根据化妆品生产企业提出的许可检验申请所进行的化妆品卫生安全性或人体安全性检验。

国家食品药品监督管理总局负责许可检验工作的监督管理。

许可检验机构应当依法取得许可检验机构认定资格（以下称认定资格），并根据国家有关法律法规和标准规范的要求以及本办法的规定，开展许可检验工作，提供准确的化妆品行政许可检验报告（以下称检验报告）。

许可检验机构和检验人对出具的检验报告负责，并承担相应的法律责任。许可检验机构及其检验人从事许可检验工作，应当尊重科学、恪守职业道德，并保证出具的检验报告客观、公正和准确。

省、自治区、直辖市食品药品监督管理部门（以下称省级食品药品监督管理部门）进行产品抽样时，应当保证抽样的代表性，抽样过程不得影响所抽样品的质量。

第五节　化妆品生产监管

化妆品生产监督管理指食品药品监督管理部门对在中华人民共和国境内从事化妆品生产实施生产许可制度和质量监督管理制度。

一、化妆品生产许可的法律依据及条件

开办化妆品生产企业根据《化妆品卫生监督条例》、《化妆品卫生监督条例实施细则》、《中华人民共和国行政许可法》的相关内容。生产企业符合《化妆品卫生监督条例》、《化妆品卫生监督条例实施细则》和《化妆品生产企业卫生规范》（2007 版）要求。

（一）化妆品生产企业的卫生要求

（1）生产企业应当建在清洁区域内，与有毒、有害场所保持符合卫生要求的间距。

（2）生产企业厂房的建筑应当坚固、清洁。车间内天花板、墙壁、地面应当采用光洁建筑材料，应当具有良好的采光（或照明），并应当具有防止和消除鼠害和其他有害昆虫及其孳生条件设施和措施。

（3）生产企业应当设有与产品品种、数量相适应的化妆品原料、加工、包装、贮存等厂房或

场所。

（4）生产车间应当有适合产品特点的相应的生产设施，工艺规程应当符合卫生要求。

（5）生产企业必须具有能对所生产的化妆品进行微生物检验的仪器设备和检验人员。

（二）《化妆品生产企业卫生许可证》审批

（1）化妆品生产企业到地市级以上食品药品监管行政部门领取并填写《化妆品生产企业卫生许可证申请表》一式三份，经省级食品药品监督管理局同意后，向市级食品药品监管行政部门提出申请。

（2）经省、市（州）药监行政部门审查合格的企业，发给《化妆品生产企业卫生许可证》。药监行政部门应在接到申请表次日起三个月内作出是否批准的函复，对未批准的，应当说明不批准的理由。

（3）《化妆品生产企业卫生许可证》采用统一编号，有效期四年。省级食品药品监督管理局应依据原申报材料每二年对企业复核一次。

（4）《化妆品生产企业卫生许可证》有效期满前三个月应当按《化妆品卫生监督实施细则》第三条规定重新申请。申请获批准的，换发新证，可继续使用原《化妆品生产企业卫生许可证》编号。

（5）已获《化妆品生产企业卫生许可证》的企业增加生产新类别的化妆品，须报省、市（州）药监行政部门备案。

（6）跨省、自治区、直辖市联营的化妆品生产企业，分别在所在地申请办理《化妆品生产企业卫生许可证》。化妆品生产企业迁移厂址、另设分厂或者在厂区外另设车间，应按规定向省、自治区、直辖市卫生行政部门申请办理《化妆品生产企业卫生许可证》。《化妆品生产企业卫生许可证》应注明分厂（车间）。

（7）《化妆品生产企业卫生许可证》不得涂改、转让、严禁伪造、倒卖。化妆品生产企业变更企业名称，必须到发证机关申请更换新证。遗失《化妆品生产企业卫生许可证》，应及时向发证机关报失，并申请补领新证。自行歇业的化妆品生产企业，应及时到发证机关注销《化妆品生产企业卫生许可证》。

（8）《化妆品生产企业卫生许可证》依据《化妆品监督管理条例》第六条规定颁发。其中不具备《化妆品监督管理条例》第六条第一款第五项条件的，在规定的期限内可以委托有条件的非化妆品卫生监督检验机构代检。具体期限由省、市（州）药监行政部门根据具体情况规定。

（9）新建、改建、扩建化妆品生产场地的选址、建筑设计应符合化妆品卫生标准和要求。省、市（州）药监行政部门应对其选址、建筑设计进行审查。

（10）直接从事化妆品生产人员（包括临时工）必须依照《化妆品卫生监督条例》、《化妆品卫生监督实施细则》的相关规定实施健康检查。

（三）生产许可与卫生许可"两证合一"

当前，国家食品药品监督管理总局依法承担化妆品监督管理工作，并要求将"化妆品生产行政许可"与"化妆品卫生行政许可"两项行政许可整合为一项行政许可。各级食品药品监管部门应按照《国家国家食品药品监督管理总局关于进一步做好当前化妆品生产许可有关工作的通知》（食药监药化监[2013]213号）文件的要求执行。

1. 国家质检总局已发放的《全国工业产品生产许可证》和省级食品药品监管部门已发放的《化妆品生产企业卫生许可证》，在有效期内的仍继续有效。上述两个许可证有效期满需要换证的，原许可证有效期自动顺延，具体截至日期另行通知。

2. 自发文之日起，凡新开办的化妆品生产企业，应向省级食品药品监管部门提出申请，经省级食品药品监管部门按照原生产企业卫生许可，并参照原生产许可的标准审查，符合要求的，核发《化妆品生产企业卫生许可证》。化妆品生产企业已向省级质监部门提出新开办申请且审查符合要求的，转由省级食品药品监管部门核发《化妆品生产企业卫生许可证》。

3. 凡涉及《全国工业产品生产许可证》和《化妆品生产企业卫生许可证》许可事项变更的，按照《国家国家食品药品监督管理总局关于进一步做好当前化妆品生产许可有关工作的通知》（食药监药化监 [2013]213 号）文件第二条规定的程序执行。符合变更要求的，应予以变更。

4. 牙膏类产品列入化妆品监管范围，其生产许可工作按照本通知执行。

二、特殊用途化妆品卫生质量安全监督

（一）特殊用途化妆品产品卫生安全性评价

投放市场前必须进行产品卫生安全性评价。产品卫生安全性评价单位由国务院食品药品监督管理部门实施认证。

（二）特殊用途化妆品人体试用或斑贴试验

特殊用途化妆品人体试用或斑贴试验应当在产品通过初审后，在食品药品监督管理部门批准的单位进行。上款所指单位接受企业委托进行人体试用或斑贴实验结束后一个月内写出总结报告报国家食品药品监督管理总局，并抄送委托企业。

（三）特殊用途化妆品审批程序

1. 生产企业到所在地市级以上食品药品监管局领取并填写《特殊用途化妆品卫生审查申请表》（附件二）一式三份，经企业主管部门同意后，向省、市（州）食品药品监督管理局提出申请。申请时提供下列资料和样品。

（1）产品名称；

（2）产品成分、限用物质含量；

（3）制备工艺简述和简图；

（4）育发、健美、美乳产品主要成分使用依据及文献资料；

（5）产品卫生安全性评价资料；

（6）产品样品（五至十个小包装）及其检验报告书；

（7）产品使用说明书（或其草案）、标签及包装设计、包装材料。

2. 省级食品药品监督管理局进行初审。经初审同意的产品，报国家食品药品监督管理总局。省级食品药品监督管理局应在接到全部申报材料次日起三个月以内完成初审，并作出是否上报国家食品药品监督管理总局进行复审的函复。

3. 国家食品药品监督管理总局在收到初审材料和人体试用或斑贴试验报告后，应于六个月以内组织化妆品安全性评审组复审。国家食品药品监督管理总局应于复审后二个月以内作出是否批准的决定。对批准的产品，发给特殊用途化妆品批准文号和特殊用途化妆品证书；对未批准的产品，给予函复。

（四）特殊用途化妆品生产、研制凭证

特殊用途化妆品批准文号为该产品的生产凭证；特殊用途化妆品证书为研制凭证，可用于该产品的技术转让。

（五）特殊用途化妆品批准文号换发

特殊用途化妆品批准文号每四年重新审查一次。期满前四至六个月由企业执原批件和下列资

料重新向省级药监行政部门申请，并填写申请表一式三份。

（1）产品成分是否有改变的说明；

（2）生产工艺是否有改变的说明；

（3）产品投放市场销售后使用者不良反应调查总结报告；

（4）如产品使用说明书、标签、包装、包装材料有改变的，提供改变后式样。

省级食品药品监督管理局同意后，报国家食品药品监督管理总局审查批准。获批准的产品，可以继续使用原批准文号。超过期限未申请者，原批准文号作废。

省级食品药品监督管理局应在接到全部申报材料次日起一个月以内提出意见。国家食品药品监督管理总局应在接到全部申报材料次日起三个月以内作出是否批准的决定。

（六）特殊用途化妆品技术转让

受已获批准的特殊用途化妆品的技术转让的企业应另行向省级药监行政部门申请特殊用途化妆品批准文号。申请时提供该产品特殊用途化妆品证书和产品样品（五至十个小包装）及其检验报告书。省级药监行政部门同意后，报国家食品药品监督管理总局审查批准并发给批准文号。省级药监行政部门应在接到全部申报材料次日起一个月以内提出意见。国家食品药品监督管理总局应在接到全部申报材料次日起三个月以内作出是否批准的决定。

三、化妆品生产企业经常性卫生监督

（一）检查频次

市级食品药品监管行政部门对已取得《化妆品生产企业卫生许可证》的企业，组织定期和不定期检查。定期检查每年第一、第三季度各一次；审查发放《化妆品生产企业卫生许可证》当年和复核年度各减少一次。具体办法由各省食品药品监管行政部门制定，报国家食品药品监督管理总局备案。定期检查和不定期检查结果逐级上报上一级食品药品监管行政部门及化妆品卫生监督检验机构，并抄送企业主管部门。

（二）检查内容

（1）监督检查生产过程中的卫生状况。

（2）监督检查是否使用了禁用物质和超量使用了限用物质生产化妆品。

（3）每批产品出厂前的卫生质量检验记录。

（4）产品卫生质量。

（5）产品标签、小包装、说明书是否符合《化妆品监督管理条例》第十二条规定。

（6）生产环境的卫生情况：直接从事化妆品生产的人员中患有《化妆品监督管理条例》第七条规定的疾病者调离情况。

（三）产品卫生质量检查办法

《化妆品卫生监督实施细则》第二十九条第四项产品卫生质量检查办法是指：

1. 检查数量（定期检查量加不定期检查量） 全年生产产品种类数为一至九种，抽查百分之百；全年生产产品种类数为十至一百种，抽查二分之一，但年抽查产品数不应少于十种；全年生产产品种类数超过一百种的，抽查三分之一，但年抽查产品数不应少于五十种。

2. 检查重点 重点检查未报省级药监行政部门备案的产品、企业新投放市场的产品、卫生质量不稳定的产品、可能引起人体不良反应的产品以及有消费者投诉的产品等。

3. 检查项目

（1）对未报省级食药监部门备案的产品，审查产品成分、产品卫生质量检验报告，同时进行微生物、卫生化学方面的产品卫生质量监督检验。如企业不能提供产品卫生质量检验报告，或提供的产品卫生质量检验报告不能证明产品使用安全的，由化妆品卫生监督检验机构进行强制鉴定。

（2）其他产品进行微生物、卫生化学方面的产品卫生质量监督检验。必要时，经同级食药监部门批准，可以对批准产品进行卫生安全性鉴定。

4. 抽查的产品按国家《化妆品卫生标准》及其标准方法检验。

5. 企业对食品药品检验机构作出的产品卫生质量评价有异议的，由上一级食品药品监督检验机构复核。

第六节　化妆品经营监管

一、职能分工

根据 2008 年国务院机构改革方案确定化妆品卫生监督管理职责由卫生部门划转到食品药品监督管理部门。省局负责组织和指导全省化妆品市场监管工作，县级以上食品药品监督管理局负责本辖区的化妆品经营的监管工作。

二、法律依据

目前化妆品经营监管的法律依据主要有以下八个。

（1）化妆品卫生监督条例；

（2）化妆品卫生监督条例实施细则；

（3）化妆品卫生规范（2007 年版）；

（4）关于加强化妆品生产经营日常监管的通知（食药监办许 [2010]35 号）；

（5）化妆品经营企业日常监督现场检查工作指南（食药监办许 [2010]89 号）；

（6）关于进一步加强化妆品违规标识监督检查的通知（食药监办保化 [2011]108 号）；

（7）关于严厉打击保健食品化妆品非法添加行为的通知（国食药监稽 [2011]223 号）；

（8）化妆品生产经营企业索证索票和台账管理规定（国食药监保化 [2012]9 号）；

三、监管的基本要求

（一）销售禁止

（1）未取得《化妆品生产企业卫生许可证》的企业所生产的化妆品；

（2）无质量合格标记的化妆品；

（3）标签、小包装或者说明书不符合《化妆品卫生监督条例》规定的化妆品；

（4）未取得批准文号的特殊用途化妆品；

（5）超过使用期限的化妆品。

（二）宣传禁止

（1）化妆品名称、制法、效用或者性能有虚假夸大的；

（2）使用他人名义保证或以暗示方法使人误解其效用的；

（3）宣传医疗作用的。

（三）卫生监督要求

1. 化妆品经营者（含批发、零售）必须遵守《化妆品卫生监督条例》规定。

2. 生产企业向经营单位推销化妆品，应出示《化妆品生产企业卫生许可证》（复印件），经营单位应检查其产品标签上的《化妆品生产企业卫生许可证》编号和厂名是否与所持的《化妆品生产企业卫生许可证》（复印件）相符。

3. 化妆品经营者在进货时应检查所进化妆品是否具有下列标记或证件。不具备下列标记或证件的化妆品不得进货并销售。

（1）国产化妆品标签或小包装上应有《化妆品生产企业卫生许可证》编号，并具有企业产品出厂检验合格证，特殊用途化妆品还应具有国家食品药品监督管理部门颁发的批准文号。

（2）进口化妆品应具有国家食品药品监督管理部门批准文件（复印件）。

4. 出售散装化妆品应注意清洁卫生、防止污染。

四、监督检查

（一）存在问题

目前化妆品的经营突出问题表现为：

一是经营场所、设施设备不符合经营化妆品的有关规定；

二是未建立执行进货查验制度、索证索票制度以及进货台账制度，从事批发业务的经营企业未建立执行购销台账制度等；

三是经营未经许可或备案的化妆品；

四是化妆品的包装、标签、标识、说明书不符合相关规定，有的化妆品虚假或夸大宣传，甚至使用医疗述语、宣传疗效、预防治疗疾病功能，严重损害了消费者的合法权益。

（二）监管内容及具体要求

1. **产品资质** 所经营的国产化妆品是否由取得《化妆品生产企业卫生许可证》及其他合法证件的企业生产。所经营的国产和进口的特殊用途化妆品是否取得批准文号。所经营的化妆品是否在有效期。

所经营的国产非特殊用途化妆品是否取得备案凭证，进口非特殊用途化妆品是否取得"进口非特殊用途化妆品备案凭证"；进口特殊用途化妆品是否取得"进口特殊用途化妆品卫生许可批件"。经营的进口化妆品是否经检验检疫部门检验。

2. **标识标签** 所经营的化妆品是否有质量合格标记。产品的标签上是否注明产品的名称、厂名，并注明生产企业卫生许可证编号。小包装或者说明书上是否注明生产日期和有效使用年限。特殊用途化妆品是否注明批准文号。对可能引起不良反应的化妆品说明书是否注明使用方法、注意事项。

进口化妆品是否标明原产国名或地区名、经销商、进口商、在华代理商的名称和地址。特殊用途化妆品是否标示批准文号；非特殊用途化妆品是否标示备案文号。是否销售套用冒用批准文号（备案号）。

3. **化妆品储存管理** 经营单位库存化妆品是否按品种分批存放，码放时离地、隔墙放置，是否留出通道，并定期检查和记录。储存条件要与标签所标示的条件相一致。经营场所要保持内外整洁，有通风、防尘、防潮、防虫、防鼠的设施，散装和供顾客试用的化妆品要有防污染设施，按规定的储存条件储存化妆品。防止化妆品变质或污染。

仓库是否设立合格区和不合格区，是否有明显标示。不合格产品是否按时处理并做好记录，记录是否包括产品名称、规格、批号、数量、处理方式、处理人。化妆品说明书如有对储存条件有特殊要求的，是否按照其要求储存。

4. 化妆品管理各项制度　化妆品经营者应建立进货查验制度、索证索票制度、进货台账制度、储存制度、出库制度、不合格产品处理制度、培训制度等，从事批发业务的经营单位还应建立购销台账制度等。

5. 化妆品索证索票管理　化妆品经营者应当由经过培训的相关部门或专人负责索证索票和台账管理工作。认真查验供应商及相关质量安全的有效证明文件，留存相关票证文件或复印件备查，加强台账管理，如实记录购销信息。

（1）经营者购进化妆品应按以下要求索取资质证明材料：索取并留存化妆品生产企业或供应商的营业执照、化妆品生产企业卫生许可证、化妆品许可批件或备案凭证、国产非特殊化妆品备案登记凭证、化妆品检验报告或合格证明、进口化妆品的有效检验检疫证明。不能提供原件的，可以提供复印件。但复印件应加盖化妆品生产企业或供应商的公章。

（2）经营者购进化妆品应当向供货商索取正式销售发票及相关凭证，注明化妆品的名称、规格、数量、生产日期/批号、保质期、单价、金额、销货日期以及生产企业或供应商的名称、住所和联系方式。实行统一购进、统一配送、统一管理的化妆品连锁经营企业，可由总部统一索取查验相关证、票并存档。加盟连锁的，应当由总部提供统一的索证索票复印件并加盖总部公章。

（3）索证索票应当按供应商名称或者化妆品种类建档备查，相关档案应当妥善保存，保存期应当比产品有效期延长6个月。

6. 进货查验管理　经营者应当严格化妆品进货查验，确保所经营的化妆品符合相关规定。要认真核对产品的相关信息是否与索取的票、证相符，查验有无产品质量合格标记，标签上是否注明产品名称、厂名，生产企业卫生许可证编号，小包装或者说明书上是否注明生产日期和有效使用期限，特殊用途的化妆品，是否注明批准文号。可能引起不良反应的化妆品，说明书上有无使用方法、注意事项。化妆品标签、小包装或者说明书上不得注有适应症，不得宣传疗效，不得使用医疗术语。不得经营篡改、盗用等不真实、无效批准文号或备案号的国产特殊用途化妆品、进口化妆品；不得经营宣传疗效、使用医疗术语、标注有适应症、包装标识、说明书不符合规定和超过有效期的化妆品。

7. 化妆品进货台账管理　化妆品经营者应当实行台账管理，建立购货台账。购货台账按照每次购入的情况如实记录，内容包括：名称、规格、数量、生产日期/批号、保质期限、产地、购进价格、购货日期、供应商名称及联系方式等信息。按照供应商、供货品种、供货时间顺序等分类管理。从事化妆品批发的经营企业应当建立产品销售台账，如实记录批发的产品品种、规格、数量、流向等内容。购货台账或销售台账应当妥善保存，保存期应当比产品有效期延长6个月。

8. 化妆品店内宣传和广告行为　化妆品宣传不得虚假或夸大宣传，不得使用他人名义保证或以暗示方法使人误解其效，不得宣传疗效、适应症，不得宣传预防、治疗疾病功能，不得使用医疗术语。

（三）查处

1. 经营者未按照化妆品索证索票管理、进货查验、台账管理要求，建立并执行索证索票、进货查验和台账管理制度的，建议依据国务院《关于加强食品等产品安全监督管理的特别规定》没收违法所得和违法销售的产品，并处货值金额3倍的罚款。

2. 有下列行为之一的，处以警告，责令改正或限期改正，限期未改正的，没收违法所得，并处违法所得2到3倍的罚款：

（1）经营无质量合格标记的化妆品。

（2）化妆品标签上未注明产品名称、厂名、生产企业卫生许可证编号；小包装或者说明书上未注明生产日期和有效使用期限；特殊用途的化妆品未注明批准文号；可能引起不良反应的化妆品说明书上未注明使用方法、注意事项；标签、小包装或者说明书上注有适应证，宣传疗效，使用医疗术语的化妆品。

（3）涂改特殊用途化妆品批准文号者。

（4）涂改进口化妆品卫生审查批件或批准文号者。

3. 有下列行为之一者，没收违法所得，并处违法所得 2~3 倍的罚款：

（1）经营未取得批准文号的特殊用途化妆品；

（2）经营超过使用期限的化妆品；

（3）伪造、倒卖特殊用途化妆品批准文号，伪造、倒卖进口化妆品卫生审查批件或批准文号。

4. 进口或者销售未经批准或者检验的进口化妆品以及销售不符合国家《化妆品卫生标准》的化妆品，没收产品及违法所得，并处违法所得 3~5 倍的罚款。

5. 违法从事化妆品广告宣传的，移交工商行政部门处理。